NPPV
（非侵襲的陽圧換気療法）
ガイドライン

改訂第2版

◆編集◆
日本呼吸器学会 NPPVガイドライン作成委員会

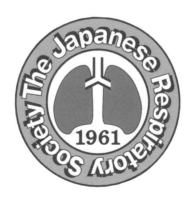

南江堂

多方面からの意見を参考にするため，NPPVに関連する各領域の医師のみでなく，看護師および疫学専門職の方にも作成委員に加わっていただいた．

NPPVが頻繁に利用される診療科には呼吸器内科，救急科，集中治療科があるので，外部評価委員として呼吸器内科以外に麻酔，救急，集中治療科の先生にもお願いした．また，近年，NPPVの一機種として循環器領域を中心にadaptive servo ventilation (ASV) が使用される機会も多くなってきたので，循環器内科領域からも外部評価委員をお願いした．日本呼吸器学会理事とガイドライン施行管理委員会にも提示し評価していただき，その内容を反映させた．

■ 作成委員会（五十音順，*委員長）

赤柴　恒人	日本大学医学部睡眠学・呼吸器内科学
石川　悠加	国立病院機構八雲病院小児科
石原　英樹	大阪府立呼吸器・アレルギー医療センター呼吸器内科
今中　秀光	徳島大学病院ER・災害医療診療部
大井　元晴	大阪回生病院呼吸器内科・睡眠医療センター
落合　亮一	東邦大学麻酔科学・同大医療センター大森病院中央手術部
葛西　隆敏	順天堂大学循環器内科・循環呼吸睡眠医学講座
木村謙太郎	前　一般財団法人大阪府結核予防会大阪病院
近藤　康博	公立陶生病院呼吸器・アレルギー疾患内科
櫻井　滋	岩手医科大学医学部睡眠医療学科
志馬　伸朗	国立病院機構京都医療センター救命救急センター
鈴川　正之	自治医科大学救急医学教室
竹上　未紗	国立循環器病研究センター研究開発基盤センター予防医学・疫学情報部
竹田　晋浩	日本医科大学付属病院集中治療科
田坂　定智	弘前大学大学院医学研究科呼吸器内科学講座
谷口　博之	公立陶生病院呼吸器・アレルギー疾患内科
蝶名林直彦	聖路加国際病院呼吸器センター
陳　和夫*	京都大学大学院医学研究科呼吸管理睡眠制御学講座
坪井　知正	国立病院機構南京都病院呼吸器科
富井　啓介	神戸市立医療センター中央市民病院呼吸器内科
成井　浩司	虎の門病院睡眠呼吸器科・同睡眠センター
長谷川伸之	那須赤十字病院救命救急センター
長谷川隆一	筑波大学附属病院水戸地域医療教育センター・水戸協同病院救急・集中治療科

■ 外部評価委員（五十音順）

氏家　良人	岡山大学大学院医歯薬学部総合研究科救急医学分野	専門領域：救急学，集中治療学
久保　惠嗣	地方独立行政法人長野県立病院機構	専門領域：呼吸器学
長谷川好規	名古屋大学大学院医学系研究科呼吸器内科学	専門領域：呼吸器学
百村　伸一	自治医科大学附属さいたま医療センター	専門領域：循環器学
山田　芳嗣	東京大学大学院医学系研究科麻酔学分野	専門領域：麻酔学
吉田　雅博	化学療法研究所附属病院人工透析・一般外科	専門領域：ガイドライン作成方法論

■ 協力員（五十音順）

竹川　幸恵	大阪府立呼吸器・アレルギー医療センター慢性疾患看護専門看護師
立川　良	京都大学大学院医学研究科呼吸器内科学
濱田　哲	京都大学大学院医学研究科呼吸器内科学
村瀬　公彦	京都大学大学院医学研究科呼吸器内科学

序

呼吸管理として，1920年代にBarachにより病院内での酸素吸入が整備され，1927年にDrinkerにより鉄の肺が使用され，1936年にPoultonにより肺水腫などの治療にCPAPが使用され，麻酔用のマスクを使用しての陽圧補助呼吸は1947年にMotleyにより始められたが，広く応用されるには至らなかった．1950年代のポリオの流行時，挿管下陽圧人工呼吸と，陰圧人工呼吸との比較試験が行われ，ポリオでは誤嚥などがあったために挿管人工呼吸のほうが予後はよく，その後は，ICUの成立もあり，挿管人工呼吸が主に行われるようになった．

1970年ごろより睡眠呼吸障害の研究が発展し，非侵襲的に使用可能で，正確なオキシメーターができ，閉塞性睡眠時無呼吸症候群の治療としてCPAPによる気道確保の有効性が1981年にSullivanにより報告された．その後，マスクを使用した陽圧人工呼吸の有効性が相次いで1987年に報告され，慢性呼吸不全での有効性より，1989年にはMeduriらにより急性呼吸不全にも応用された．CPAPが使用できない症例のために，bilevel positive airway pressureがつくられ，小型で，使用しやすく，在宅人工呼吸が行いやすくなり，マン・マシーンインターフェイスである多数のマスクがつくられ，NPPVが呼吸不全に広く使用されるようになった．1940年代と異なり，このように広く応用されるようになった変革の理由として，オキシメーターなどのモニター機器の発展があり，睡眠呼吸障害の重症度が正確に診断され，治療の必要性が理解され，マスク，機器の発展があって，普及したと思われる．

日本においては，1990年頃より慢性呼吸器疾患，筋ジストロフィーを対象にNPPVの応用が始められ，慢性，急性呼吸不全を扱う施設で使用されるようになり，1998年に保険診療の適用とともにその数は増加した．

2006年に，NPPVの適切な使用を目的として初版のガイドラインがつくられたが，当時はNPPVの普及も重要な目的であり，NPPVの導入は，経験なども必要なために総論が設けられた．その後8年が経過し，NPPVに関する論文は増加し，今回，旧版に比べ，よりエビデンスに基づいたガイドラインとして発行されることになった．総論では新たに医療安全，災害時の対応，感染対策などが追加され，各論急性期では周術期，終末期，小児について新たな項目が設けられた．各論慢性期については，リハビリテーションとの関連が追加された．本ガイドラインが，すでにNPPVを使用している方には，知識の再確認として，また，研修医などの新たにNPPVについて学ぶ方々にはベッドサイドでの導入に役立ち，さらにNPPVが安全に，適切に普及することを願うものである．

2015年1月

大井元晴

改訂第2版出版にあたって

1. ガイドライン第1版発刊後の経過と改訂第2版の必要性

　NPPV（非侵襲的陽圧換気療法）ガイドライン（第1版）が発刊され約8年が過ぎ，第2版が発刊される運びとなった．1998年在宅マスク人工呼吸の保険適用以来，非侵襲的陽圧（noninvasive positive pressure ventilation：NPPV）療法の在宅使用患者は急激に増加し，当時，世界的にも急性期（一部慢性期を含む）患者に対するNPPVガイドラインは存在していたが，慢性期を含めた広範囲のガイドラインは存在していなかったし，在宅人工呼吸の健康保険適用が「対象となる患者は，病状が安定し，在宅での人工呼吸療法を行うことが適当と医師が認めたもの（ただし睡眠時無呼吸は除く）」となっており，具体的な基準が示されていなかったので，本ガイドラインは日本における本療法の理解と普及に一定の役割を担っていたと考えられる．
　第1版の発刊以来，NPPVの適用範囲は拡大され，adaptive servo ventilation（ASV）をはじめとする新しい機器も登場し，使用される領域の拡大，人工呼吸関連肺炎とNPPVの関連，さらにまた，大災害時の在宅呼吸医療の問題点も新たな重要臨床課題として明らかになった．このように第1版発刊以来のこの8年間の変化に対応し，新規の事象と問題点に対応する第2版の必要性が高まったので，NPPVガイドライン（第2版）を発刊するに至った．

2. 本ガイドラインの目的，対象と作成方法

a. 目的
　NPPVガイドラインの特徴として新しい技術の普及と現在の有効性のエビデンスの紹介という2つの役割と目的があったが，第2版においてもこの形を踏襲した．すなわち，第1版が発刊されて7年が過ぎNPPVは随分普及したが，依然NPPVは比較的新しい治療であるので，有効性のエビデンスの理解を高め，確立するためにも総論，各論の2本立てとした．

b. 利用者
　呼吸管理は医師単独よりも医療チームとして行われるので，対象は医師および（特に総論においては）医療チーム全体である．さらに，総論において，NPPVと鎮静剤使用，災害時の対応，感染対策，各論において，周術期，終末期，do not intubate，悪性腫瘍，高齢者，小児，リハビリテーション，院内教育の項を新たに加え時代の変遷と要望に対応した．

c. 対象患者
　対象となる患者は，急性期および慢性期にNPPV治療が必要となる患者である．在宅でのNPPV患者については健康保険適用［病状が安定し，在宅での人工呼吸療法を行うことが適当と医師が認めたもの（ただし睡眠時無呼吸は除く）］を基準とした．

d. 作成方法
　新規項目については過去から2012年12月までの文献，第1版からの項目については第1版発刊以降の文献を，PubMed，医学中央雑誌を中心に検索した．また，重要な最新の文献は適宜追加した．原稿作成後少なくとも2名以上の他の作成委員会が査読し，協力員も文献漏れなどを確認し，修正，加筆を行った．本文中以外にもPeer Reviewを受けている日本からの報告で作成委員会がNPPV治療上有用で，必要性が高いと判断した報告は「日本からの報告」として，各項目の末尾に列記した．
　コストに関して，保険適用についての注意を記載した．
　非侵襲的換気（noninvasive ventilation）のなかにはCPAP（continuous positive airway pressure）および

改訂第2版出版にあたって

NPPVが含まれるが，第1版と同様にNPPV（非侵襲的陽圧換気療法）ガイドライン（第2版）とした．

エビデンスレベル，推奨度についてはMindsの評価法を基本とした（「エビデンス（EBM）に関する記載の項参照」）．エビデンスレベルと推奨度は「各論」では必ず記載し，「総論」においても，文献からエビデンスレベルが判断できる場合には付記することとした．

初稿完成後，原稿を日本呼吸器学会ホームページ上に公表し，パブリックコメントをいただき，必要があるものについては修正・加筆を行った．

e．ガイドライン利用促進のための工夫

各論の邦文要約版は日本呼吸器学会のホームページなどで広報し，広く意見を仰ぎ，信頼性を獲得するようにした．英文要約版はRespiratory Investigation誌上で広報予定であり，世界的観点からの意見と評価も拝聴するように配慮した．なお，エビデンスレベル，推奨度は現時点でのものであり，今後の研究によりその内容は変化する可能性があることを留意されたい．

f．改訂の予定

原則5年を目安として改訂を目指す．上記のように広く学会員，世界から評価を頂き，日本呼吸器学会ガイドライン施行管理委員会とともに，国際的なガイドラインの内容や動向，日本のコスト面も含めた健康保険制度の改定にも注目していく．

g．使用にあたっての注意

人工呼吸管理は生命維持に直結する場合も多く，医療事故の問題が起こりやすい領域でもある．終末期の呼吸管理では治療方針に関して患者本人の意思確認が必要であるとされるが，本人の意思の確認の困難なことも多い．さらに，人工呼吸の中止条件などは十分な社会的コンセンサスが得られていない．NPPVにおいては着脱が容易である一方，確実性に欠ける面もあり，侵襲的人工呼吸以上に多くの問題を抱える面もありうる．したがって，NPPVの使用にあたって，患者・患者家族への十分な説明と意思確認の必要性があり，治療方針，リスク管理の問題などにも十分注意を払う必要があると思われる．本ガイドラインでは，特に総論において，経済面も含めて急性期，慢性期使用における導入法，副次作用とその対応策を重視し，詳細に記載した．

3．委員会組織について

多方面からの意見を参考にするため，NPPVに関連する各領域の医師のみでなく，看護師および疫学専門職の方にも作成委員に加わっていただいた．

NPPVが頻繁に利用される診療科には呼吸器内科，救急科，集中治療科があるので，外部評価委員としても呼吸器内科以外に麻酔，救急，集中治療科の先生方にもお願いした．また，近年，NPPVの一機種として循環器領域を中心にASVが使用される機会も多くなってきたので，循環器内科領域からも外部評価委員をお願いした．日本呼吸器学会理事とガイドライン施行管理委員会にも提示し評価していただき，その内容を反映させた．

4．利益相反

NPPVガイドラインは新しい技術の普及と現在の有効性のエビデンスの紹介という2つの役割と目的を果たすために作成されたものであり，その内容は科学的根拠に基づいており，特定の団体や製品/技術との利害関係により影響を受けたものではない．また，このガイドライン作成に要した費用はすべて日本呼吸器学会から支出されたものであり，その他の団体や企業からの支援は受けていない．委員の利益相反開示は日本呼吸器学会の規定に順じて下記に報告する．

●COI（利益相反）について

一般社団法人日本呼吸器学会は，COI（利益相反）委員会を設置し，内科系学会とともに策定したCOI（利益相反）に関する共通指針ならびに細則に基づき，COI状態を適正に管理している（COIについては，学会ホームページに指針・書式などを掲載している）．

以下に，NPPVガイドライン第2版作成委員のCOI関連事項を示す．
1) 研究助成金などに関する受け入れ状況
　　（企業名）帝人在宅医療㈱，帝人ファーマ㈱，フィリップ・レスピロニクス合同会社，フクダ電子㈱
2) 講演料・原稿料などの受け入れ状況
　　該当なし
3) 作成委員の個人的収入に関する受け入れ状況
　　本学会の定めた開示基準に該当するものはない
●COI（利益相反）への対応
1) 意見の偏りを防ぐために他職種・他分野の専門家も加えて委員会を組織した．
2) 推奨決定にあたっては全員で合議した．

文献
1) 日本呼吸器学会NPPVガイドライン作成委員会（編）：NPPVガイドライン，第1版，南江堂，東京，2006．
2) British Thoracic Society Standards of Care Committee: Non-invasive ventilation in acute respiratory failure. Thorax 2002; 57: 192-211.
3) Keenan SP, Sinuff T, Burns KE, et al; Canadian Critical Care Trials Group/Canadian Critical Care Society Noninvasive Ventilation Guidelines Group: Clinical practice guidelines for the use of noninvasive positive-pressure ventilation and noninvasive continuous positive airway pressure in the acute care setting. CMAJ 2011; 183: E195-E214.
4) Minds診療ガイドライン選定部会（監）：Minds診療ガイドライン作成の手引き2007，医学書院，東京，2007．
5) 福井次矢，山口直人（監）：Minds診療ガイドライン作成の手引き2014，医学書院，東京，2014．

エビデンス（EBM）に関する記載

1) エビデンスレベル，推奨度についてはMindsの評価法を基本とし，以下のとおりとした．なお，エビデンスレベルと推奨度は「各論」では必ず記載した．「総論」においては，エビデンスレベルと推奨度の記載は必須ではないが，文献から判断できる場合には付記した．

エビデンスレベル

I	システマティックレビュー，メタアナリシス
II	1つ以上のランダム化比較試験
III	非ランダム化比較試験
IV	分析疫学的研究（コホート研究や症例対象研究による）
V	記述研究（症例報告やケース・シリーズによる）
VI	患者データに基づかない，専門委員会や専門家個人の意見

推奨度

A	行うよう強く勧められる 強い根拠があり，明らかな臨床上の有効性が期待できる
B	行うよう勧められる 中等度の根拠がある，または強い根拠があるが臨床の有効性がわずか
C1	科学的根拠は少ないが，行うことを考慮してもよい 有効性が期待できる可能性がある
C2	十分な科学的根拠がないので，明確な推奨ができない 有効性を支持または否定する根拠が十分ではない
D	行わないように勧められる 有効性を否定する（害を示す）根拠がある

2）評価の対象となる文献検索期間は，以下のとおりとする．
- 初版と同様項目：確立された点と第1版発刊以後～2012年12月
- 新規項目：報告が出始めた頃～2012年12月

　新規項目については過去から2012年12月までの文献，第1版からの項目については第1版発刊以降の文献を，PubMed，医学中央雑誌を中心に検索した．また，重要な最新の文献は適宜追加した．原稿作成後少なくとも2名以上の他の作成委員会が査読し，協力員も文献漏れなどを確認し，修正，加筆を行った．本文中以外にもPeer Reviewを受けている日本からの報告で作成委員会がNPPV治療上有用で，必要性が高いと判断した報告は「日本からの報告」として，各項目の末尾に列記した．

　文献検索以外にガイドライン作成中に発刊された最新の文献で，重要な文献と判断された文献については［検索期間外文献］として章末に追加した．なお，推奨度については原則，検索期間内の論文に準拠した．

3）エビデンスの選択基準

　エビデンスレベルの高い文献から採用した．言語は日本語と英語を対象とした．また，動物実験や遺伝子実験の文献は除外した．

4）推奨度の決定

　全員が集まり合議のうえで決定した．議論があるものについては投票を行った．

序にかえて —NPPVの道程— （初版序文）

　1990年代前半から世界の呼吸ケア現場にNPPVが重要な技術革新として登場するまで，いわゆる呼吸管理技術は特に20世紀半ば以降めまぐるしく新しいモードや技術の提唱・検証・導入によって現状にいたっている．たとえば，1967年と1971年にはARDSに対するPEEP（呼気終末陽圧）の有用性が提唱され，たちまち世界中に最適PEEP論争が賑わった．1975年以後には自発呼吸を温存しながら不足分だけを補う人工呼吸モードとしてIMV（間欠強制換気）/SIMV（呼吸同調式IMV）が提案されて，ウィーニングの王道ともてはやされる．古くから繰り返されてきたCPPV（調節呼吸）/APPV（補助換気）論争へのひとつの答えでもあった．1980年代前半のPSV（圧補助換気）概念とモード，1992年のPAV（比率補助換気）提唱と導入，HFV（高頻度換気），気道内人工呼吸療法による肺損傷が肺実質への容量変動負荷によるshear stressに起因するサイトカイン嵐であるとの立場から提唱されたpermissive hypercapniaやlung protective approach – open lung methodなど枚挙にいとまがない．

　いずれにしても，呼吸病態生理学をベースにして，呼吸への物理的人為的治療介入とは何かが繰り返し問われてきたのであり，いかにして有害な副事象を避けながら，患者の生命／生活を損なうことを最小にし，救命率を改善し，合併症／続発症を減らすかが通底する課題であった．

　NPPVは，そのような道程の中で比較的新しく必然のように登場してきた技術として，20世紀後半からの呼吸ケア論争とイノベーションに一貫してつながり，21世紀前半の重要な呼吸療法テーマのひとつになるのであろう．

　日本呼吸器学会NPPVガイドライン作成委員会が，第一線に活躍される方々の総力を結集して世に問うこのガイドラインを良きスタートラインとして，わが国と世界の呼吸ケアが厳しい医療経済状況に対峙しながら健全に成長することを信じ，念願する．

2006年5月

木村謙太郎

略語表

略語	フルスペル	日本語
AHI	apnea hypopnea index	無呼吸低呼吸指数
AIP	acute interstitial pneumonia	急性間質性肺炎
ALS	amyotrophic lateral sclerosis	筋萎縮性側索硬化症
ARDS	acute respiratory distress syndrome	急性呼吸窮(促)迫症候群
ASV	adaptive（auto）servo ventilation	適応補助換気
bilevel PAP	bilevel positive airway pressure	二相式気道陽圧
CHF	chronic heart failure	慢性心不全
CI	confidence interval	信頼区間
COPD	chronic obstructive pulmonary disease	慢性閉塞性肺疾患
CPAP	continuous positive airway pressure	持続気道陽圧
CPF	cough peak flow	咳のピークフロー
CSR	Cheyne-Stokes respiration	チェーン・ストークス呼吸
DAD	diffuse alveolar damage	びまん性肺胞障害
DMD	Duchenne muscle dystrophy	デュシェンヌ型筋ジストロフィー
DNI	do not intubate	挿管回避
EELV	end expiratory lung volume	呼気終末肺気量
EPAP	expiratory positive airway pressure	呼気圧
FRC	functional residual capacity	機能的残気量
HH	heated humidifier	加温加湿器
HME	heat moisture exchanger	熱湿交換器
HOT	home oxygen therapy	在宅酸素療法
IPAP	inspiratory positive airway pressure	吸気圧
IPF	idiopathic pulmonary fibrosis	特発性肺線維症
IPPV	intermittent positive pressure ventilation	間欠的陽圧換気
LVEF	left ventricular ejection fraction	左室駆出率
MAC	mechanically assisted coughing	器械による咳介助
MDI	pressurized metered dose inhaler	加圧式定量噴霧式吸入器
MI-E	mechanical insufflation-exsufflation	器械による咳介助
MIC	maximum insufflation capacity	最大強制吸気量
MV	mechanical ventilation	人工呼吸管理
NCPAP	nasal continuous positive airway pressure	鼻持続気道陽圧
NIV	noninvasive ventilation	非侵襲的換気
NNT	numbers needed to treat	治療必要人数
NPPV	noninvasive positive pressure ventilation	非侵襲的陽圧換気
NPV	negative pressure ventilation	陰圧換気
OHS	obesity-hypoventilation syndrome	肥満低換気症候群
OSAS	obstructive sleep apnea syndrome	閉塞性睡眠時無呼吸症候群
PAV	proportional assist ventilation	比例補助換気
PAWP	pulmonary artery wedge pressure	肺動脈楔入圧
PEEP	positive end expiratory pressure	呼気終末陽圧

略語	フルスペル	日本語
PS	pressure support	圧補助（圧支持）
PSG	polysomnography	ポリソムノグラフィー
PSV	pressure support ventilation	圧補助換気
RR	risk ratio	リスク比
RST	respiratory-care support team	呼吸ケアサポートチーム
RTD	restrictive thoracic disease	拘束性胸郭疾患
SBT	spontaneous breathing trial	自発呼吸トライアル
SDB	sleep-disordered breathing	睡眠呼吸障害
SMA	spinal muscular atrophy	脊髄性筋萎縮症
TPPV	tracheostomy positive pressure ventilation	気管切開下陽圧換気療法
VALI	ventilator-associated lung injury	人工呼吸器関連肺損傷
VAP	ventilator-associated pneumonia	人工呼吸器関連肺炎
VAPS	volume assured pressure support	換気保障圧補助換気

目　次

【総　論】
1. NPPVからみた急性呼吸不全 ... 2
2. NPPVからみた慢性呼吸不全 ... 6
3. NPPVで使用される人工呼吸器とモード ... 11
4. 急性呼吸不全におけるNPPVの導入方法 ... 16
5. 慢性呼吸不全におけるNPPVの導入方法 ... 19
6. NPPVと鎮静薬の使用 ... 27
7. 効果に関連する因子とトラブルの対処 ... 30
8. 医療安全 ... 36
9. 災害時の対応 ... 41
10. 感染対策 ... 48
11. 導入後のケア ... 51

【各　論】

A．急性呼吸不全
1. COPDの増悪 ... 58
2. 喘　息 ... 64
3. 拘束性胸郭疾患の増悪 ... 69
4. 間質性肺炎 ... 72
5. 心原性肺水腫 ... 77
6. 胸郭損傷 ... 82
7. 人工呼吸離脱に際しての支援方法 ... 86
8. 周術期のNPPV ... 91
9. 免疫不全，免疫抑制下に伴う急性呼吸不全 ... 94
10. ARDS，重症肺炎 ... 98
11. 終末期，do not intubate，悪性腫瘍，高齢者 ... 104
12. 小　児 ... 108

B．慢性呼吸不全
1. 拘束性換気障害 ... 114
2. COPD（慢性期） ... 120
3. 慢性心不全におけるチェーン・ストークス呼吸 ... 124
4. 肥満低換気症候群 ... 132
5. 神経筋疾患 ... 136
6. 小　児 ... 143
7. リハビリテーション ... 148

索引 ... 155

総 論

1 NPPVからみた急性呼吸不全

1 NPPVの定義

　上気道から陽圧を用いて換気を行う方法を非侵襲的陽圧換気療法（noninvasive positive pressure ventilation：NPPV）と呼ぶ．厳密に定義をすると換気の点でCPAP（continuous positive airway pressure）はNPPVには含まれないという議論もあるが[1]，どちらも急性呼吸不全に使われるため，また同じような効果があることから区別をしないで用いられることが多くなってきた[1〜5]．両者を含む意味でNIV（noninvasive ventilation）という言葉が用いられることも多い．ただしNIVは，陰圧式の人工呼吸を含む概念でもあるので注意が必要である．最近は「侵襲的なインターフェイス（たとえば気管内チューブや気管切開チューブ）を使用しない陽圧換気療法」という臨床的に分かりやすい定義を用いるガイドラインも多い[2,3,5,6]．なお，本ガイドラインでは，明確に区別をした場合を除き，CPAPを含む意味でNPPVという言葉を使用する．

2 急性呼吸不全に対するNPPV使用の歴史的な流れ

　1950年代の陽圧型人工呼吸器の普及以来，急性呼吸不全に対する人工呼吸には気管挿管または気管切開による侵襲的な陽圧換気法が多く使われてきた．非侵襲的な換気法としては，1976年にGreenbaumら[7]の心原性肺水腫，肺炎，術後呼吸不全にCPAPをフェイスマスクで使用して挿管率が43％であったという報告があり，その後1980年代には約10の論文が発表され，さまざまな疾患にマスクCPAPが使用されたが，NPPVという言葉はまだなかった．

　1989年Meduriらのマスク換気を行った報告[8]以降，NPPVという言葉が認識され，徐々に急性呼吸不全に対して使用されるようになってきた．Sassoonの総説[9]によれば，1989〜1994年までのNPPVに関する17の報告（急性呼吸不全，患者総数393例）をすべてまとめた成功率（気管挿管しないで管理できた割合）は70％であり，患者の半数以上は慢性閉塞性肺疾患（COPD）の増悪であった．米国呼吸療法学会の1996年のNPPVに関する会議報告[10]によれば，同年までに全世界で報告された急性呼吸不全に対するNPPVの使用症例数は872症例であり，数年で飛躍的に報告が増えていた．この会議報告でも，COPDの増悪の患者が半数以上であり，全体の成功率は約75％であった．最近でもAmbrosinoらの総説[11]によれば，2007年までにNPPVに関して1,024の論文が発表されており，その数は増加傾向にあるという．

　論文数だけでなく，実際に臨床でNPPVが使用されるようになってきたかどうかについての調査の論文は2つある．フランスのICUにおける1997年とその5年後の比較では[12]，すべての人工呼吸のうちNPPVの使用は16％から23％に有意に増加していた．また，別の23箇国の調査[13]でも1998年と2004年の比較で全人工呼吸におけるNPPVの使用率は4.4％から11.1％へと有意に増加していた．この2つの調査においても，疾患としてCOPDの増悪が最も多かったが，他の急性呼吸不全での使用も増えていた．日本でも2006年に多施設での症例登録が報告されており[14]，施設による使用頻度のばらつきはあるが挿管回避率は80％以上であった．このようにNPPVは1990年代以降，次第に一般的に使用されるようになってきた比較的新しい呼吸管理の一方法である．

3 急性呼吸不全に対するNPPV施行の実際の流れ

　NPPVは世界的に使用される機会が増えるとともに，その適応疾患も拡大し，また適応のゴールについても幅が広がっている．インターフェイスや人工呼吸器自体の進歩もこの20年間では大きいものがあるが，これらについては他の項目で述べられる．

　NPPVを施行するには，まず，①その施設のどの部署でNPPVを行うのか（ICUか，救急室か，一般病棟か）を考え，次いで②その部署のスタッフをどのように教育するか，を考える必要がある．NPPVを成功させるための教育の重要性はすでに指摘されており[15〜17]，施設間のNPPV施行率の差にも影響しているといわれている[18]．

表1　疾患以外の一般的な適応として文献上にみられるもの

疾患ごとの適応については各論の各項を参照されたい.
○意識がよく協力的である
○循環動態が安定している
○気管挿管が必要ではない：気道が確保できている，喀痰の排出ができる
○顔面の外傷がない
○マスクをつけることが可能
○消化管が活動している状態である（閉塞などがない）

表2　一般的に適応注意または禁忌として文献上にみられるもの

表1の裏返しでもある．ここに示すのは一般的にすべての疾患に共通する適応注意または禁忌であり，詳しくは各論の各項を参照されたい．
○非協力的で不穏
○気道が確保できない
○呼吸停止，昏睡，意識状態が悪い
○循環動態が不安定，心停止
○自発呼吸のない状態での換気が必要
○最近の腹部，食道手術後
○顔面の外傷，火傷，手術や解剖学的異常でマスクがフィットしない
○2つ以上の臓器不全がある
○心筋梗塞が起こりつつある，不安定狭心症
○咳反射がない，または弱い
○ドレナージされていない気胸がある
○嘔吐や腸管の閉塞，アクティブな消化管出血がある
○大量の気道分泌物がある，または排痰ができない

表3　予測因子

失敗する可能性を示唆するもの
○最初の動脈血のpHが低い（7.30〜7.22：論文により異なる）.
○NPPV施行後短時間でのpHの上昇（$PaCO_2$の低下，呼吸数の低下も同様）がみられない．
○APACHE ⅡやSAPS Ⅱで示される重症度が高い．
○X線上浸潤影がみられる．
○マスクを長い間つけることができない．
○意識状態が悪い，改善しない．

教育については別項目で述べられる．

そのうえで，特定の患者にNPPVを施行する際には，①一般的な適応をまず考慮し，②次いでそれぞれの疾患による適応を考慮し，③さらに施設による習熟度や体制（気管挿管がすぐできるかなど）も考慮したうえで施行の可否を決定し，④適切な器具（モニターも含む）を準備し，⑤患者への適切な説明を行い，実際にNPPVを施行するという流れになることを理解しておく必要がある．

4　一般的な適応・予測因子

個々の疾患に対する適応，細かな導入方法や呼吸モードなどについてはそれぞれの項目で述べられるので，ここではNPPVに対する一般的な適応または禁忌およびいわゆる予測因子についてのみ述べる．多くの総説で[19〜23]，一般的な適応（表1）または禁忌（表2）について記載されているが，これらについてのエビデンスはなく，専門家の意見にとどまるものと考えられる．これらはRCTの際のinclusionまたはexclusion criteriaから引用されているといわれており[14]，文献による差はほとんどない．

適応注意または禁忌については，いわゆる相対的禁忌として絶対的なものではないと書いてある文献もある．また，禁忌であっても治療の上限として行うことはありうるとの意見もあり，必ずしもすべて絶対に施行してはならないというものではないことには注意を要する．

意識障害と不穏については，Meduriらの文献[24]にもあるようにCO_2ナルコーシスによる不穏や意識障害はマスクを装着すると短時間で意識が回復することが多いので，例外として適応とすることが多い．不穏についても，呼吸困難が解除されれば患者が協力的になることも多いので，必ずしも絶対的禁忌とはいえない．

NPPVを施行する際に，一般的な適応や疾患による適応の他に，気管挿管になるかどうかを予測する方法があれば，注意をしながら施行したり，施行場所を考慮したりする際に有用である．このような因子を予測因子と呼んでいる（表3）．

予測因子についての研究は，主にCOPDの増悪を対象に行われてきた．動脈血液ガス分析において，施行前の

pHが低いグループは，高いグループと比べて挿管になる率が高く，NPPV施行後短時間（1〜4時間）でのpHの改善をみないグループも挿管になる確率が高いと考えられている．しかし，最初のpHも施行後短時間のpHの改善もどちらも予測因子として有効であるとしている論文も多い[24〜26]が，施行後短時間のpHの改善のみに有用性を認めている論文もある[27,28]．一方で，NPPV施行後のデータを「予測」因子と呼んでよいかは議論のあるところである．

重症度判定として，APACHE Ⅱ（acute physiology and chronic health evaluation Ⅱ）やSAPS Ⅱ（simplified acute physiological score Ⅱ）を用いて，予測因子になるかどうかを調べた論文もあるが，重症度が高いほど挿管になる確率が高いことが有意差をもって証明されたとする論文[25,27,29]と，有意差を示すことができなかったとする論文とが存在する[24,28,30]．

その他，意識レベルの改善が成功を予測するという報告もあるが，それを否定するものもある．胸部X線上の浸潤影がある場合はNPPV管理では挿管率が高いとの報告もあるが，肺炎にもNPPVを行ったほうが予後がよいとの報告もあり[31]，現在でも議論があるところである．Non-fermenting Gram Negative bacilliによる感染は失敗を予測するという報告もある[32]．また，NPPVのマスクを長くつけていられるかどうかも，予測因子であると報告されている[30]．Carlucciら[17]の教育の有用性を示した研究によれば，予測因子としてのpHの値は，スタッフの教育や機器の進歩によって変化するものなので，相対的な値として理解するべきである．このように予測因子については，全体としては明確なエビデンスは得られておらず，教育レベルなども踏まえたうえで注意して解釈する必要がある．

いずれにしても，予測因子はあくまでも「予測」因子として参考にするものであり，実際の臨床的な判断が最も重要であることはいうまでもない．

文献

1) British Thoracic Society Standards of Care Committee: BTS Guideline Non-invasive ventilation in acute respiratory failure. Thorax 2002; 57: 192-211.
2) ATS board of directors: International consensus conferences in intensive care medicine: noninvasive positive pressure ventilation in acute respiratory failure. Am J Respir Crit Care Med 2001; 163: 283-291.
3) Williams JW, Cox EC, Hargett CW, et al: Noninvasive Positive-Pressure Ventilation (NPPV) for acute respiratory failure: comparative effectiveness review. AHRQ Publication No12-EHC089-EF, 2012.
4) Keenan SP, Sinuff T, Burns KEA, et al: Clinical practice guidelines for the use of noninvasive positive-pressure ventilation and noninvasive continuous positive airway pressure in acute care setting. Canadian Medical Association J 2011; 183: E195-E214.
5) Nava S, Hill N: Non-invasive ventilation in acute respiratory failure. Lancet 2009; 374: 250-259.
6) Chawla R, Khilnani G, Suri J, et al: Guidelines for noninvasive ventilation in acute respiratory failure. Indian J Crit Care Med 2006; 10: 117-147.
7) Greenbaum DM, Millen JE, Eross B, et al: Continuous positive airway pressure without tracheal intubation in spontaneously breathing patients. Chest 1976; 9: 615-620.
8) Meduri GU, Conoscenti CC, Menashe P, et al: Noninvasive face mask ventilation in patients with acute respiratory failure. Chest 1989; 95: 865-870.
9) Sassoon CSH: Noninvasive positive pressure ventilation in acute respiratory failure: review of reported experience with special attention to use during weaning. Respir Care 1995; 40: 282-288.
10) Hess D: Noninvasive positive pressure ventilation: predictors of success and failure for adult acute care application. Respir Care 1997; 42: 424-431.
11) Ambrosino N, Vagheggini G: Noninvasive positive pressure ventilation in the acute care setting: where are we? Eur Respir J 2008; 31: 874-886.
12) Demoule A, Girou E, Richard JC, et al: Increased use of noninvasive ventilation in French intensive care units. Int Care Med 2006; 32: 1747-1755.
13) Esteban A, Ferguson ND, Meade MO, et al: Evolution of mechanical ventilation in response to clinical research. Am J Crit Care Med 2008; 177: 170-177.
14) 藤野祐士，山田芳嗣，丸川征四郎：本邦の非侵襲的陽圧換気（NPPV）の現況―多施設症例登録の結果．日集中治療医会誌 2006; 13: 33-40.
15) Sinuff T, Kahnamoui K, Cook DJ, et al: Practice guidelines as multipurpose tools: a qualitative study of noninvasive ventilation. Crit Care Med 2007; 35: 776-782.
16) Schettino G, Altobelle N, Kacmared RM: Noninvasive positive-pressure ventilation in acute respiratory failure outside clinical trials: experience at the Massachusetts General Hospital. Crit Care Med 2008; 36: 441-447.
17) Carlucci A, Delmastro M, Rubini F, et al: Changes in the practice of non-invasive ventilation in treating COPD patients over 8 years. Intensive Care Med 2003; 29: 419-425.
18) Maheshwari V, Paioli D, Rothaar R, et al: Utilization of noninvasive ventilation in acute care hospitals: a regional survey. Chest 2006; 129: 1226-1233.
19) Hill NS (ed): Noninvasive Positive Pressure Ventilation, Futura Publishing, Armonk, 2001.
20) Simonds AK (ed): Non-invasive Respiratory Support, Arnold, London, 2001.
21) Muir JF, Ambrosino N, Simonds AK (eds): Noninvasive Mechanical Ventilation, European Respiratory Society,

22) Bach JR (ed): Noninvasive Mechanical Ventilation, Hanley & Belfus, Philadelphia, 2002.
23) Elliot M, Nava S, Shonhofer B (eds): Non-invasive Ventilation and Weaning: Principles and Practice, Edward Arnold Publishers, 2010.
24) Meduri GU, Turner RE, Abou-Shala N, et al: Noninvasive positive pressure ventilation via face mask. Chest 1996; 109: 179-193.
25) Ambrosino N, Foglio K, Rubini F, et al: Non-invasive mechanical ventilation in acute respiratory failure due to chronic obstructive pulmonary disease: correlates for success. Thorax 1995; 50: 755-757.
26) Plant PK, Owen JL, Elliott MW: Non-invasive ventilation in acute exacerbations of chronic obstructive pulmonary disease: long term survival and predictors of in-hospital outcome. Thorax 2001; 56: 708-712.
27) Soo Hoo GW, Santiago S, Williams AJ: Nasal mechanical ventilation for hypercapnic respiratory failure in chronic obstructive pulmonary disease: determinants of success and failure. Crit Care Med 1994; 22: 1253-1261.
28) Anton A, Guell R, Gomez J, et al: Predicting the result of noninvasive ventilation in severe acute exacerbations of patients with chronic airflow limitation. Chest 2000; 117: 828-833.
29) Conti G, Antonelli M, Navalesi P, et al: Noninvasive vs. conventional mechanical ventilation in patients with chronic obstructive pulmonary disease after failure of medical treatment in the ward: a randomized trial. Intensive Care Med 2002; 28: 1701-1707.
30) Benhamou D, Girault C, Faure C, et al: Nasal mask ventilation in acute respiratory failure: experience in elderly patients. Chest 1992; 102: 912-917.
31) Confalonieri M, Potena A, Carbone G, et al: Acute respiratory failure in patients with severe community-acquired pneumonia: a prospective randomized evaluation of noninvasive ventilation. Am J Respir Crit Care Med 1999; 160: 1585-1591.
32) Ferrer M, Ioanas M, Arancibia F, et al: Microbial airway colonization is associated with noninvasive ventilation failure in exacerbation of chronic obstructive pulmonary disease. Crit Care Med 2005; 33: 2003-2009.

2 NPPVからみた慢性呼吸不全

睡眠時無呼吸症候群の治療のために持続気道陽圧療法(continuous positive airway pressure：CPAP)が導入され，その後，多種類の鼻，口マスクなどが利用できるようになり，小型で，在宅で使用しやすい bilevel PAP が開発され，主にⅡ型呼吸不全に合併する睡眠呼吸障害の改善のために使用されてきた．近年では $PaCO_2$ はむしろ低い心不全に伴う Cheyne-Stokes 呼吸(CSR)に，CPAP，adaptive servo ventilation(ASV)などが使用されるようになっている．覚醒時高二酸化炭素血症から低二酸化炭素血症まで，種々の睡眠呼吸障害に対象が広がっているが，本項では主にⅡ型呼吸不全について述べる．

高二酸化炭素血症を伴う慢性呼吸不全で，在宅人工呼吸の方法として NPPV が適用され，主に睡眠時使用することにより，予後，非使用時の血液ガス，呼吸困難，朝方の頭痛，倦怠感などの自覚症状が改善する[1~6]．この機序として，睡眠呼吸障害の改善，呼吸筋負荷の改善，呼吸調節系のリセッティング(NPPV により $PaCO_2$ を低くすると，呼吸調節系がより低い $PaCO_2$ を維持する)，などが考えられている[7]．種々の原因によるⅡ型慢性呼吸不全で適用されるが，肺胞低換気という共通の問題と，それぞれの原因疾患により，睡眠呼吸障害，呼吸筋負荷，呼吸調節系の異常の各疾患への寄与が異なるために，開始時期，NPPV の主目的が異なる面がある．たとえば，肥満低換気症候群では睡眠呼吸障害の役割が大きく，COPD では呼吸筋負荷，睡眠呼吸障害の関与が考えられる[8]．神経筋疾患，後側彎症による胸壁の拘束性疾患では $PaCO_2$ の改善とともに二酸化炭素換気応答が改善するが，呼吸筋力，呼吸機能のメカニクスの変化はなく，この疾患群では呼吸調節の改善が主な効果と考えられる[9]．このように，共通する肺胞低換気の理解および原因疾患に応じた病態生理の評価とそれぞれの疾患に適した導入時期の決定が必要となる．

1 肺胞低換気

肺胞低換気による高二酸化炭素血症，低酸素血症のために，睡眠呼吸障害，右心不全などをきたし，呼吸困難などの悪化，睡眠呼吸障害による症状をきたす．睡眠時などの低換気の悪化により $PaCO_2$ は増加し，SpO_2 は低下し，肺胞低換気ではわずかの肺胞換気量の増加により $PaCO_2$，SpO_2 は改善するため，NPPV により効果が期待されることになる(図1)[10]．

NPPV による血液ガスの改善の判断には，血液ガスの測定が必要となる．SpO_2 の測定によるモニターが簡便であるが，低換気の指標として，SpO_2 によって $PaCO_2$ の変化を推定することは，空気呼吸では大きな変化がないと困難で，軽度の高二酸化炭素血症では SpO_2 の低下はわずかであり，血液ガス測定が必要となる．酸素吸入を行っている場合には SpO_2 の変化がわずかでも，より大きく $PaCO_2$ が変化することがあるので，血液ガス測定がより必要である．

2 呼吸調節

高二酸化炭素血症が続くと，腎より HCO_3^- の再吸収が増加し，最終的には脳脊髄液中の HCO_3^- が増加する．さらに $PaCO_2$ の増加が起こった場合に，脳脊髄液中の pH の低下が少なく，CO_2 感受性がさらに低下し，呼吸刺激の低下の一因となり，$PaCO_2$ の上昇をより起こしやすくなる悪循環を形成すると考えられる．しかし，臨床的にこのような機序が高二酸化炭素血症と関連しているかのエビデンスはないが，NPPV による睡眠呼吸障害の改善と $PaCO_2$ の改善により高二酸化炭素換気応答は改善すると考えられる．いずれにしても，NPPV による $PaCO_2$ の低下が悪循環を断ち切ることになると思われる．

3 呼吸筋負荷

慢性閉塞性肺疾患(COPD)では，呼吸筋疲労の概念のもとに呼吸筋の安静のために陰圧型人工呼吸器を使用し[11]，覚醒時1日数時間の使用で効果をみるトライアルが行われた．$PaCO_2$ により効果を判断すると，文献的には 60 mmHg 前後であれば $PaCO_2$ の低下が期待できる[12,13]．これらの報告は，呼吸筋力の増加などはほとんど一致し

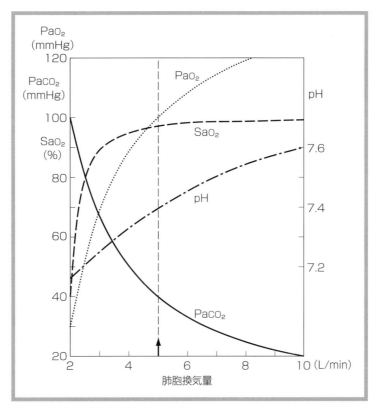

図1 肺胞換気量とPaco₂の関係
高二酸化炭素血症があると，肺胞換気量のわずかな増加でもPaco₂が低下する．逆にわずかの低下でも高二酸化炭素血症は悪化する．
（文献10 Chapter 2. gas exchange. Fig. 2.4, p23より引用，著者改変）

ているが，$PaCO_2$の低下と呼吸筋力の増加とは相関しない．1991年$PaCO_2$の40 mmHg台の症例を対象に，陰圧型人工呼吸器の使用による呼吸筋安静により運動能力が増加するかについての多数例のprospective randomized trialが行われ，その結果は有効ではなかった[14]．その後，COPDを対象とした呼吸筋安静の試みは少なくなったが，1995年bilevel PAP (bilevel positive airway pressure)を使用し，安静時の呼吸困難の改善と6分間歩行テストの距離の増加が報告されている[15]．これらの報告より，$PaCO_2$ 60 mmHg以上であれば，覚醒時，睡眠時を問わず1日何時間かの人工呼吸により，$PaCO_2$の低下などを期待しうると考えられる．また，運動負荷時にNPPVを併用し運動能力を改善する試みや[16～18]，昼間に運動療法を行い，夜間にNPPVを使用し，運動能力を高める試みも行われ[19]，2年間の併用で，QOL，6分歩行テストの改善が報告されているが[20]，これらの対象例の$PaCO_2$は50 mmHg前後である．近年では，COPDでより高いIPAPでNPPVを導入し，同じ設定での歩行時の使用も報告されている[21]．詳細は各論B-7「リハビリテーション」を参照．

4 睡眠呼吸障害

睡眠呼吸障害は，覚醒から睡眠に伴う呼吸生理学的変化の影響が大きい場合に睡眠時血液ガスが悪化し，夜間の呼吸困難，不眠，頻回の中途覚醒，覚醒時の頭痛，昼間の傾眠，倦怠感などの症状が出現する．

a. 睡眠呼吸障害の診断

睡眠呼吸障害の検査の標準となる方法はポリソムノグラフィー（polysomnography：PSG）であり[22]，脳波，眼電図，オトガイ筋電図により，睡眠段階，覚醒（awaking），短期覚醒（arousal）が判定される．鼻，口での気流測定，胸部，腹部の呼吸運動，オキシメーターによる酸素飽和度の測定により，無呼吸，低呼吸，無呼吸の型などが分類される．PSGの測定，評価には人手，時間がかかるために睡眠呼吸障害の評価のために，PSGの測定項目のうち呼吸・循環に関連した数項目を選択して行う簡易測定，オキシメーターのみの測定を行う場合がある．オキシメーターのみの測定では無呼吸の型は判定できない．PCO_2の連続測定は現在のところ，血液ガス測定と較正した経皮PCO_2ガス電極が使用可能である[23]．

b. 睡眠呼吸障害の型

睡眠時酸素飽和度を連続測定すると図2に示すように，短時間にSaO_2の低下と回復を繰り返す無呼吸型と比較的長時間SaO_2が低下する低換気型がある[24]．無呼吸型は閉塞型と中枢型に分類され，中枢型はさらに主に中枢型とCSRに分類される[25]．

1）無呼吸型

閉塞型が最も多く，閉塞性無呼吸は肥満，扁桃肥大（内腔が狭い），小顎症（骨格が狭い）などのために上気道が狭小である場合に，覚醒時は咽頭周囲筋の活動が最大に近く，咽頭の開通が保たれているが，睡眠に伴う筋緊張低下により，吸気時の陰圧により咽頭が閉塞し，無呼吸となる[26]．また，肺気量の低下により咽頭は閉塞しやすくなり[27,28]，肺内の酸素量が低下し，無呼吸，低換気により低酸素血症は悪化しやすくなり呼吸調節に影響を与える．非肥満例の男性のOSAでは仰臥位への姿勢変化に伴い下肢から頸部へ水分移動し，咽頭が閉塞しやすくなる[29]．CSRでは肺への水分移動により過換気となり，$PaCO_2$が低下しCSRの原因となる[30]．

無呼吸時入眠し，呼吸再開時には脳波上短期覚醒を伴い，無呼吸ごとに入眠と覚醒を繰り返す．閉塞性睡眠時無呼吸症候群で使用されるNCPAPは，陽圧負荷による気道確保であり，閉塞性睡眠時無呼吸症候群では，呼吸筋の低下はないので，気道確保を行えば，無呼吸は消失する[31]．

2）低換気型

睡眠時低換気は呼吸補助筋の筋活動低下あるいは横隔膜活動が増加しないことによる低換気（特にREM睡眠時に悪化する）が主な原因であり[32]，無呼吸が秒単位であるのに比し，少なくとも数分単位で続く（図2）．このため，無呼吸低呼吸指数（AHI）としては増加が少ない場合もある．さらに，睡眠に伴う上気道抵抗の増加と吸気筋の活動低下が同時に起こる場合もあり，低換気はさらに悪化しうる．たとえば，肺機能低下を伴う肥満低換気症候群の症例に気管切開を行った場合には，無呼吸は改善するが，REM睡眠時に伴う低換気が残存する場合がある[33]．

また，睡眠による機能的残気量の低下などにより肺内の酸素量が低下し，無呼吸，低換気により低酸素血症は悪化しやすくなる[34]．これらの睡眠呼吸障害により，呼吸不全，心不全の原因あるいは悪化因子となり，悪循環を形成し，NPPVなどにより歯止めをかける必要がある．

睡眠呼吸障害の睡眠の質に対する影響は，低酸素血症などにより中途覚醒が増加し，REM睡眠で，特に低換気は悪化し，睡眠の質が低下する[35]．

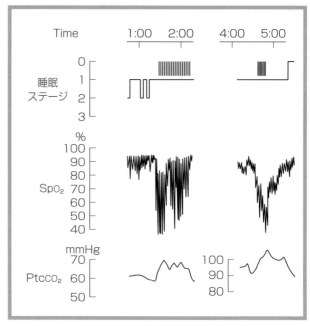

図2 睡眠時呼吸障害のパターン
　左に短時間のSpO_2の低下と回復を繰り返す無呼吸型と，右に急速眼球運動睡眠時に悪化する低換気型を示す．
　$PtcCO_2$：経皮PCO_2．
（文献24より引用）

5 睡眠呼吸障害とNPPV

侵襲的人工呼吸は，挿管チューブによる気道確保と人工呼吸より成るが，NPPVも同様の作用が必要である．鉄の肺などの陰圧型人工呼吸器では，呼吸補助は可能であるが，気道確保の作用がなく，睡眠時，上気道閉塞による閉塞性無呼吸をきたすことがあるため症例により効果が異なり，また装着は煩雑である．NPPVは，陽圧により気道確保するとともに，IPAPとEPAPの圧差がpressure support圧となり，呼吸補助可能で，最も有効と考えられている．装着も容易であり，慣れれば自己装着できる．

後側彎症，結核後遺症や，神経筋疾患では上述のようにREM睡眠時には横隔膜活動が増加しないため，あるいは，呼吸補助筋活動の低下の影響が大きい場合，さらに上気道抵抗の増加などにより低換気が悪化するため，NPPVの適応となる．

CPAP，NPPVのみで，睡眠時のdesaturationが改善しなければ，酸素吸入の併用が必要となる．

睡眠時のhypercapnia，hypoxemiaの悪化に対して酸素吸入を行った場合には，限界があることが多く，NPPVが適用される[36]．通常は夜間にNPPVを行う．$PaCO_2$の改善が不十分であれば，昼間，数時間追加する．あるいは，NPPVにより不眠となれば，昼間行う場合もある．

いずれにしても，高二酸化炭素血症を伴う慢性呼吸不全では，睡眠時あるいは覚醒時数時間 NPPV を使用することにより，非使用時の $PaCO_2$ が安定化し，睡眠呼吸障害，呼吸筋負荷，呼吸調節が改善すると考えられる．これらの効果は相互に関連し，睡眠呼吸障害が改善すれば呼吸調節が改善し，呼吸筋負荷が改善すれば睡眠呼吸障害も改善すると思われる．

6 酸素吸入による $PaCO_2$ の悪化

酸素吸入により $PaCO_2$ が安定していれば，呼吸管理の苦労は少なくなるが，実際には，慢性呼吸不全で PaO_2 が低くかつ $PaCO_2$ が高い症例，以前に酸素吸入による $PaCO_2$ の上昇を起こしている症例では，酸素吸入を行うか酸素濃度を高めると $PaCO_2$ がさらに悪化することがある．NPPV が導入され比較的 $PaCO_2$ のコントロールが容易となったため，強調されることが少なくなったが，呼吸パターンによって酸素濃度が変化しないベンチマスクなどの一定濃度吸入型の酸素吸入のほうが nasal prong などの換気量の変化によって酸素濃度の変化する換気量依存型に比べ，酸素吸入による $PaCO_2$ の上昇は少ない[37]．また，酸素吸入に伴う $PaCO_2$ の増加に関しては，その成因をめぐっては，なお議論があるが，5つの原因があげられる[38]．①中枢神経系の CO_2 感受性が低下している場合，低酸素刺激により呼吸が維持されており，酸素吸入によって低酸素刺激が消失すると，CO_2 感受性が低下しているために $PaCO_2$ が上昇する，②換気量依存型酸素吸入では，$PaCO_2$ が上昇すると（換気量が低下すると）吸入気酸素濃度が増加し PaO_2 が改善し，低酸素刺激などが低下し，$PaCO_2$ が悪化し，悪循環を形成する，③増悪時などの低酸素血症による不眠が酸素吸入による改善に伴って改善し，入眠による低換気のためにさらに高二酸化炭素血症が悪化する，④低 $\dot{V}_A/\dot{Q}$ ユニットで，酸素吸入による肺胞気 O_2 の増加により，低酸素性肺血管攣縮が解除され血流が増加し，一方，高い $\dot{V}_A/\dot{Q}$ ユニットの血流は低下し，CO_2 の排出が減少する，⑤PaO_2 の増加による $HbCO_2$ よりの CO_2 の乖離による $PaCO_2$ が増加（Haldane 効果）する．臨床的には，睡眠時の低換気，CO_2 感受性の低下，酸素吸入による低酸素刺激の低下，換気量依存型酸素吸入による悪循環の形成などにより，次第に悪化するものと考えられる．NPPV の使用により $PaCO_2$ が安定すると，安全に酸素吸入が行えることになる．

文献

1) Leger P, Bedicam JM, Corntte A, et al: Nasal intermittent positive pressure ventilation: long-term follow-up in patients with severe chronic respiratory insufficiency. Chest 1994; 105: 100-105.
2) Simonds AK, Elliott MW: Outcome of domiciliary nasal intermittent positive pressure ventilation in restrictive and obstructive disorders. Thorax 1995; 50: 604-609.
3) 坪井知正，大井元晴，陳 和夫，ほか：鼻マスク陽圧換気法を長期人工呼吸として導入した慢性呼吸不全 41 症例の検討．日胸疾会誌 1996; 34: 959-966.
4) 亀井三博：高炭酸ガス血症を呈する慢性呼吸不全に対する非侵襲的陽圧換気法（NPPV）の有用性．日呼吸会誌 1999; 37: 886-892.
5) 大井元晴，久野健志，NIPPV 研究会：在宅非侵襲的陽圧人工呼吸の血液ガス，日常活動性にたいする効果．日呼吸会誌 2000; 38: 166-173.
6) 小林信明，宮沢直幹，小倉高志，ほか：在宅 NPPV 療法を導入した慢性呼吸不全 80 症例の検討．日呼吸会誌 2005; 43: 3-9.
7) Mehta S, Hill NS: Noninvasive ventilation. Am J Respir Crit Care Med 2001; 163: 540-577.
8) Meecham Jones DJ, Paul EA, Jones PW, et al: Nasal pressure support ventilation plus oxygen compared with oxygen therapy alone in hypercapnic COPD. Am J Respir Crit Care Med 1995; 152: 538-544.
9) Nickol AH, Hart N, Hopkinson NS, et al: Mechanisms of improvement of respiratory failure in patients with restrictive thoracic disease treated with non-invasive ventilation. Thorax 2005; 60: 754-760.
10) West JB: Pulmonary Pathophysiology; the essentials, 3rd Ed, Williams & Wilkins, Baltimore, 1987.
11) Braun NMT, Faulkner J, Hughes RL, et al: When should respiratory muscle be exercised ? Chest 1983; 84: 76-84.
12) Fernandez E, Weiner P, Meltzer E, et al: Sustained improvement in gas exchange after negative pressure ventilation for 8 hours per day on successive days in chronic airflow limitation. Am Rev Respir Dis 1991; 144: 390-394.
13) Gigliotti F, Spinelli A, Duranti R, et al: Four-week negative pressure ventilation improves respiratory function in severe hypercapnic COPD patients. Chest 1994; 105: 87-94.
14) Shapiro SH, Ernst P, Gray-Donald K, et al: Effect of negative pressure ventilation in severe chronic obstructive pulmonary disease. Lancet 1992; 340: 1425-1429.
15) Renston,JP, Dimarco, AF. Supinski, GS. Repiratory muscle rest using nasal BiPAP ventilation in patients with stable severe COPD. Chest 1994; 105: 1053-1060.
16) Keilty SE, Ponte J, Fleming TA, et al: Effect of inspiratory pressure support on exercise tolerance and breathlessness in patients with severe stable chronic obstructive pulmonary disease. Thorax 1994; 49: 990-994.
17) Tsuboi T, Ohi M, Chin K, et al: Ventilatory support during exercise in patients with pulmonary tuberculosis sequelae. Chest 1997; 112: 1000-1007.
18) Ambrosino N, Strambi S: New strategies to improve exercise tolerance in chronic obstructive pulmonary dis-

19) Garrod R, Mikelsons C, Paul EA, et al: Randomized controlled trial of domiciliary noninvasive positive pressure ventilation and physical training in severe chronic obstructive pulmonary disease. Am J Respir Crit Care Med 2000; 162: 1335-1341.
20) Duiverman ML, Wempe JB, Bladder G, et al: Two-year home-based nocturnal noninvasive ventilation added to rehabilitation in chronic obstructive pulmonary disease patients: a randomized controlled trial. Respir Res 2011; 12: 112.
21) Dreher M, Storre JH, Windisch W: Noninvasive ventilation during walking in patients with severe COPD: a randomised cross-over trial. Eur Respir J 2007; 29: 930-936.
22) Berry RB, Chediak A, Brown LK, et al; NPPV Titration Task Force of the American Academy of Sleep Medicine: Best clinical practices for the sleep center adjustment of noninvasive positive pressure ventilation (NPPV) in stable chronic alveolar hypoventilation syndromes. J Clin Sleep Med 2010; 6: 491-509.
23) Storre JH, Steurer B, Kabitz HJ, et al: Transcutaneous PCO_2 monitoring during initiation of noninvasive ventilation. Chest 2007; 132: 1810-1816.
24) 大井元晴, 平井正志, 山岡新八, ほか: 睡眠時呼吸異常. 日本胸部臨牀 1984; 43: 7-14.
25) American Academy of Sleep Medicine: The International Classification of Sleep Disorders, 2nd Ed, 2005.
26) Mezzanotte WS, Tangel DJ, White DP: Waking genioglossal electromyogram in sleep apnea patients versus normal controls (a neuromuscular compensation mechanism). J Clin Invest 1992; 89: 1571.
27) Tagaito Y, Isono S, Remmers JE, et al: Lung volume and collapsibility of the passive pharynx in patients with sleep-disordered breathing. J Appl Physiol 2007; 103: 1379-1385.
28) Stadler DL, McEvoy RD, Sprecher KE, et al: Abdominal compression increases upper airway collapsibility during sleep in obese male obstructive sleep apnea patients. Sleep 2009; 32: 1579-1587.
29) Redolfi S, Yumino D, Ruttanaumpawan P, et al: Relationship between overnight rostral fluid shift and obstructive sleep apnea in nonobese men. Am J Respir Crit Care Med 2009; 179: 241-246.
30) Yumino D, Redolfi S, Ruttanaumpawan P, et al: Nocturnal rostral fluid shift: a unifying concept for the pathogenesis of obstructive and central sleep apnea in men with heart failure. Circulation 2010; 121: 1598-1605.
31) Sullivan CE, Issa FG, Berthon-Jones M, et al: Reversal of obstructive sleep apnea by continuous positive airway pressure applied through the nares. Lancet 1981; 1: 862-865.
32) Tabachnik E, Muller NL, Bryan AC, et al: Changes in ventilation and chest wall mechanics during sleep in normal adolescents. J Appl Physiol 1981; 51: 557-564.
33) Fletcher EC, Brown DL: Nocturnal oxyhemoglobin desaturation following tracheostomy for obstructive sleep apnea. Am J Med 1985; 79: 35-42.
34) Shepard JW Jr: Gas exchange and hemodynamics during sleep. Med Clin North Am 1985; 69: 1243-1264
35) Masa JF, Sanchez de Cos J, Disdier VC, et al: Nasal intermittent positive pressure ventilation: analysis of its withdrawal. Chest 1995; 107: 382-388.
36) Masa JF, Celli BR, Riesco JA, et al: Noninvasive positive pressure ventilation and not oxygen may prevent overt ventilatory failure in patients with chest wall diseases. Chest 1997; 112: 207-213.
37) Moloney ED, Kiely JL, McNicholas WT: Controlled oxygen therapy and carbon dioxide retention during exacerbations of chronic obstructive pulmonary disease. Lancet 2001; 357: 526-528.
38) Malhotra A, Schwartz DR, Ayas N, et al: Treatment of oxygen-induced hypercapnia. Lancet 2001; 357: 884-885.

3 NPPVで使用される人工呼吸器とモード

1 人工呼吸器の種類

　NPPVで使用されている人工呼吸器は従量式と従圧式に大別される．多くはNPPV専用に開発された専用機種であるが，急性期にICUなどで使用されるクリティカルケア型人工呼吸器のなかにも，マスク換気が可能なNPPV対応機種がある．NPPV専用機種のなかでも，さらに院内急性期用と在宅用（慢性期）とに分類される．また，NPPVには持続気道陽圧（continuous positive airway pressure：CPAP）や二相式気道陽圧（bilevel positive airway pressure：bilevel PAP）を含むが，急性期，在宅ともに頻用されている[1,2]．なお，NPPVの継続には気道のクリーニングが不可欠であるが，これを目的とした排痰ケア用の装置もここではNPPVの範疇に入れ言及する[2]．

　NPPVに使用するマスクや外部回路（チューブ）のタイプは，機種の違いにより異なることを理解し，使用前に確認しておく必要がある．NPPVの回路で重要なことは，呼気を排気する孔または部品が不可欠なことであり，呼気排気孔を決してふさがないように注意する．

a．従量式人工呼吸器

　急性期にはマスク換気が可能なクリティカルケア型人工呼吸器を用いてNPPVを行うことも多い．クリティカルケア型人工呼吸器を用いた場合，従圧式換気を行うことが一般的だが，従量式換気も可能である．通常は呼気排出孔のないマスクが使用され，外部回路は吸気回路と呼気回路の2本のチューブ，あるいは呼気弁のある1本のチューブを使用する．呼気弁がある場合は，呼気弁の重みが余分にかかるため，頻回にマスクがずれる恐れがある．一方で，呼吸筋に障害はあるものの気道・肺・胸郭に問題の少ない神経筋疾患などには適しており[2]，従量式人工呼吸器を利用して，数呼吸を肺内に溜め込んで排痰にも利用できるなどの利点もある[2]．また，吸入気酸素濃度（FIO_2）が設定でき，各種アラームやモニターの装備など，呼吸管理に有利な点も多い[1,2]．しかし，これらの人工呼吸器はもともとリークのない条件下で作動するように設計されているため，吸気・呼気のトリガーエラーを防ぐために，リークに対して大きな注意が必要である．一台の人工呼吸器を侵襲的人工呼吸にもNPPVとしても使用できる経済的利点があるものの，リーク防止のためマスクをより強く密着させる必要があることや，リークに関連するアラームが頻発することなどから，日本では実際の急性期の医療現場では使用されることは少ない．

　在宅NPPVの初期には，安価で個人購入可能かつコンパクトな専用機種は従量式のものしかなく，主としてこの従量式人工呼吸器が使用されていた．従量式は静音性に優れ，マスク周辺や開口部よりのリークを生じても従圧式と比べ一呼吸あたりのリーク量が少ないため，口腔内の乾燥を生じにくいといった利点を有している．また，患者の気道抵抗の増加や胸郭・肺コンプライアンスの低下によって吸気が入りにくくなっても，定まった一回換気量を肺に送り込むことができる[2,3]．逆に肺結核後遺症などの固い胸郭を有する症例に使用する場合には，吸気時の気道内圧が40 cmH_2O以上になることも多く，圧損傷の危険が増す．さらに，このような高圧になると既製のNPPV用マスクではマスク周辺のリークに対応できないため，患者ごとに型取りした個人用マスクを作製し，それを顔面に強く固定せざるを得ないことなどの問題もある[3]．したがって，主に神経筋疾患で使用されるが，それ以外で使用されることはほとんどない．

b．従圧式人工呼吸器

　近年，日本では神経筋疾患を除くほとんどの場合でNPPVとして従圧式人工呼吸器が使用されている[1,3]．一般的に急性期用あるいは在宅用のNPPV専用機種を使用し，CPAPやbilevel PAPなど用途や病態を考慮して適用することが多い．クリティカルケア型人工呼吸器を用いることもあり，特に救急領域，抜管後のウィーニングなどに際して用いられることがある．先に述べたように，クリティカルケア型人工呼吸器でNPPVを行う場合は，回路やマスクなどがNPPV専用機種の場合と異なることを知っておく必要がある．

総　論

　NPPV 専用機種の多くは，吸気時には吸気圧（inspiratory positive airway pressure：IPAP），呼気時には呼気圧（expiratory positive airway pressure：EPAP）をかける bilevel PAP 方式を採用している[1,3]．内蔵したブロアーで圧力を発生させる仕組みで，圧力を制御弁で調整する機種やブロアーの回転数で調整する機種がある．ブロアーの送気能力は最大流量で 100～240 L/分あり，多少のリークや窮迫した患者の吸気需要にも十分に対応できると考えられている[1,2]．圧力の設定範囲は機種ごとに異なり，EPAP の下限は 2～4 cmH$_2$O で上限は 15～25 cmH$_2$O，IPAP の下限は 0～4 cmH$_2$O，上限は 20～40 cmH$_2$O となっている．最大の pressure support（IPAP−EPAP）は 16～37 cmH$_2$O で，急性期，慢性期のほぼ全症例に対して十分な換気能力があると考えられる．人工呼吸器本体の重量は，急性期用の機種では，酸素濃度モジュールや大型モニターを装備しているため，在宅用の機種と比較すると重くなっている．一方，在宅用の機種は，2 kg 前後と軽量であるが，流速（フロー）や酸素飽和度（SpO$_2$）などもモニタリングできるような機能を搭載した機種もある．外部回路は 1 本のチューブからなり，回路内は常に陽圧に保たれている．マスク近傍の呼気排気孔より，吸気・呼気を通じて常にリーク（intentional leak）を生じている．また，NPPV 中にはマスクのずれや鼻マスク使用時の開口による予期せぬリーク（unintentional leak）も生じる．このため，これらのリークを前提として自動的に供給流量を調整して，設定圧や吸気・呼気トリガー感度を維持できるように設計されている．なお，チューブ内やマスク内に溜まった呼気に含まれる CO$_2$ は呼気排気孔を通して排気されるので，呼気を十分に洗い出し，CO$_2$ の再呼吸を防ぐためには，ある程度の EPAP（一般的には 4 cmH$_2$O 以上）が必要になる[4]．呼気排出孔のないマスクを使用する場合は，チューブとマスクの間にウィスパースイベルコネクター（呼気排出孔のあるコネクター）などを接続して使用する．前述のとおり，痰などによる呼気排出孔の閉塞は非常に危険であるため十分に注意する．

　利点としては，回路内のリークを前提とした NPPV 専用機種のため，リークの補正やトリガー方式にさまざまな工夫がなされていることがあげられ[1,2]，機種によっては，圧トリガー，フロートリガー，ボリュームトリガーをはじめとして，シェイプトリガーといった特殊な方式が用いられているものもある．また，在宅用機種はブロアー内蔵型のため圧縮空気の配管設備やコンプレッサーを必要とせず小型軽量であり，極めて静音性に優れている．最近では，機器の進歩により病態に合わせて 1 回の pressure support や換気量，バックアップ換気の頻度を含む細かな設定を自動的に行う機種も出てきている．また，いずれの機種においても EPAP の圧力範囲を広く取ってあり，COPD やチェーン・ストークス呼吸に合併した閉塞性睡眠時無呼吸にも対応できる．また，従圧式人工呼吸器を使用するうえで，上気道閉塞をきたす症例では上気道を開存しうる EPAP レベルを設定しないと pressure support がうまく機能せず，換気が不十分になることを知っておく必要がある．

　一方，欠点として，マスクが大きくずれたり，想定以上の大量リークの補正は不能で，設定した圧を維持することができなくなることがあげられる[5]．このような場合，鼻マスク使用時は，鼻口マスクに変更したり，チンストラップなどで対処する．それでもリークが著しい場合には，NPPV の中断を余儀なくされることもある．必ずしも NPPV 専用機種に限ったことではないが，トリガーに関しては以下のような問題点がある．①一般にトリガー感度に優れているが，喘息発作あるいは COPD の増悪時など自発吸気流速の極めて小さい症例では，患者の吸気努力があるにもかかわらず吸気トリガーのかからない場合がある．②unintentional leak を患者の吸気流と判断して，auto triggering（患者が吸気努力をしていないのに機器が勝手に IPAP を開始すること）を起こすことがある．③COPD のように吸気終末時に吸気流速が減弱しにくい症例や大量のリークが存在する場合などでは，呼気トリガーが働かず，患者の吸気努力が終了し呼気努力が始まっているのにもかかわらず IPAP が供給され続けることもある．④肺・胸郭のコンプライアンスの小さい肺結核後遺症などでは急速に吸気流量が減弱するため，auto cycling（患者が吸気努力を続けているにもかかわらず IPAP が EPAP に切り替わること）することがある．

　吸入気酸素濃度（F$_{IO_2}$）を設定できるのは急性期用の機種のごく一部の機種に限られ，在宅用の機種ではマスクやマスク近傍のポートから酸素を供給するため，吸入気酸素濃度（F$_{IO_2}$）を 50％以上にすることは難しい．酸素流量が多過ぎると十分なトリガー感度を維持できなくなる場合があるので，高濃度酸素が必要な症例には注意を要する．

　また，クリティカルケア型人工呼吸器に比べ，モニタリング機能が不十分である．圧，換気量，流速をディスプレイ上に表示できる急性期用の機種でさえ，換気量の測定は不正確とされている．

　一方，これも NPPV 専用機種に限ったことではなく，従圧式人工呼吸全体にいえることであるが，肺コンプライアンスの変化により換気量が変動するため，症例によっては十分な換気が確保できないことがある．

c. 排痰ケア用装置

　終末期の神経筋疾患および COPD や肺結核後遺症の増悪時では，吸気筋筋力が低下しているだけではなく，呼気筋筋力も低下している．有効な排痰のためには，咳のときに 160 L/分の呼気流速が必要といわれている[6]．排

表1　従来式NPPV専用機種における換気モード

① spontaneous (S) モード：自発呼吸のみを補助する．いわゆる positive end expiratory pressure (PEEP；EPAPと等しい) + pressure support に相当し，IPAPとEPAPの時間と呼吸数は患者の自発呼吸に依存する．
② T (timed) モード：あらかじめ設定した分時呼吸数とIPAP時間に従って調節換気を行う．
③ S/Tモード：自発呼吸に応じてSモード運転を行うが，一定時間内に自発呼吸が検出されないときに，バックアップとしてIPAPが供給される．
④ CPAP (continuous positive airway pressure) モード：吸気呼気ともに一定の圧をかける．

喀痰能力が著しく低下した症例において，NPPVを継続するためには気道のクリーニングが必須条件である．このため，排痰を促進するために咳を補助するさまざまな工夫がなされている．用手的な呼気介助も有効と思われるが，十分に吸気を肺内に溜めてからの呼出がより有効なため，NPPVを行いながらの呼気介助も行われている．その排痰用 mechanical insufflation-exsufflation (MI-E) の専用装置としてカフマシーンやカフアシストがある[1]．これは鼻口マスクを用いて，吸気時に最大40 cmH₂Oの陽圧をかけ，呼気時に最大−40 cmH₂Oの陰圧をかけることのできる装置である．手動で呼気・吸気を切り替えることも，吸気時間・呼気時間を設定しておいて自動的に陽圧・陰圧をかけることも可能である．呼気時に用手的呼出介助を併用することも行われており，神経筋疾患やCOPD症例で有効性が報告されている[6,7]．

2 人工呼吸器のモードと設定

a．従量式人工呼吸器

従量式の人工呼吸器では，control モード，assist/control モードのいずれかを使用することが多い[2]．一回換気量は，マスク周辺や口からのエアリークを考慮に入れて，挿管下人工呼吸よりも少し多めの10〜15 mL/kgに設定する必要がある[2]．

- control モード：あらかじめ設定した分時呼吸数と一回換気量に従って調節換気を行う．
- assist/control モード：自発呼吸に応じて吸気を開始し（吸気時間と換気量は呼吸器の設定に従う），一定時間内に自発呼吸が検出されないときは，設定した一定の時間間隔で調節換気を行う．

b．従圧式人工呼吸器

1）従来式人工呼吸器モード

ほとんどの従圧式NPPV専用機種では，CPAPモードとbilevel PAPモードが選択可能である．IPAPやEPAPのみならず症例，病態に合わせてさまざまな設定が可能であり，pressure-relief 機構を付加できるものもある．より新しい機種では疾患特異的なその他の自動調節モードが選択できる．これらを表1にまとめる．

- CPAPモード：自発呼吸の存在下で吸気，呼気とも一定圧をかける．
- bilevel PAPモード：SモードやS/Tモードのように，主として人工呼吸器が患者の呼吸に合わせるタイプの換気形式と，Tモードのように患者が人工呼吸器の送気に合わせる換気形式がある．

Sモードは，呼吸回数，吸気時間，呼気時間を患者の呼吸パターンに合わせて行う．Sモードの派生型として pressure control モードを備えている機種もある．これは，患者の吸気をトリガーしてIPAPを開始するが，設定した時間だけIPAPを供給したあとEPAPに切り替わる（タイムサイクル）モードで，従量式のassist/controlに似ている．

S/Tモードのバックアップ換気は，設定された時間内（たとえばバックアップ換気回数を10回/分に設定すれば6秒間）に自発呼吸がない場合にIPAPが供給される．この際にIPAP供給時間は機種により異なり，あらかじめ設定された時間（タイムサイクル），あるいはSモードと同様のアルゴリズムで吸気終了を感知して，IPAPからEPAPに切り替わる．

Tモードは，設定した呼吸数，吸気時間または吸気時間率（%IPAP）での調節換気である．Tモードのない機種もあるが，S/Tモードを用いバックアップ換気回数を多く設定することで，ほぼTモードと同様の換気が可能である．

2）設定の実際

①IPAPとEPAP

IPAPとEPAPの差を pressure support といい，吸気中に pressure support をかけることで，患者の吸気仕事量が軽減し，肺胞換気量の増加により吸気筋疲労が軽減され，血液ガスが改善する．pressure support が低過ぎると $PaCO_2$ がかえって上昇したり，pressure support が高過ぎると口やマスクからエアリークを招いたり，空気嚥下から腹部膨満感を生じたりする場合がある．Tモードを用いる場合は，pressure support が小さ過ぎると人工呼吸器との同調が悪くなるのでS/Tモードより2〜4 cmH₂O高めに設定する．

EPAPには，以下のような効果が期待される．①閉塞性睡眠時無呼吸に用いるCPAPと同様に上気道を開存さ

総論

せる．②機能的残気量をクロージングボリューム以上に増大させることで末梢の気道を開き，虚脱した肺胞を開存させ，肺胞でのガス交換を増加させてシャントを減少させることにより酸素化を改善する．③急性呼吸窮迫症候群（acute respiratory distress syndrome：ARDS）などで，隣り合う虚脱した肺胞ごとに吸気時の拡張の程度が異なるため肺胞間隔壁に生じる shear stress を EPAP が肺胞虚脱を防ぐことで軽減し，肺損傷の進展を抑える．④COPD の増悪時のように内因性 PEEP が発生している症例では，過膨張を防ぎつつ吸気トリガー感度を改善させる[8]．⑤静脈還流量の減少による心臓前負荷の軽減，transmural pressure の減少による心臓後負荷の軽減により心不全や心原性肺水腫を改善するなどの効果があることが知られている[2]．まず適切な EPAP を設定し，換気量を保つための適切な pressure support を供給できるように，IPAP を設定する．

②換気（呼吸）回数

換気回数は，S/T モードでは，自発呼吸より 2～4 呼吸少ない値に設定する．T モードは，主として拘束性胸郭疾患や神経筋疾患で使用されるが，患者の自発呼吸を抑制するよう，多めの 24 回/分前後に設定する．COPD では，T モードの換気回数はもっと低い値に設定することが多い．

③吸気時間

吸気時間は，T モードを使用する場合，吸気時間率（% IPAP）として設定する．拘束性胸郭疾患では 40～50%，COPD では 30～40% に設定することが多い．最大吸気時間と最少吸気時間を設定できる機種において，最大吸気時間は患者が自発呼吸で行う最も長い吸気時間に合わせて設定する．これを設定しておくと，開口やマスクからのエアリークで吸気の終了が検出されない場合に有用である．一方，最少吸気時間は吸気トリガーが検出された後，最低限の吸気時間を確保するために設定するが，長過ぎないように注意する．

④トリガー感度

吸気，呼気トリガー感度が変更できる機種では，吸気トリガー感度は，前述のように auto triggering しない範囲で鋭敏に設定する．呼気トリガー感度は，COPD のように吸気流速の減弱しにくい症例では鋭敏に設定し，拘束性疾患のように吸気流速の減弱しやすい症例では auto cycling しないようにやや鈍く設定する．

⑤ライズタイム

トリガー検出から IPAP を開始するまでの応答時間や吸気開始から IPAP への到達時間（ライズタイム）は機種によって異なる[9]．ライズタイムは，一般的に COPD で 0.05～0.1 秒，拘束性胸郭疾患で 0.1～0.2 秒程度に設定することが多い．ライズタイムが短過ぎると圧の立ち上がりが急峻過ぎて圧迫感を感じ，反対に長過ぎると吸気（送気）不足を感じる．

急性期には S モードあるいは S/T モードが使用されることが多いが，吸気・呼気トリガーに難があれば，トリガー感度を変更して対応したり，EPAP を上げたり IPAP を上げ下げして調節する．それでも患者と人工呼吸器が同期しないときは T モードに変更するとうまくいくことがある[1]．

慢性期（在宅）では症例ごとにそのときの病態に合わせてモードを選択することが望ましい．S モードでも夜間睡眠時の低換気をかなり改善するが，REM 睡眠期など自発呼吸が減弱する睡眠ステージでは十分な換気が得られないこともまれではないため，それを考慮して S/T モードが選択されることが多い．さらには呼吸筋の休息のためには S/T モードより T モードのほうが優れているという可能性も報告されている[10,11]．結局のところ，モード選択に関しては画一的な方法はなく，個々の症例の病態に合わせた選択を行うことが重要である．

3）その他の自動調節モード

①proportional assist ventilation（PAV）

人工呼吸器にて自発呼吸の補助を行う際に，気道抵抗に加え肺・胸郭の弾性にも着目した換気モードであるが，このモードが採用されている NPPV 専用機種は少ない．急性期用の NPPV 専用機種で PAV/T モードという形で採用されている．このモードはあらかじめ気道内圧を設定するのではなく，呼吸筋発生圧（自発呼吸下でのエラスタンス）に対して一定の割合で気道内圧を保てるようにサポートする PAV モードに，一定時間内に自発呼吸が検出されないときのバックアップ換気を行う T モードを付加したものである．閉塞性・拘束性・混合性呼吸不全に対する既定の VA（volume assist）値，FA（flow assist）値があらかじめセットされているが，患者ごとに設定することも可能である．患者と呼吸器を同調させるため pressure support より患者には快適とされており，原理的にはその後の調整も少なくて済むのだが，初期設定方法が複雑であまり広まっていない．

②volume assured pressure support（VAPS）モード

一般的に従圧式人工呼吸では呼吸努力の増減，胸郭コンプライアンスや気道抵抗が変化するため，一回換気量が変動する．したがって症例によっては，十分な換気量が確保できないことがある．これに対して，VAPS モードは目標換気量を維持するように自動調節するモードである．急性期用および在宅用の NPPV 専用機種で採用されており，目標の一回換気量に対して pressure support を設定した範囲で自動調節するもの[12,a]や，目標の分時肺胞換気量に対して pressure support のみならず呼吸回数も自動調節するもの[13,14]もある．これら新しいモードの効果に関するエビデンスは，徐々に蓄積しつつある．

③ adaptive (auto) servo ventilation (ASV)

基本的に慢性心不全に伴うチェーン・ストークス呼吸に対する専用のNPPVとして開発されたものであり，在宅用のNPPV専用機種でのみ使用可能である．直近のフローもしくは換気量をモニタリングして患者の呼吸状態を評価し，それに応じてpressure supportを設定した範囲で一呼吸ごとに自動調節する．中枢性無呼吸と過換気を繰り返すチェーン・ストークス呼吸において，無呼吸の際には，バックアップ換気を行うがこれも自動調節される．さらには呼吸のフローパターンを学習して患者の呼吸に同調し，自然呼吸に近いなめらかな波形のサポート圧を供給する機種もある．慢性心不全患者ではチェーン・ストークス呼吸のみならず，閉塞性睡眠時無呼吸が併存することもまれではない．このような上気道閉塞がないことがASVとして自動調節されるpressure supportを有効に機能させるうえで重要であり，上気道を開存しうるEPAPの設定が鍵となる．したがって，閉塞性睡眠時無呼吸症の治療として用いられるオートCPAPのアルゴリズムが応用され，オートEPAPの機能が備わっている機種も存在する．ASVは循環器領域で広く使用されるようになっており，ASVによるチェーン・ストークス呼吸の改善など心不全患者の呼吸状態の改善により心機能も改善するなど，有効性を示す報告が数多くなされている[15,16]．

④ pressure-relief 機構

一部の従圧式NPPV専用機種ではpressure-relief機構の付加が可能なものもある．pressure-relief機構とは，CPAP，bilevel PAPおよび自動調節モードの一部において，設定された呼気時のレベルを，呼気相の始まりにいったん低下させ，呼気終末にかけて徐々に設定レベルまで戻していくという機構である[17]．高い陽圧付加があまり必要でない呼気相の初期には圧レベルを下げ，気道閉塞が起こりやすくなる呼気終末には必要レベル陽圧が供給されるというもので，呼気時に高い圧レベルを要する症例などで使用感の向上を目的として用いる．

文献

1) Non-invasive ventilation in acute respiratory failure. Thorax 2002; 57: 192-211.
2) Mehta S, Hill NS: Noninvasive ventilation. Am J Respir Crit Care Med 2001; 163: 540-577.
3) Schonhofer B, Sortor-Leger S: Equipment needs for non-invasive mechanical ventilation. Eur Respir J 2002; 20: 1029-1036.
4) Ferguson GT, Gilmartin M: CO_2 rebreathing during BiPAP ventilatory assistance. Am J Respir Crit Care Med 1995; 151: 1126-1135.
5) Mehta S, McCool FD, Hill NS: Leak compensation in positive pressure ventilators: a lung model study. Eur Respir J 2001; 17: 259-267.
6) Bach JR, Saporito LR: Criteria for extubation and tracheostomy tube removal for patients with ventilatory failure: a different approach to weaning. Chest 1996; 110: 1566-1571.
7) Winck JC, Goncalves MR, Lourenco C, et al: Effects of mechanical insufflation-exsufflation on respiratory parameters for patients with chronic airway secretion encumbrance. Chest 2004; 126: 774-780.
8) Appendini L, Patessio A, Zanaboni S, et al: Physiologic effects of positive end-expiratory pressure and mask pressure support during exacerbations of chronic obstructive pulmonary disease. Am J Respir Crit Care Med 1994; 149: 1069-1076.
9) Lofaso F, Brochard L, Hang T, et al: Home versus intensive care pressure support devices: experimental and clinical comparison. Am J Respir Crit Care Med 1996; 153: 1591-1599.
10) Rice AJ, Nakayama HC, Haverkamp HC, et al: Controlled versus assisted mechanical ventilation effects on respiratory motor output in sleeping humans. Am J Respir Crit Care Med 2003; 168: 92-101.
11) Tsuboi T, Oga T, Machida K, et al: Importance of ventilator mode in long-term noninvasive positive pressure ventilation. Respir Med 2009; 103: 1854-1861.
12) Murphy PB, Davidson C, Hind MD, et al: Volume targeted versus pressure support non-invasive ventilation in patients with super obesity and chronic respiratory failure: a randomised controlled trial. Thorax 2012; 67: 727-734.
13) Oscroft NS, Ali M, Gulati A, et al: A randomised crossover trial comparing volume assured and pressure preset noninvasive ventilation in stable hypercapnic COPD. COPD 2010; 7: 398-403.
14) Jaye J, Chatwin M, Dayer M, et al: Autotitrating versus standard noninvasive ventilation: a randomised crossover trial. Eur Respir J 2009; 33: 566-571.
15) Momomura S: Treatment of Cheyne-Stokes respiration-central sleep apnea in patients with heart failure. J Cardiol 2012; 59: 110-116.
16) Aurora RN, Chowdhuri S, Ramar K, et al: The treatment of central sleep apnea syndromes in adults: practice parameters with an evidence-based literature review and meta-analyses. Sleep 2012; 35: 17-40.
17) Aloia MS, Stanchina M, Arnedt JT, et al: Treatment adherence and outcomes in flexible vs standard continuous positive airway pressure therapy. Chest 2005; 127: 2085-2093.

【検索期間外文献】

a) Briones Claudett KH, Briones Claudett M, Chung Sang Wong M, et al: Noninvasive mechanical ventilation with average volume assured pressure support (AVAPS) in patients with chronic obstructive pulmonary disease and hypercapnic encephalopathy. BMC Pulm Med 2013; 13: 12-18.

4 急性呼吸不全におけるNPPVの導入方法

1 はじめに

　NPPVは気管挿管と比較して早期から用いることができ，気管挿管を回避し，それに伴う死亡や肺炎といった疾病を防ぐ可能性がある．また，NPPVでは間欠的な換気補助が可能であり，段階的なウィーニングや，意識が保たれている場合には，通常の食事，飲水，会話をすることができる．さらにネブライザー投薬や理学療法を継続しながら行うことや，排痰，喀痰吸引，口腔ケアなどを行うためにいったん休止することも可能である．したがって，急性呼吸不全患者を入院加療する施設では，できる限り24時間NPPVを行える体制を整え，NPPVを施行するために熟練したスタッフが治療の適切な換気モード・条件設定・インターフェイスを用いて，モニター監視下のもとに施行できるようにすべきである．早期に開始できる点から習熟した施設では禁忌でなければ，まずNPPVを試みる戦略も成り立つが，改善が得られない患者は速やかに気管挿管に切り換えられる体制がなければならない．

2 急性期導入の適応

　急性Ⅱ型呼吸不全は，①呼吸仕事量の増大，②換気能力の低下，③呼吸中枢からの呼吸刺激の低下により起こる．COPDの増悪を例にとると，感染，種々のストレスなどの増悪因子により痰の過分泌，気道の浮腫，収縮などが起こると，患者の呼吸仕事量が増大する．また，肺の過膨張が増悪するため横隔膜は著しく平低化し，吸気筋の能力を果たせなくなり，呼吸は吸気補助筋の活動に依存する．胸郭も拡大するため，過大な努力呼吸が必要となる．酸素療法や薬物療法が有効でない場合は，急性換気不全が進行し生命の危険が生じるので，換気補助が必要である．急性Ⅰ型呼吸不全は，換気は保たれた状態で肺の酸素化が低下した状態であるが，PEEPやCPAPなどの陽圧呼吸を行うことで無気肺の改善，防止，換気血流比の改善が得られ酸素化能の改善に至る．

　急性呼吸不全に対するNPPVは，これらの状況を踏まえてできるだけ早期に始めて呼吸不全の更なる悪化を防止するのが重要な役割であるが，あまりに早過ぎると不必要な患者に苦痛のみを与える結果となる．NPPVを考慮してよい基準としては，呼吸困難の増強と呼吸仕事量の増加（頻呼吸もしくは呼吸補助筋の緊張）を認める場合で，呼吸数の基準としては閉塞性障害で＞24，拘束性障害で＞30，血液ガスの基準としてⅡ型呼吸不全で$PaCO_2$＞45 Torr，pH＜7.35，Ⅰ型呼吸不全でPaO_2/FiO_2＜200などがあげられる[1]．

　急性呼吸不全に対するNPPVのエビデンスレベルが高い疾患は，COPDの増悪，急性心原性肺水腫，免疫不全例における呼吸不全，人工呼吸療法中のCOPD症例の抜管およびウィーニングである．挿管拒否患者や終末期の呼吸不全，COPDの市中肺炎，術後呼吸不全などについても有効性が確認されつつあるが，急性呼吸窮迫症候群（ARDS）や喘息の急性呼吸不全については，いまだ有効性を示すエビデンスは十分でない（表1）[1]．

3 急性期導入の禁忌

　NPPVを導入するにあたっては，その禁忌を把握しておくことが必須である．NPPVは基本的に自発呼吸下でマスクを用いる治療であり，NPPVの絶対的禁忌は自発呼吸停止とマスク装着不能状態である．挿管拒否などの状況によっては実施する場合もあるが，できれば避けたい相対的禁忌としては呼吸以外のバイタルサインが不安定な状態（ショック，コントロールできない心臓虚血や不整脈，大量の上部消化管出血など），興奮・非協力的状態，気道確保不能，嚥下障害，通常の管理では対処できない大量の気道分泌，多臓器不全，直近の上気道や上部消化管手術などがある[1]．意識障害が高度な場合は一般的には適応外であるが，COPDに伴うⅡ型呼吸不全，CO_2ナルコーシスでは成功率が高く使用可能である[2]．また，気胸があってもNPPVを効果的に用いることはできるが，気胸を伴った患者の多くは，NPPVを始める前に胸腔ドレーンの挿入が必要となる．

表1 急性呼吸不全におけるNPPVのエビデンス

レベル1	ランダム化比較試験
推奨	COPD急性増悪 COPDの抜管およびウィーニング 心原性肺水腫 免疫不全患者
レベル2	コホート研究
推奨	挿管拒否 緩和手段としての終末期使用 COPD,心不全の抜管失敗予防 COPDの市中肺炎 術後呼吸不全の治療と予防 喘息における急性増悪予防
要注意	重症市中肺炎 抜管失敗予防
レベル3	症例比較研究
推奨	神経筋疾患,亀背側彎症 上気道の部分的閉塞 胸部外傷 喘息の急性呼吸不全
要注意	SARS
レベル4	症例報告
推奨	75歳以上の高齢者 囊胞性線維症 肥満低換気
要注意	IPF

4 急性期導入の留意点

迅速に開始できるNPPVは救急で特に有用である.米国132の救急部門調査では76%で常時NPPV使用可能であり,大半の患者が救急来院10〜20分以内にNPPVを開始されている[3].このようなすぐに開始できる準備態勢が重要であるが,NPPVで改善しない患者に対して侵襲的治療を直ちに行える体制も不可欠である.また,NPPV専用の非侵襲的人工呼吸器を複数備え,多種類のマスクを常備して個々の患者にフィットするのもの選択できることが望ましい.NPPVには侵襲的人工呼吸のようなテストバッグはないため,いきなりNPPVを努力呼吸中の患者に装着するよりは,まず医師みずからNPPVの初期導入設定を試すとよい.いったん圧のかかっていないスタンバイの状態でマスクをあてがってから,陽圧を開始するほうが患者の拒否感を招きにくい.導入直後は呼気介助法を併用し,NPPVと患者の呼吸との同期性を確保する.患者によく話しかけを行いNPPVとの反応性をみて,さらに評価していく姿勢が必要である.

5 患者モニタリング

患者の臨床評価には,NPPVの快適度,意識レベル,胸郭の動き,呼吸補助筋の動き,自発呼吸と人工呼吸器との同調性,呼吸数,心拍数をモニターする.NPPVを実施中の患者では,定期的に治療に対する反応を確認し,NPPV治療器の設定調整を行う.患者の臨床経過によって動脈血ガス分析が必要かどうかを判断し,多くの場合,NPPVを開始して30分〜1時間後に採血し,初期の血液ガスにあまり改善がなかった場合には,治療条件を変更し2〜4時間後に動脈血ガスを測定する.患者の自発呼吸との同期が不良と考えられる場合は,リーク補正に強いNPPV専用機への機種変更や,患者の顔面形状にフィットしてリークが少なく圧迫の少ないマスク(鼻口マスク,トータルフェイスマスク,ヘルメットなどのインターフェイスも含めて)への変更,トリガー感度の変更などが必要である.それでもどうしても同調しないときは最小吸気時間の延長,最大吸気時間の短縮などの修正によって,なるべく自発呼吸のリズムに合わせるようにする.これらの条件変更や細かい修正にもかかわらず$PaCO_2$やpHに改善がみられないときは,NPPVを中止して侵襲的人工呼吸を検討する必要がある.呼吸状態の改善は,血液ガス所見だけでなく,呼吸困難感の軽減,吸気補助筋(胸鎖乳突筋など)の活動性の低下が有用な指標となる.特に奇異性呼吸が消失し,呼吸努力とNPPVの同期性が保たれ,胸郭がスムーズに拡張していることは重要な指標である.さらにNPPV中に咳や痰が多く出てくる場合は,積極的に肺理学療法を活用する.喀痰喀出困難が強い場合は,侵襲的人工呼吸を念頭に入れながら,NPPVの継続の可否を慎重に判断する.

NPPVを開始して少なくとも24時間は酸素飽和度を連続モニターし,酸素飽和度85〜90%に保つようFIO_2,酸素投与量を調整する.また,NPPVは服薬・理学療法・摂食の間は中断することができる.最初の数時間にNPPVによる改善傾向が得られた場合,NPPV開始後の24時間,または改善が得られるまでできるだけ長時間NPPVを継続する.慢性II型呼吸不全急性悪化のためにNPPVを実施した患者は,いったん安定したら日中徐々に外す時間を増やし,最終的に夜間在宅で継続すべきかどうかを,室内気自発呼吸下でのスパイロメトリーと動脈血ガス分析などで評価することが大切である.

6 急性期NPPVの初期導入設定(例)

初期導入設定圧は吸気圧8cmH$_2$O,呼気圧4cmH$_2$Oを基本とし,それぞれの圧を増減して,患者が楽に呼吸できる至適圧を,バイタルサインおよび呼吸状態を評価しながら決定する(表2).S/Tモードが多く使われるが,急性期ではNPPV装置が患者の努力呼吸を感知しなかった場合のバックアップの呼吸数設定に配慮を要する.バックアップ呼吸数は患者の努力呼吸数より10〜20%から引いた値にすると患者の呼吸とNPPVが合いやすい.呼吸状態改善により努力呼吸数は減少していくので,

表2 急性呼吸不全患者におけるbilevelプレッシャーサポートのためのNPPV治療器の典型的な初期設定

モード	S/T
EPAP	4～5cmH$_2$O
IPAP	8～15cmH$_2$O（受容されれば20cmH$_2$Oまで上昇させる）
トリガー	最大感度
バックアップレート	15/分
バックアップI：E比	1：3

バックアップ呼吸数をさらに下げていく．また，急性期NPPVでは吸気圧補助の立ち上がり速度を早くするほうがよい．設定吸気時間についても患者の呼吸パターンに合っているかよく観察する．

7 NPPVの中止

NPPV導入の成功・失敗を予測する因子は，総論1「NPPVからみた急性呼吸不全」の表3を参照されたい．重症呼吸不全症例はやはり導入は困難である場合も多い．また，導入後約1時間のNPPVの反応が良好な症例は成功する場合が多い．

NPPVを導入するも，患者の病態の悪化，人工呼吸器の受け入れが悪い，患者の自発呼吸と同調不良であったりし，血液ガスが改善しない場合，または気胸，痰の滞留，鼻梁のびらんのような新たな症状または合併症の発現症状が軽減しない場合，意識レベルの悪化する場合は，NPPVを中止して侵襲的人工呼吸への移行を検討する．

また，患者および介護人がNPPVの治療中止を望む場合などがあげられる．

8 おわりに

最後にNPPVの導入は医師のみの力で行うことはできない．医師，看護師，臨床工学技士，理学療法士などからなる医療チーム（呼吸ケアサポートチーム：RST）を組織し，全員が意義とテクニックを習熟し，緊密な連携を図って継続的に指導・支援することが成功への鍵となる．

文献

1) Nava S, Hill N: Non-invasive ventilation in acute respiratory failure. Lancet 2009; 374: 250-259.
2) Díaz GG, Alcaraz AC, Talavera JCP, et al: Noninvasive positive-pressure ventilation to treat hypercapnic coma secondary to respiratory failure. Chest 2005; 127: 952-960.
3) Hess DR, Pang JM, Camargo CA: A survey of the use of noninvasive ventilation in academic emergency departments in the United States. Respir Care 2009; 54: 1306-1312.

総論

 慢性呼吸不全における NPPV の導入方法

　NPPV の慢性期導入の効果についてのエビデンスは，すでに他項で詳述されており，本項では，実際どのような対象疾患や時期に，安全な方法で行っていくのかをエビデンスに基づいて記述する．通常 NPPV の慢性期導入についての手順として図1に示すような方法が取られることが多いが[1,2]，日本では，施設ごとに呼吸療法に対するチーム構成が異なっていることが多いため，実際にそれぞれの施設が，最も効率よく安全を確保できる流れで進めるのがよい

1 対象疾患と病態～導入時期を含めて～

a. 導入適応疾患

　慢性期導入の必要となる疾患は，Ⅱ型呼吸不全を慢性的に呈する疾患群であり，表1に慢性呼吸不全患者で在宅での NPPV 施行患者の疾患別内訳を示す．
　最も多いのが，COPD・肺結核後遺症・神経筋疾患であるが，日本でも肺結核後遺症は治療法の変化のため現在では減少している．なお，増悪後に引き続き NIV に長期依存してしまう患者は，COPD 以外の疾患によって慢性呼吸不全となっている例に多いという報告[3]がある．

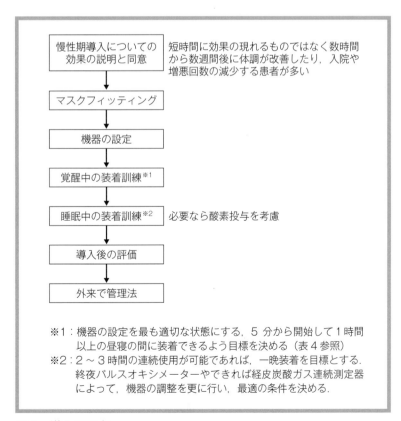

図1　導入の要点
　　（詳細は本文参照）

総論

表1 慢性在宅NPPV導入対象疾患の内訳
（2,753人）

COPD	26%
肺結核後遺症	23%
神経筋疾患	18%
後側彎症	5%
肺胞低換気症候群	3%
肺高血圧症	3%
肺線維症，間質性肺炎	2%
その他	20%

（日本呼吸器学会認定施設251，一般病院103，臨床内科医会からの抽出施設21，計375施設からのアンケート調査の結果．在宅呼吸ケア白書，2010から）

本療法を開始する病態であるが，対象疾患患者の睡眠時呼吸障害と密接に関係する[1]．すなわち睡眠中のREM期の無呼吸によらない低換気が，基礎にある慢性呼吸不全の進行をさらに助長するという理論による[4]．また，それは酸素吸入ではなく夜間のNPPV治療によって慢性呼吸不全のそれ以上の進行を抑える[5]．

すでにHOT（長期在宅酸素療法）を行っているCO_2蓄積のあるCOPD患者におけるHOTに加えた夜間NPPV導入の効果について，最近のオーストラリアからの報告では，生活の質としての活動度などの低下はあるものの生命予後を延長させることが示されている[6]．

また，80歳未満の慢性高二酸化炭素血症を伴う比較的重症度の高いCOPDに対するprospectiveな予後の観察研究から，在宅NPPV症例（99例）は長期NPPV非施行症例（41例）と比べて，重症例ほど［（BE＞8.9 mmol/L），low pH（＜7.41），FEV_1（＜27.5%）］1年生存率（87.7% vs. 56.7%），2年生存率（71.8% vs. 42%）と有意に生存に対するNPPVの効果を認めている[7]．

したがって，各疾患によってその導入至適時期の目安となる$PaCO_2$のレベルは少しずつ異なり，各論にガイドラインとして記載されているが，$PaCO_2$ 50〜60 Torr前後が基準となる．ただしpHは慢性呼吸不全であるため，保たれていることが多く，重炭酸イオンは代償のため増加していることが前提条件となる．

b．導入時期

慢性呼吸器疾患では，基礎疾患が徐々に進行し換気補助が必要となることが多い．高二酸化炭素血症を呈する患者で，睡眠時低換気に由来する早朝の頭痛，傾眠，寝苦しさ，呼吸困難感の増強などの自覚症状や，浮腫などの右心不全の徴候がみられ，在宅酸素療法中にもかかわらず増悪を繰り返す症例はNPPVの導入を検討する必要がある．長期在宅酸素療法患者では，定期的に終夜SpO_2をモニターして睡眠時の酸素飽和度の低下がないか確認し，必要があれば睡眠時低換気の有無を検討するために睡眠ポリグラフを行う．

COPDで増悪後に引き続いて導入した31例について検討した成績[8]では，増悪後の平均生存期間中央値は28.6ヵ月であり，1年生存率68%，2年生存率55%であった．これとほぼ同じ背景を持つ対象群16例で安定期に長期NPPVを導入した患者群と比較したところ，増悪後に導入された症例においても，$PaCO_2$からみた治療反応性，施行時間，換気圧などに有意差はなく，治療に対するアドヒアランスなどが良好であったとしている．なお，慢性期での導入は，即時的な効果が乏しいためその効果を患者に理解してもらいにくく，導入後アドヒアランスの低下につながっている．したがって，急性期に本法の効果を知った後引き続き適応があれば導入したほうがアドヒアランスを高められる可能性がある．

2 患者・家族に対する説明・教育

治療を始める前に，現在の病状，睡眠時の低換気，換気補助の必要性，期待される効果，副作用（表2），NPPV不適応時の対応を医師から患者と家族に説明する．これは治療に対する不安感を取り除き，治療への積極的な意識を高めるのに必須である．

COPDに対しては，本療法により従来QOLの改善などが期待され，それを示す研究報告もなされている．しかし一方，呼吸機能・ガス交換・睡眠に関する改善は認められなかった[9]とする報告もあり，本法の効果の評価には違いがあり[4,5,10,11]そのことを理解してもらったうえで開始する必要がある．なお，COPDで最近になりQOLの改善のみならずいくつかの文献で予後の延長も証明されてきている[7,8,12,13]．

神経筋疾患や肺結核後遺症などでは，適応病態に至った際には医学的には行うべき最良の方法として提示すべきである．

特に神経筋疾患では，1990年代すでにDMD（デュシェンヌ型筋ジストロフィー）やALS（筋萎縮性側索硬化症）に対していくつかの非ランダム化比較試験[14,15]があり，それらによりNPPVの生命予後改善効果が明らかになり，倫理的にそれ以上の臨床研究が行えない状況となっている．それは肺結核後遺症による慢性呼吸不全に対するNPPV療法でも同様である．

3 用いられる機器

増悪時に使用される機器とは異なり，在宅で長期に使用されるため，よりコンパクトで操作性が容易かつ停電などの際にもバッテリー駆動可能な機種が選択される．最近では換気量設定方式に進歩がみられ，一回換気量，あるいは分時換気量（肺胞換気量）をあらかじめ設定し，睡眠中の一過性の低換気の際にも一定の換気量を維持で

表2　NPPVの合併症

原因分類	関連部位	症状	対策
マスクに関連	皮膚症状	マスクやベルトの圧迫による皮膚の発赤・びらん・潰瘍など	○マスクのrotartion ○デュオアクティブ®などの創傷被覆材貼付
	エアリークによるもの	鼻口腔・目の結膜の乾燥	○加温加湿器挿入 ○I/E圧を下げリークを減らす ○皮膚症状対応に準ず
高流用送気によるもの	気道（特に咽頭・喉頭）の乾燥	気道分泌物の硬化・喀出困難	○加温加湿器の温度上昇 ○喉頭鏡、気管支鏡などによる定期的な気道の観察 ○気管支拡張薬の定期吸入 ○ミニトラックの設置
	消化管へのガス流入	腹部膨満，ときに嘔吐	○気道内圧を減少 ○胃管の挿入
	睡眠障害		○マスクをより快適なものに ○可能な範囲の鎮静薬の使用 ○アラーム範囲設定再調整
	肺	気胸（陽圧換気であり常にこの可能性は考慮，挿管管理より多いものではない）	○直ちに胸腔チューブ挿入 ○気道設定圧の再検討

きる機種が上市されている．具体的にはAVAPS，iVAPSなどのmodeであるが，それらが実際にどれほどの効果があるのかは，現在臨床的に検討されている[16]．

4 機器の設定

a. modeについて

通常S-mode，T-mode，S/T modeがあり，自発呼吸の回数や強弱によって選択する．通常はS/T modeで開始する場合が多いが，自発呼吸の吸気努力の弱い場合や，機器との同調性の悪い場合（リークのため呼気終末の不明瞭な場合など）には，T-modeにより一定の間隔で送気させる方法をとる．その場合の呼吸数設定は，自発呼吸数よりやや多めに設定し，気道内圧もやや高めで自発呼吸をなくし器械呼吸のみとするとよい．

b. 気道内圧について

bilevelでは2つの気道内圧であるIPAPとEPAPを設定する．通常は初期EPAP 4 cmH$_2$O，IPAP 6～8 cmH$_2$Oから開始し，IPAPは徐々に増加させ，12～14 cmH$_2$O程度で維持させる方法が取られてきた．しかし最近，より高い圧で行ったほうが有効性が増すとする報告がある．

最近のメタアナリシス[12]では383例のCOPDに対してIPAP 14 cmH$_2$O以上と以下との群で層別比較をしたところ，前者で有意にCO$_2$の低下があり，これは呼吸器装着時間の影響より大であったとしている．さらにドイツのWindischらは，73例のCOPDを対象に平均のIPAP 28 cmH$_2$Oにて6年間以上経過観察したところ，22%が1年以内に増悪で入院したものの，2年生存率82%，5年生存率58%とよい結果であった．さらにこのような高い気道内圧によるNPPV（high intensity NPPV：HiNPPV）と従来のNPPV（low intensity NPPV：LiNPPV）をRCT（randomized controlled crossover trial）にて比較した報告をDreherら[17]が行っている．17例のCOPD症例を6週ごとにHiNPPVとLiNPPVを交互に行ったところ，HiNPPV施行期間中にのみ夜間のPaCO$_2$の減少が認められ，また，同群ではbaselineに比べて日中のPaO$_2$，運動耐容力などが改善していた．

この結果について，前述の圧設定は日本で通常行われているものよりもかなり高く，体格の差があり気腫型の多い日本人のCOPD患者にとっては，気胸のリスクなども想定され，日本でも同様な結果になるのかは問題が残る．またHiNPPV（27.6±2.21 cmH$_2$O）とLiNPPV（17.7±1.6 cmH$_2$O）を同一のCOPD患者15例に行い，換気と循環のパラメーターをみたところ[18]，経横隔膜差圧（Pdi）などは，有意に前者が低く，呼吸筋仕事量の減少が期待できる結果であったが，循環動態でCI（心係数）や酸素運搬能をみたところ前者が有意に低く，心疾患のある患者に装着する場合，IPAP圧を高く設定することには注意を要すると考えられる．

c. その他の設定

実際の設定に関しては，呼気がしづらいと訴える場合にはEPAPを低くし，吸気不足を感じる場合にはIPAPを増加させる．なお，EPAPは安静換気位（FRC）レベルを変えるので吸気感覚にも影響を与える．

また，ライズタイム（圧供給速度）を設定できる機種では，吸気補助筋である胸鎖乳突筋の動きや，鎖骨上窩の吸気時陥凹状況をみながら調整する．実際にCOPDなどの閉塞性障害患者では，fast riseを，肺結核後遺症など拘

束性障害患者では，slow rise として，結果的に患者の吸気感覚の改善とともに，吸気時間も調節できる．

5 マスクの選択（図2）

a．マスクの選択

本療法のアドヒアランスに重大な影響があり，その種類や適応を熟知する必要がある．まず長期装着を考慮すると，痰の喀出，会話が可能，などの理由から鼻マスク，あるいは鼻孔マスクが選択される．

鼻口を覆う鼻口マスクは，開口が強いケース以外は閉塞感が強いことや食道への気体の流入が起こりやすい（結果的に胃の拡張や腹部膨満）ため通常は適用されない（表3）．16例（男性11例）の拘束性あるいは閉塞性障害があって夜間肺胞低換気が確認されている患者に対し，鼻マスクと鼻口マスクをランダムに装着させて比較した研究では，後者のほうが睡眠の質が悪く，睡眠時間・経皮SpO_2 および $PaCO_2$ では差が認められなかった[19]．

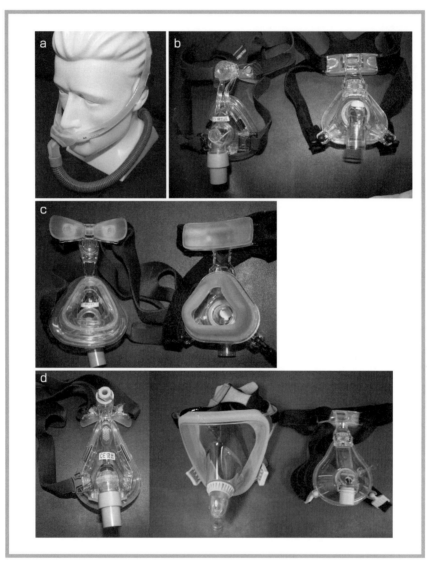

図2　NPPV に使用する種々のマスク（急性期用〜慢性期用）
　a：ネーザルピローマスク swift FX（Resmed）
　b：鼻マスク（左：Resmed，右：Respironics）
　c：b を裏からみた写真
　d：鼻口マスク（左：Mirage Quatro［Resmed］，中央・右：フィットライフ［Respironics］）
　主に慢性期使用：鼻マスク，鼻孔マスク（ネーザルピローマスク）
　主に急性期使用：鼻口マスク，トータルフェイスマスク

表3 鼻マスクと鼻口マスクの特徴

	利点	欠点
鼻マスク	○誤嚥の危険が少ない ○分泌物を喀出しやすい ○閉所恐怖症になりにくい ○話しやすい ○食事が可能 ○フィットしやすく漏れにくい ○死腔が少ない	○口へのリークをコントロールできない ○鼻腔への抵抗がある ○鼻腔閉塞があると効果が少ない ○口渇やや強い ○鼻頭の発赤と潰瘍化
鼻口マスク	○口へのリークをコントロールできる ○口呼吸できる	○死腔が多い ○誤嚥の危険がある ○会話や食事が難しい ○フィットさせるのが難しい

表4 覚醒中のマスクフィッティング装着訓練

1. 30分程度マスク装着に付き添える時間をつくる.
2. まずはマスクを手に持って患者の顔に当てて支え,呼吸に合わないときには外し,呼吸器が呼吸に同調することを体感してもらう.
3. 呼吸と換気の送気が合ってきたら,ストラップできつくならないように固定する.
4. 鼻口マスクでは会話してもマスクの位置がずれたり外れたりしないことを確認する.
5. すべてのマスクでリークは起きるため,呼吸が同調していればある程度のリークは許容する.
6. 経時的にリーク量,換気量,SpO_2や血液ガスの結果を評価し,許容リーク量や呼吸器設定の再評価を行う.

b. マスクの装着

急性期導入に引き続き慢性期に移行する場合と,慢性期になってはじめて導入する場合とで,マスクフィッティングはかなり異なる.

前者では,急性期を通じて患者自身マスクに対する恐怖心も薄れ,また息切れがマスク換気によって軽減したという体験を持つ場合もあり,その後のマスク装着率(アドヒアランス)に影響を与える.

表4に,マスク装着の場合の基本的なステップを記載しているが,要点は徐々に機器からの高流量の気体に慣れさせ,咽頭の力を抜き声門を開放させて,一定の気道内圧をつくりながら吸気がほぼ一定の間隔で続けられ,また多少の抵抗はあるものの呼出できるということである.

6 回路と加湿の選択

NPPV機種では,通常,吸気・呼気回路が1本になったものが使用されるが,機種ごとに決まった回路が専用で使用されるべきで,他機種のものを代用することは原則的にはできない(回路のコンプライアンスやリークの違いの問題).なお一部の機種(Trilogy®)ではactive回路(呼気弁を持つ)とpassive回路(呼気ポート使用)との2系統の回路を持つ機種があり,原則として前者は気管挿管あるいは気管切開(active flow回路),後者はマスク換気用に使い分けなければならない[脚注].

加湿については,急性期用NPPV(BiPAP Vision®,RespironicsV60®など)では通常設置されているが,それ以外の慢性期用呼吸器では,装備されていない場合が多い.元来NPPVは上気道を介しての送気のため,ある程度加湿はされるものの,口やマスクからのリーク流量の多い場合には,回路に加湿装置を入れたほうがよい[20].

上気道が乾燥したまま長期使用していると,咽頭に分泌物の塊ができて,上気道閉塞など思わぬ合併症を招くことがある.

[脚注]:気管切開でもpassive回路は使用できる場合がある.

7 併用酸素吸入方法

特にHOT患者で,本治療の導入対象であるCOPDや肺結核後遺症などでは,換気不全に加え低酸素血症が併存することが多い.小型のNPPV機器では通常O_2ブレンダーが存在しないため回路の根元あるいはマスクからO_2を投与する.NPPVの場合,F_{IO_2}を規定する要素としては,上記の酸素投与部位や吸気・呼気圧・マスク死腔量など,装置だけでなく,患者側の要因として換気量やリークなど複雑な因子が関与している[21].

したがって,回路根元からのO_2投与は,回路のintensional leakのため,F_{IO_2}を上げる効率は悪いが,一定の酸素濃度を保ちやすい.一方マスクからの投与では,呼吸状態によって酸素濃度の変動が大きいが,F_{IO_2}を上げる効率が高くなる場合もある.ただし,マスクの種類によっては逆にF_{IO_2}が予想より低くなる場合もある.すなわちNPPV中はマスクのdead spaceに関してphysiological dead space(生理学的死腔)の一部となるという考え方があり,マスクポートよりO_2を投与するとき,マス

総論

クの種類によって投与した O_2 のほとんどが呼気排出孔から出てしまう場合がある．このため，マスクによって投与部位を選択する必要がある．また，NPPVでは酸素流量を15 L/分にしても，FiO_2% を 45〜50% に保つのは困難で，特に IPAP が 12 cmH$_2$O 以上である場合には最低でも投与すべき O_2 は 4.0 L/分以上を必要とする報告もある[21]．

なお，最終的には患者の SpO_2 や血液ガスを測定して至適酸素投与量を決定する．最近では次に述べる24時間パルスオキシメトリーを行い，日中活動時や睡眠中に適切な SpO_2 が維持されているかを確認する[1]．

8 導入に際してモニターすべき項目

a. パルスオキシメトリー

通常睡眠中に4時間以上NPPVが継続できるようになった時点で，終夜のパルスオキシメーターや，可能であればPSGを施行する．

慢性呼吸不全患者では，しばしば睡眠中に繰り返し SpO_2 の低下する時間帯があるが，通常REM睡眠期に一致するものである．これはREM睡眠期に全身の骨格筋が弛緩して低換気を生ずるためと考えられている．

REM睡眠に対応するNPPVの設定条件として，その時期には吸気triggerが作動しない可能性があるためST modeのバックアップ呼吸数を調節する必要がある．またT mode使用の場合は，就寝時は日中より呼吸回数を3回程度減少して使用したほうがよい．

さらにAVAPSやiVAPSが搭載されている機種を使用している場合（BiPAP Synchrony II®，BiPAP A40®，NIPネーザル V®など），目標とする一回換気量，肺胞換気量，換気回数などがpresettingできるため，SpO_2 の低下時期に合わせて自動的に圧や換気回数が調整されるものもある．

b. 経皮二酸化炭素分圧連続モニター

上記に述べたパルスオキシメトリーとともに，$PtcCO_2$（経皮二酸化炭素モニター）が連続測定できる機器の開発により，2000年以降，高二酸化炭素血症を呈する疾患の睡眠研究やNPPV中の夜間の至適換気設定のためによく用いられてきている．

特に現在日本で頻用されているTOSCA®モニターの精度については重症患者においても$PtcCO_2$ は動脈血ガス分析による $PaCO_2$ と極めてよく相関し，また睡眠時無呼吸者における睡眠中の繰り返す低酸素血症を，通常のパルスオキシメーターと比較してもタイムラグなくより正確に把握可能であるとしている[22〜24]．また，在宅でのNPPVの適応に関して，この装置により，開始・中断を決めているとする報告[22,25,26]もある．

慢性呼吸器疾患のみならず，特に神経筋疾患に関して

表5 導入の際患者評価に必要な観察項目
1. 胸郭の動き
2. 呼吸努力と人工呼吸器との同調性
3. 呼吸補助筋の活用
4. 心拍数
5. 呼吸数
6. SpO_2
7. 患者の快適性
8. 意識レベル
9. 精神状態

もデュシェンヌ型筋ジストロフィーで夜間のNPPVに加え昼間のマウスピースによる間欠的陽圧呼吸（MIPPV）の効果の評価に使用[27]されており，また神経筋疾患と拘束性肺疾患において昼間 $PaCO_2$ 正常（normocapnia）でありながら夜間の低換気のある症例に，夜間NPPVが有効かどうかのランダム化比較試験に夜間の $PtcCO_2$ モニターが使用されている[28]．

c. その他観察項目（表5）

上記に述べた2つの機器以外に表5に示したような患者の状態あるいは患者と呼吸器との同調性などを見比べながら，慎重に設定を決めていく．覚醒時の装着が2時間以上できるようになったら，睡眠中に移行するが，不眠を訴えた場合には強制せずいったん中断する．

9 呼吸リハビリテーションとNPPVの使用

すでに述べてきた慢性期NPPVは，夜間睡眠中を中心とした間歇療法であるが，運動療法を行う際にNPPVを併用したほうが，単独で運動療法を行うよりも運動能力が向上するとする文献がいくつかある[29,a]．Garradら[30]は，45例のCOPDの運動療法を行う際に，NPPV併用群とそうでない群をつくり比較したところ前者は，PaO_2・シャトル歩行テスト・HRQoLの改善を認めている．

また一方，重症COPDで呼吸リハビリテーションを実施している40例で夜間のNPPVを併用した群と，併用しなかったほぼ同程度の呼吸不全患者40例とで活動性やQOLを前向き観察研究として比較したところ前者が有意に優れていた[31]．これらのことから夜間のNPPVと呼吸リハとの併用は，有意に活動度の上昇につながる．

10 外来での管理

入院での導入後退院までに，上記の教育や機器の準備ができ4時間以上使用可能になった場合には，まだ明ら

かな自覚症状の改善を認めないことが多いが，通常いったん退院させ自宅などで継続使用できるかどうか試してみる．その際，訪問看護師や臨床工学士に依頼して在宅での装着状況や機器の作動状況をチェックする．なお，診療報酬的には看護師による在宅人工呼吸患者の訪問看護点数は1回250点であるが，臨床工学士による保険点数はいまだ認められていない（2014年8月現在）．

外来では，機器の使用状況のわかる内蔵メモリーを装備したNPPV機器であれば，医師が，その情報を確認することにより患者の睡眠中の正確な使用時間・リークや換気量・気道内圧の実態把握が可能である．

また，外来での動脈血ガス分析によって覚醒時におけるPaO$_2$，PaCO$_2$の確認とともに，重炭酸イオン濃度の増減などにも留意する必要がある．

11 在宅NPPVの経済的側面

慢性期にNPPVを導入することに対する日本での診療報酬体系は，本法の適応とアドヒアランスに重大な影響があると考える（表6）．

これら約10万円前後の費用に対し，患者負担は1～3割であるが，毎月支払うものであり決して小額ではなく，日本独自の疾患別費用対効果の検討が望まれる．

表6 在宅NPPVの日本での診療報酬体系

在宅人工呼吸指導管理料（C107）	2800点
人工呼吸器（C164）2	6480点
合計	9280点
さらにHOTと併用した場合	
酸素濃縮装置	4000点
携帯用酸素ボンベ	880点
デマンドバルブ	300点
合計	14460点

（2013年12月現在）

文献

1) Consensus Conference: Clinical Indications for Noninvasive Positive Pressure Ventilation in Chonic Respiratory Failure Due to Restrictive Lung Disease, COPD, and Nocturnal Hypoventilation: A Consensus Conference Report. Chest 1999; 116: 521-534.
2) Díaz-Lobato S, Alises SM, Rodríguez EP: Current status of noninvasive ventilation in stable COPD patients. Int J Chron Obstruct Pulmon Dis 2006; 1: 129-135.
3) Cuvelier A, Viacroze C, Bénichou J, et al: Dependency on mask ventilation after acute respiratory failure in the intermediate care unit. Eur Respir J 2005; 26: 289-297.
4) Masa JF Sanchez de Cos J, Disdier VC, et al: Nasal intermittent positive pressure ventilation: analysis of its withdrawal. Chest 1995; 107: 382-388.
5) Masa JF, Celli BR, Riesco JA, et al: Noninvasive positive pressure ventilation and not oxygen may prevent overt ventilatory failure in patients with chest wall diseases. Chest 1997; 112: 207-213.
6) McEvoy RD, Pierce RJ, Hillman D, et al: Nocturnal noninvasive nasal ventilation in stable hypercapnic COPD: a randomised controlled trial. Thorax 2009; 64: 561-566.
7) Budweiser S, Hitzl AP, Jörres RA, et al: Impact of noninvasive home ventilation on long-term survival in chronic hypercapnic COPD: a prospective observational study. Int J Clin Pract 2007; 61: 1516-1522.
8) Oscroft NS, Qinnnell TG, Shneerson JM, et al: Long-term non-invasive ventilation to manage persistent ventilatory failure after COPD exacerbation. Respirology 2010; 15: 818-822.
9) Wijkstra J, Lacasse Y, Guyatt GH, et al: A meta-analysis of nocturnal noninvasive positive pressure ventilation in patients with stable COPD. Chest 2003; 124: 337-343.
10) Ambrosino N, Guarracino F: Unusual applications of noninvasive ventilation. Eur Respir J 2011; 38: 440-449.
11) Garrod R, Mikelsons C, Paul EA, et al: Randomized controlled trial of domiciliary non-invasive positive pressure ventilation and physical training in severe chronic obstructive pulmonary disease. Respir Crit Care Med 2000; 162: 1335-1341.
12) Chen H, Liang BM, Xu ZB, et al: Long-term non-invasive positive pressure ventilation in severe stable chronic obstructive pulmonary disease: a meta-analysis, Chin Med J (Engl) 2011; 124: 4063-4070.
13) Windisch W, Haenel M, Storre JH, et al: High-intensity non-invasive positive pressure ventilation for stable hypercapnic COPD. Int J Med Sci 2009; 6: 72-76.
14) Vianello A, Bevilacqua M, Salvador VC, et al: Long-term nasal intermittent positive pressure ventilation in advanced Duchenne's muscular dystrophy. Chest 1994; 105: 445-448.
15) Pinto AC, Evangelista T, Carvalho M, et al: Respiratory assistance with a non-invasive ventilator (Bipap) in MND/ALS patients: survival rates in a controlled trial. J Neurol Sci 1995; 129 (Suppl): 19-26.
16) Jaye J, Chatwin M, Dayer M, et al: Autotitrating versus standard noninvasive ventilation: a randomised crossover trial., Eur Respir J 2009; 33: 566-571.
17) Dreher M, Storre JH, Schmoor C, et al: High-intensity versus low-intensity non-invasive ventilation in patients with stable hypercapnic COPD: a randomised crossover trial. Thorax 2010; 65: 303-308.
18) Lukacsovis J, CarLucci A, Hill N, et al: Physiological changes during low- and high-intensity noninvasive ventilation. Eur Respir J 2012; 39: 869-875.
19) Willson GN, Piper AJ, Norman M, et al: Nasal versus

20) Richards GN, Cistulli PA, Ungar RG, et al: Mouth leak with nasal continuous positive airway pressure increases nasal airway resistance. Am J Respir Crit Care Med 1996; 154: 182-186.
21) Thys F, Liistro G, Dozin O, et al: Determinants of FiO_2 with oxygen supplementation during noninvasive two-level positive pressure ventilation. Eur Respir J 2002; 19: 653-657.
22) Senn O, Clarenbach CF, Kaplan V, et al: Monitoring carbon dioxide tension and arterial oxygen saturation by a single earlobe sensor in patients with critical illness or sleep apnea. Chest 2005; 128: 1291-1296.
23) Storre JH, Magnet FS, Dreher M, et al: Transcutaneous monitoring as a replacement for arterial PCO_2 monitoring during nocturnal non-invasive ventilation. Respir Med 2011; 105: 143-150.
24) Rosner V, Hannhart B, Chabot F, et al: Validity of transcutaneous oxygen/carbon dioxide pressure measurement in the monitoring of mechanical ventilation in stable chronic respiratory failure. Eur Respir J 1999; 13: 1044-1047.
25) Oscroft NS, Quinnell TG, Shneerson JM, et al: The effect of withdrawing long-term nocturnal non-invasive ventilation in COPD patients. COPD 2010; 7: 111-116.
26) Janssens JP, Borel JC, Pépin JL; SomnoNIV Group: Nocturnal monitoring of home non-invasive ventilation: the contribution of simple tools such as pulse oximetry, capnography, built-in ventilator software and autonomic markers of sleep fragmentation. Thorax 2011; 66: 438-445.
27) Bach JR, Bianchi C, Finder J, et al: Letters to the editor. Eur Respir J 2006; 28: 549-555.
28) Ward S, Chatwin M, Heather S, et al: Randomised controlled trial of non-invasive patients with daytime normocapnia in neuromuscular and chest wall disease ventilation (NIV) for nocturnal hypoventilation. Thorax 2005; 60: 1019-1024.
29) Corner E, Garrod R: Does the addition of non-invasive ventilation during pulmonary rehabilitation in patients with chronic obstructive pulmonary disease augment patient outcome in exercise tolerance? a literature review. Physiother Res Int 2010; 15: 5-15.
30) Garrod R, Mikelsons C, Paul EA, et al: Randomized controlled trial of domiciliary noninvasive positive pressure ventilation and physical training in severe chronic obstructive pulmonary disease. Am J Respir Crit Care Med 2000; 162: 1335-1341.
31) Köhnlein T, Schönheit-Kenn U, Winterkamp S, et al: Noninvasive ventilation in pulmonary rehabilitation of COPD patients. Respir Med 2009; 103: 1329-1336.

【検索期間外文献】
a) Spruit MA, Singh SJ, Garvey C, et al: An official American Thoracic Society/European Respiratory Society statement: key concepts and advances in pulmonary rehabilitation. Am J Respir Crit Care Med 2013; 188: e13-e64.

総論

6 NPPV と鎮静薬の使用

1 はじめに

まず，はじめに NPPV では通常鎮静を必要としない．海外の報告であるが，欧州では 24％程度で鎮静が行われ，米国では 41％で鎮静が行われている[1]．日本での調査では，NPPV 中の鎮静は 56％の症例で施行されており，使用薬剤は dexmedetomidine が最多（27％）と報告されている[2]．

つまり，多くの場合には鎮静は必要とされていないのが現状である．しかし，鎮静を必要とするケースがあるのも事実である．

急性呼吸不全に対する NPPV の使用は増加しているが，その鎮静ガイドラインは存在していない．通常，NPPV による呼吸補助により，呼吸状態が改善し，快適性が増す．従来，NPPV 中に鎮静を行うことは禁忌とされてきた．過鎮静になり，気管挿管に至ることもあるのも一因である．しかし，通常の気管挿管人工呼吸では，日内変動をつけた鎮静管理が可能になり，人工呼吸装着期間や ICU 在室期間の短縮につなげることが可能になってきている[3]．抜管後の NPPV 移行症例も多くなっている現在では，NPPV 中の鎮静は着目されている．また，患者のなかには鼻口マスクによる NPPV そのものに耐えられない場合もある[4]．そして，従来相対的禁忌とされてきた不穏状態において軽度鎮静をかけることにより NPPV を行う可能性も検討されている[5]．

2 鎮静薬の必要性

NPPV 中に不穏に陥り，一部ではせん妄に至るケースも認められる．それによる合併症も生じる[6,7]．これらが原因となり NPPV 治療の失敗に至るケースも起こりうる[8]．また，一見 NPPV 治療がうまくいったような場合でも，不穏・せん妄のような状況で ICU 退室すると，一般病棟で haloperidol などの多用の結果，痰詰まりから再挿管，そして ICU 再入室というケースもある．

このように，せん妄・不穏は NPPV 失敗の要因であり，この前駆症状の 90％は不眠である．つまり，不眠に対処が必要であり，この原因となりうる不十分な鎮痛や生理的原因の除去を確認したのち，最小限の鎮静をしていく必要がある場合も存在する．まずは，患者とのコミュニケーションで原因を抽出すべきである．

Masip らの報告では急性呼吸不全に対する NPPV 治療において，9％がマスクの不快感や患者の協力が得られず気管挿管に至っている[9]．同様に Delcaux らの報告では 14％が，Carlucci らの報告では 22％が気管挿管に至っているとしている[4,10]．NPPV 治療を継続するために，選択的に鎮静をする必要がある．その頻度は，10～20％程度であり，その他の 80～90％は鎮静の必要もなく患者の協力が得られ，NPPV を開始し継続しているということは忘れてはならない．NPPV 中の鎮静は通常，ICU またはそれに準じる環境で行われるべきである．ただし，末期呼吸不全の緩和的治療などにおいてはこの限りではなく，病状や患者家族の意向を踏まえて適切な医療環境を選択することも可能である．

3 鎮静薬の開始時期

鎮静前にまず行うべきことは，①鎮静薬を使用せず解決できる問題がないかを検討，②NPPV の設定が適切かどうかを確認，③患者とのコミュニケーションの確立，④患者環境の詳しい説明を行うことである．

NPPV 中のメンタルケアも重要である．①不安・苦痛の緩和（患者の訴えを傾聴，現状理解の有無，コミュニケーション方法の確認，治療意欲の動機づけ，家族協力の獲得，睡眠環境の整備），②口渇の緩和（フローが強いため，口渇を生じやすい），③消化器症状の確認（腹部膨満，嘔気・嘔吐），④気分転換をしていく必要がある．

また，鎮静を行うことにより，NPPV による気道管理がうまくいかなくなり気管挿管となることもあることに注意をしながら，鎮静を開始しなくてはならない．そのため，鎮静薬使用前にすべきことを先行すべきであるが，不眠・不穏・せん妄が表出してくれば，不眠に対処していく必要がある．本来，不穏状態では NPPV は相対的禁忌であり，気管挿管を検討すべきであるが，軽度の鎮静

総論

を行うことで，NPPVによる治療を継続できる可能性もある[4]．鎮静薬を使用することで日内変動を正常化し，不眠を予防し，不穏・せん妄を予防することが必要になる．前駆症状の不眠があれば，鎮静を行うことを検討し，前駆症状がなく不穏・せん妄が出現すれば，その際に鎮静を開始する時期となる．

4 実際の鎮静薬・鎮静レベル

Devlinらの報告であるが，欧米におけるNPPV中の鎮静薬使用は，欧州で24％，北米で41％であり，鎮痛薬の使用は欧州で35％，北米で48％である．欧米でのNPPV中は，15％がまったく鎮静薬を使用せず，6％がまったく鎮痛薬を使用しない．また，ICUと一般病棟での鎮静・鎮痛薬使用率は異なる．鎮静薬使用はICUで42％，一般病棟で24％が行われ，鎮痛薬使用はICUで50％，一般病棟で34％であった．そして，実際に使用している鎮静薬としてbenzodiazepineで33％，opioidで29％が好まれている．これらの使用薬剤の選択は35％で臨床経験が豊富な薬剤であるということ，22％が呼吸への影響がないことである[1]．NPPVに対する鎮静プロトコールを有する施設は14％程度とされている．ARDSに対してNPPVが使用され始めた時期の報告でもmorphineによる鎮静がされている[11]．日本において，ICUで鎮痛として使用できない薬剤sufentanil/remifentanilを使用している報告[12]もあるが，現時点で人工呼吸管理中に使用されている鎮静薬としてはmidazolam, propofol, dexmedetomidineが一般的である[13]．NPPV中の鎮静薬としてdexmedetomidineの有効性を報告している[14]．ここで使用されているdexmedetomidineは細かく調節するケースは少なく，管理がしやすい．この研究では，鎮静薬はdexmedetomidineであり，鎮静レベルとしてはRamsay ScoreとRichmond Agitation-Sedation Scaleを使用している[15〜17]．NPPV中に不穏になった症例Ramsay Score：1，RAS score：+1以上を対象に，目標レベルとしては，Ramsay Score 2〜3，RAS score 0〜-2としている．このように鎮静目標を設定することにより過鎮静による挿管，不穏状態による挿管の回避に繋がっているとしている．Clouzeauらは，propofolによる鎮静を報告している[18]．この研究ではtarget controlled infusion (TCI)にて調整しており，速やかな血中濃度上昇と維持を目的としている．目標レベルとしてObserver's assessment of alertness and sedation (OAA/S) scale 4〜3としている．Senogluらはdexmedetomidineとmidazolamを比較した研究を報告している[19]．この研究では，dexmedetomidineのほうが，midazolamよりも適切な鎮静に維持するのにより少ない調整で済んだとしている．前者のほうがコントロールしやすいということであろう．Hilbertは，

さまざまなパイロット研究をレビューし，単一薬剤での鎮静でも患者の不快を抑え，呼吸の強さ・呼吸パターン・循環動態に影響が少なく，鎮静中のNPPVでのガス交換も改善するとしている[20]．鎮静レベルに関しては，現在広く使用されているSAS・RASSを指標にし，浅い鎮静で維持されるべきである[3,16,21]．

文献

1) Devlin JW, Nava S, Fong JJ, et al: Survey of sedation practices during noninvasive positive-pressure ventilation to treat acute respiratory failure. Crit Care Med 2007; 35: 2298-2302.
2) 日本集中治療医学会規格・安全対策委員会，日本集中治療医学会看護部会：ICUにおける鎮痛・鎮静に関するアンケート調査．日集中医誌 2012; 19: 99-106.
3) Kress JP, Hall JB: Sedation in the mechanically ventilated patient. Crit Care Med 2006; 34: 2541-2546.
4) Delclaux C, L'Her E, Alberti C, et al: Treatment of acute hypoxemic nonhypercapnic respiratory insufficiency with continuous positive airway pressure delivered by a face mask: a randomized controlled trial. JAMA 2000; 284: 2352-2360.
5) Nava S, Hill N: Non-invasive ventilation in acute respiratory failure. Lancet 2009; 374 (9685): 250-259.
6) Ely EW, Stephens RK, Jackson JC, et al: Current opinions regarding the importance, diagnosis, and management of delirium in the intensive care unit: a survey of 912 healthcare professionals. Crit Care Med 2004; 32: 106-112.
7) Ely EW, Shintani A, Truman B, et al: Delirium as a predictor of mortality in mechanically ventilated patients in the intensive care unit. JAMA 2004; 291: 1753-1762.
8) British-Thoracic-Society-Standards-of-Care-Committee: Non-invasive ventilation in acute respiratory failure. Thorax 2002; 57: 192-211.
9) Masip J, Betbese AJ, Paez J, et al: Non-invasive pressure support ventilation versus conventional oxygen therapy in acute cardiogenic pulmonary oedema: a randomised trial. Lancet 2000; 356 (9248): 2126-2132.
10) Carlucci A, Richard JC, Wysocki M, et al: Noninvasive versus conventional mechanical ventilation: an epidemiologic survey. Am J Respir Crit Care Med 2001; 163: 874-880.
11) Rocker GM, Mackenzie MG, Williams B, et al: Noninvasive positive pressure ventilation: successful outcome in patients with acute lung injury/ARDS. Chest 1999; 115: 173-177.
12) Rocco M, Conti G, Alessandri E, et al: Rescue treatment for noninvasive ventilation failure due to interface intolerance with remifentanil analgosedation: a pilot study. Intensive Care Med 2010; 36: 2060-2065.
13) 日本呼吸療法医学会，人工呼吸中の鎮静ガイドライン作

成委員会：人工呼吸中の鎮静のためのガイドライン．人工呼吸 2007; 24: 146-167.
14) Akada S, Takeda S, Yoshida Y, et al: The efficacy of dexmedetomidine in patients with noninvasive ventilation: a preliminary study. Anesth Analg 2008; 107: 167-170.
15) Ramsay MA, Savege TM, Simpson BR, et al: Controlled sedation with alphaxalone-alphadolone. Br Med J 1974; 2 (5920): 656-659.
16) Sessler CN, Gosnell MS, Grap MJ, et al: The Richmond Agitation-Sedation Scale: validity and reliability in adult intensive care unit patients. Am J Respir Crit Care Med 2002; 166: 1338-1344.
17) Ely EW, Truman B, Shintani A, et al: Monitoring sedation status over time in ICU patients: reliability and validity of the Richmond Agitation-Sedation Scale (RASS). JAMA 2003; 289: 2983-2991.
18) Clouzeau B, Bui HN, Vargas F, et al: Target-controlled infusion of propofol for sedation in patients with non-invasive ventilation failure due to low tolerance: a preliminary study. Intensive Care Med 2010; 36: 1675-1680.
19) Senoglu N, Oksuz H, Dogan Z, et al: Sedation during noninvasive mechanical ventilation with dexmedetomidine or midazolam: a randomized, double-blind, prospective study. Curr Ther Res Clin Exp 2010; 71: 141-153.
20) Hilbert G, Clouzeau B, Nam Bui H, et al: Sedation during non-invasive ventilation. Minerva Anestesiol 2012; 78: 842-846.
21) Riker RR, Picard JT, Fraser GL: Prospective evaluation of the Sedation-Agitation Scale for adult critically ill patients. Crit Care Med 1999; 27: 1325-1329.

7 効果に関連する因子とトラブルの対処

　NPPVは導入することが可能であれば，ある程度の目的は達したことになり，導入することがNPPV成功の第一歩となる．導入時に患者の反応，覚醒時，睡眠時の使用状況，口漏れの有無などをチェックし，対策を立て，十分に対処しておくことが，その後の継続，効果に関連する．

　原則として，低酸素血症のみの場合にはCPAPが目的となり，高二酸化炭素血症を伴う場合には換気量の増加あるいは維持のためにbilevel PAPが必要となる．CSRではCPAPあるいはASVが使用される．

1 NPPVの効果に関連する因子

　NPPVの導入の際に，挿管しないために，上気道の生理学的変化について注意を払う必要があり，効果に影響する因子を図1に示す．効果が不十分な場合には，これらの点について検討することになる．

a. 患者の協力

　患者の協力が前提であり，NPPVの必要性，効果の事前の説明が重要である．マスクの装着，陽圧呼吸は非生理的であるため，最初は不快感が強いことが多い．患者には誰でも最初は不快であるが，次第に慣れると説明し，一般的には数分間行い，休んでは装着時間を長くする．睡眠呼吸障害がある場合には，NPPVの導入とともに入眠する場合もある．急性期の使用では短時間で装着する必要があり，我慢してもらえなければ挿管することもあると説明し，協力が得られなければ，鎮静薬の使用を検討することになる．

　慢性呼吸不全の場合には，外来段階で，高二酸化炭素血症が次第に悪化しつつあればマスクを使用した人工呼吸を行う可能性があることを予備知識として話しておく．また，現在のところ必ずしも必要でないが，将来的には使用の可能性が高い場合には，たとえうまくいかなくても実際に試してセッティングなどを確認しておくと，増悪時などには装着しやすい．口漏れが起こるかどうか確認しておくと，NPPVが必要時に使用するマスクなどがわかっているので，時間の節約になると思われる．

b. 加湿器の使用

　NPPVは，機構的に一方向流量のため，また口呼吸の場合には鼻呼吸に比べ加湿の効率が低下し，漏れの代償

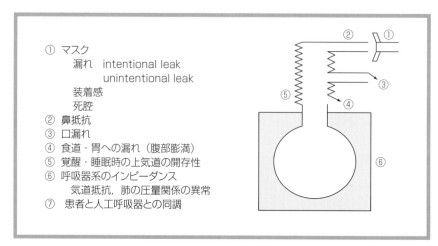

① マスク
　　漏れ　intentional leak
　　　　　unintentional leak
　　装着感
　　死腔
② 鼻抵抗
③ 口漏れ
④ 食道・胃への漏れ（腹部膨満）
⑤ 覚醒・睡眠時の上気道の開存性
⑥ 呼吸器系のインピーダンス
　　気道抵抗，肺の圧量関係の異常
⑦ 患者と人工呼吸器との同調

図1　NPPVの効果に影響する因子

作用があるがために漏れがあれば高流量となり，熱と湿気の喪失が起こりやすい．CPAPの際に，口漏れがあると，鼻抵抗は増加し，一回換気量が低下するが，加温加湿器（heated humidifier：HH）で防止可能である[1]．正常被験者を対象に，加湿なし，HH, heat moisture exchanger（HME）の1時間の比較では，HHで漏れがあっても，湿度の低下はなく，加湿なしでは，口の乾燥感が強い[2]．HMEでは，死腔量の増加による$PaCO_2$の増加，抵抗の増加による換気量の増加のために呼吸仕事量が増加し，呼気時に漏れがあれば湿度付加の低下があり，NPPVでは使用すべきでないとされる[3,4]．

COPDによる慢性呼吸不全を対象とした報告では，HHとHMEを6ヵ月ごとに交替使用し，副鼻腔感染，肺炎などがHHで少ないものの，有意差はなく，増悪による入院に有意差はなく，多くの症例がHHを好んだ[5]．ヘルメット型インターフェイスを使用時は，ヘルメット内の湿度，温度に注意する必要がある[6]．

c．マスク

マスクはマン・マシーンインターフェイスとしてNPPVにおいて最も重要である．近年，多種類のマスクが発売されているが，それぞれに長所と欠点があるので，ピロー型，鼻マスク型など数種類用意し，漏れと患者の好みにより選択する．

患者の不快感の少ないものが使用されるが，鼻呼吸では鼻マスクあるいはピロー型が，口呼吸であれば，鼻口マスクが使用される．また，顔全体を覆うトータルフェイスマスク，ヘルメット型などがある．マスクの容積が，どの程度，死腔として機能するかどうかは，機構的にマスクの一部に漏れる部分があるが（intentional leak），この穴の位置[7]，マスク周囲よりの漏れ，口漏れなどのunintentional leak，マスク内流量，EPAPなどが影響する．一般的には容量が少ないほうが$PaCO_2$の改善はよいとされるが[8,9]，マスクによる違いはほとんどないとする報告もある[10]．また，EPAPは4cmH$_2$O以下では再呼吸が増加する[11,12]．

d．マスク周囲よりの漏れ

bilevel PAPは機構的にintentional leakがあり，またマスク周囲よりの漏れ，口漏れなどのunintentional leakがあり，ある程度の漏れは代償可能で，圧を維持することができる．顔面の形態にあった，患者の不快感の少ないマスクの選択によりunintentional leakを少なくすることができるが，限界を越えると換気量は維持できないためフィッティングの工夫，マスクの変更を考慮する．$PaCO_2$の低下を目的とする場合には漏れの少ないほうがよいと思われる．低酸素血症の改善にはCPAP圧が維持されればある程度の漏れは許容できる．

NPPV用機器のソフトウエアにより，使用時間，漏れ，一回換気量，呼吸数，分時換気量，患者によってトリガーされた呼吸，無呼吸低呼吸指数（AHI）などが測定される．機器によって正確性が異なり，一般的には一回換気量は低く計測され，吸気圧が高いと誤差が大きくなる[13]．これらの測定値とセッティングの変更などの実際にとった対策との関連について検討した報告ではオキシメーター記録の補助的使用にとどまるようである[14]．

e．上気道抵抗

高度な鼻閉がある場合には必要なIPAP圧が高くなり，また，口呼吸のために，鼻口マスクが必要となる場合がある．睡眠に伴って上気道抵抗が増加し，NPPVの効果が減弱する可能性があり[15]，睡眠時は少なくとも覚醒時の$PaCO_2$が維持されていれば有効と考えられる．閉塞性無呼吸を伴えば，無呼吸の消失する圧にEPAPを設定する必要がある．

声帯の動きは通常のNPPVでは問題とならないが[16]，過換気となると吸気時に内側に動き，NPPVの効果を減弱させることが報告されている[17]．

f．口漏れ

患者の協力が得られ口を閉じていることが可能であれば，覚醒時には口よりの漏れは少ないが，睡眠時には開口のためにしばしば口よりの漏れが起こる．睡眠時呼吸異常が高度である場合には，少量の口漏れであれば，NPPV非使用時の睡眠時に比べ，睡眠中の呼吸異常は軽くなると考えられる．しかし，睡眠時の開口による口漏れは中途覚醒の原因となることがある[18]．

覚醒時，患者の協力が得られず，口漏れが高度である場合は鼻口マスクを使用する．睡眠時の口漏れがある場合にはテープを貼る，chin strapの使用あるいは鼻口マスクを使用する．鼻口マスクは，患者の協力が必要ないため，急性期にははじめに鼻口マスクを使用し，慣れれば鼻マスクに変更するという考え方もある[19]．また，NPPVが長時間必要な場合には，マスクの交替使用により，装着部位の圧迫による障害を防止できる．睡眠時に口漏れがあり，覚醒時には口を閉じることができる場合には，睡眠時鼻口マスクを使用し，覚醒時は鼻マスクを使用する．睡眠時，覚醒時ともに開口してしまう場合には睡眠時トータルフェイスマスク，覚醒時鼻口マスクとすると鼻根部の潰瘍形成などの予防が可能である．

g．食道・胃への漏れ

陽圧のため，胃へ空気が漏れ，腹部膨満となる．この際，患者の耐えられる腹部膨満をきたす気道内圧が，IPAPの上限となってしまう．このような場合，換気量の増加のためには呼吸数を増加させる．胃・食道チューブ

h. 肺・気道系の異常

侵襲的人工呼吸と同様に，肺・気道系の異常の影響を受ける．したがって，漏れがない状態で，$PaCO_2$ が十分低下しない場合には，IPAP 圧を上げるか，呼吸数を増加させる必要がある．

通常は，神経・筋疾患では，20 cmH$_2$O 以下の気道内圧で十分であるが，肺・気道系の異常がある呼吸器疾患では 30 cmH$_2$O に達することもある．

COPD では増悪時には intrinsic PEEP が増加する可能性があり，intrinsic PEEP に相当する EPAP を設定する必要があるが，多くは 4 cmH$_2$O でも十分である[20]．また，吸気 trigger が十分でない場合にも EPAP の増加を考慮する．

ARDS/ALI で使用の場合には圧-気量関係を考慮し，EPAP 圧を設定するか，CPAP とする．

2 患者と人工呼吸器との同調

NPPV では挿管しないために，覚醒時，睡眠時の人工呼吸器との関係がより問題となる．覚醒時においては，導入時，下部胸部を呼気時に用手圧迫することにより同調しやすくする方法もある．睡眠中に使用する場合には，正常人では安定した睡眠時の呼吸の維持される $PaCO_2$ よりも数 mmHg 低下しただけで，無呼吸となり[21]，(S) モードでは周期性呼吸となるために，(T) あるいは (S/T) モードとしておくことが必要である[22]．(S) モードによる自発呼吸時に短期覚醒が起こり，また，十分同調しない場合もあり，結核後遺症例では高二酸化炭素血症を伴う症例は T モードのほうがよい可能性もある[23]．

3 血液ガスが改善しない場合の対策

上記の問題を考慮しつつ導入し，また，血液ガスが改善しない場合にも，上記の生理学的問題を参考に対策を考えるが，実際の対策について表 1 に示す[24]．

4 導入後の管理

急性期の導入後のモニタリングについては表 2 に示す．導入後は，NPPV の使用時間，自覚症状の改善の程度，血液ガスをチェックしていく必要がある．$PaCO_2$ の上昇を認める場合には，睡眠時の口漏れの有無，使用時間の延長，可能であれば IPAP の増加，呼吸数の増加を考慮する．夜間不眠のために，使用できない場合は，昼間数時間の使用でも $PaCO_2$ の安定化が可能である場合もある[25]．$PaCO_2$ の増加，睡眠呼吸障害に関連した症状の悪化があれば睡眠時にオキシメーターでモニターを行う．NPPV のマスク，換気条件，酸素付加の必要性の有無などが決定すれば，在宅での使用のためには，患者・家族への NPPV の使用方法，マスク，チューブ，フィルターなど

表 1 NPPV が効果的でない場合の検討項目

原因治療が適切か？
○内科的治療のチェックと既治療の確認
○喀痰貯留には理学療法
合併症の出現
○気胸，誤嚥性肺炎などの可能性
$PaCO_2$ 高値の継続
○酸素濃度が高い？　SpO_2 85～90％に
○漏れが多い？　マスクフィット，口漏れ
○回路の組み立ては適切か？　連結部，漏れ
○再呼吸？　呼気バルブの開存，EPAP は適切か
○患者は人工呼吸と同期しているか？
・呼吸数，I/E，assist/control の変更
・吸気トリガーのチェック（可能なら）
・呼気トリガーのチェック（可能なら）
・EPAP の増加を考慮（COPD で bilevel PAP の場合）口で吸気，呼気を指示，手で下部胸郭の呼吸補助
○換気量が不足？　胸は膨らんでいるか
・IPAP あるいは換気量を増加，吸気時間の増加
・呼吸数の増加（換気量増加のため）
・換気モード，人工呼吸器の変更（可能なら）
$PaCO_2$ は改善したが，PaO_2 が低い
○吸入気酸素濃度の増加
○ EPAP の増加（bilevel PAP の場合）

（文献 24 より引用）

表2 NPPV導入後のモニタリング

1. バイタルサイン，SpO_2，呼吸の同調性，呼吸困難度（Borgスケールなど，客観的な尺度を用いるのが望ましい），意識状態，呼吸音，呼吸補助筋の緊張，リークの有無と場所
   - 人工呼吸管理であることを考慮し，心電図モニター装着は必須である．
   - 酸素化（SpO_2）の急速な低下・変動は，エアリークの増加，気胸，病態の悪化，誤嚥，去痰不全，流量計・酸素チューブの接続不良を考慮する．
2. 血液ガス分析：少なくとも改善あるいは安定と判断されるまで繰り返し測定
   - 測定のタイミングとしては，設定変更後30分ごとに行う．
3. NPPVのモニター項目：設定モード，設定呼吸回数，酸素濃度（流量），IPAP，EPAP，換気量（一回換気量，分時換気量），リーク，トリガー状態，機種によってはグラフィックモニター，重症例に対しては可能な場合経皮的CO_2モニター
4. マスク装着に関する観察：マスク不快感，鼻の腫脹，鼻の乾燥，皮膚の発赤・びらん，眼の刺激感，腹部膨満感，食物誤嚥
5. その他必要とされる項目：浮腫，水分出納，喀痰喀出状況，排ガス，排便，睡眠状況，栄養状態

（谷口博之作表，著者改変）

表3 NPPVのゴール

短期（急性期を含む）
1. 症状の軽減
2. 呼吸仕事量の軽減
3. 血液ガスの改善・安定
4. 患者の不快感を少なく
5. 患者・人工呼吸器の一体性
6. リスクは最少に
7. 挿管を避ける
長期
1. 睡眠時間・質の改善
2. QOLを最大に
3. 機能的状態を増加
4. 寿命の延長

（文献26より引用）

表4 NPPVの合併症

○マスク関連	
・不快感	30～50%
・顔面の皮膚の紅斑	20～34%
・閉所恐怖症	5～10%
・鼻根部潰瘍	5～10%
・にきび様皮疹	5～10%
○圧・流量関連	
・鼻のうっ血	20～50%
・副鼻腔・耳の痛み	10～30%
・鼻，口の乾燥	10～20%
・眼への刺激	10～20%
・腹部膨満	5～10%
○漏れ	80～100%
○重篤な合併症	
・誤嚥性肺炎	<5%
・低血圧	<5%
・気胸	<5%

（文献26より引用）

の清潔，清掃方法について十分説明を行い，在宅へ移行する．

5 NPPVのゴール

表3に示すように，急性期では，呼吸困難，呼吸仕事量の軽減，挿管の回避などであり，長期では，睡眠障害の改善，QOLを最大限にすること，予後の改善となるが[26]，いずれにしても導入することが第一歩となる．

6 許容限界

NPPVの許容限界は，腹満をきたすIPAP圧で，呼吸数を30程度としても$PaCO_2$が低下しないなどの設定上の限界および，喀痰喀出困難，誤嚥など上気道機能の問題，低血圧，重篤な不整脈などの循環系の問題，患者が拒否するなどの場合である．認知症などの場合はケアギバーが確保できれば可能である．NPPV使用中に，呼吸困難の増加，$PaCO_2$の上昇（80～90 mmHg），喀痰喀出困難などが起こってくると挿管あるいは気管切開下人工呼吸に移行するかどうかを患者，患者家族と相談することになる．可能であれば，事前に挿管下人工呼吸まで行うかどうか決めおくことが望ましい．

7 NPPVの合併症

陽圧負荷，マスク使用による不快感，睡眠時使用による不眠などがあり，表4に示す[26]．重篤な合併症として，急性の胃拡張[27]，気胸があるが[28,29]，胃拡張では胃チューブ下に，気胸では胸腔ドレナージ下にNPPVを使用可能である．また，間質性肺炎では気胸を起こしやすい[30]．酸素を高流量付加する場合には無気肺の症例報告があるため，加湿器の上流より付加することが望ましい[31]．また，顔面の発達過程にある小児ではマスクの使用による顔中部の低形成が報告され[32]，陽圧による目のherniationも報告されている[33]．特に重篤な合併症として，血液凝固因子阻害薬使用例での血気胸症例[34]，腎癌術後の食道瘻による死亡例[35]，原因不明の食道破裂の3年後にNPPVが導入され，5ヵ月後に食道瘻を起こした症例報告

があり[36]，CPAPのまれな，重篤な合併症として，気胸，気脳，眼圧の上昇，鼓膜の破裂，大量の鼻出血，顔面部外傷後の症例で皮下気腫などが報告されており[37]．これらのNPPV，CPAPの合併症の報告より気道に，外傷，手術などにより他の部位との交通がある場合，抗凝固薬使用例などが注意を要すると考えられる．

文献

1) Richards GN, Cistulli PA, Ungar RG, et al: Mouth leak with nasal continuous positive airway pressure increases nasal airway resistance. Am J Respir Crit Care Med 1996; 154: 182-186.
2) Lellouche F, Maggiore SM, Lyazidi A, et al: Water content of delivered gases during non-invasive ventilation in healthy subjects. Intensive Care Med 2009; 35: 987-995.
3) Jaber S, Chanques G, Matecki S, et al: Comparison of the effects of heat and moisture exchangers and heated humidifiers on ventilation and gas exchange during non-invasive ventilation. Intensive Care Med 2002; 28: 1590-1594.
4) Lellouche F, Maggiore SM, Deye N, et al: Effect of the humidification device on the work of breathing during noninvasive ventilation. Intensive Care Med 2002; 28: 1582-1589.
5) Nava S, Cirio S, Fanfulla F, et al: Comparison of two humidification systems for long-term noninvasive mechanical ventilation. Eur Respir J 2008; 32: 460-464.
6) Esquinas Rodriguez AM, Scala R, Soroksky A, et al: Clinical review: humidifiers during non-invasive ventilation: key topics and practical implications. Crit Care 2012; 16: 203.
7) Schettino GP, Chatmongkolchart S, Hess DR, et al: Position of exhalation port and mask design affect CO_2 rebreathing during noninvasive positive pressure ventilation. Crit Care Med 2003; 31: 2178-2182.
8) Tsuboi T, Ohi M, Kita H, et al: The efficacy of a custom-fabricated nasal mask on gas exchange during nasal intermittent positive pressure ventilation. Eur Respir J 1999; 13: 152-156.
9) Navalesi P, Costa R, Ceriana P, et al: Non-invasive ventilation in chronic obstructive pulmonary disease patients: helmet versus facial mask. Intensive Care Med 2007; 33: 74-81.
10) Fraticelli AT, Lellouche F, L'her E, et al: Physiological effects of different interfaces during noninvasive ventilation for acute respiratory failure. Crit Care Med 2009; 37: 939-945.
11) Saatci E, Miller DM, Stell IM, et al: Dynamic dead space in face masks used with noninvasive ventilators: a lung model study. Eur Respir J 2004; 23: 129-135.
12) Ferguson GT, Gilmartin M: CO_2 rebreathing during BiPAP ventilatory assistance. Am J Respir Crit Care Med 1995; 151: 1126-1135.
13) Contal O, Vignaux L, Combescure C, et al: Monitoring of noninvasive ventilation by built-in software of home bilevel ventilators: a bench study. Chest 2012; 141: 469-476.
14) Rabec C, Georges M, Kabeya NK, et al: Evaluating non-invasive ventilation using a monitoring system coupled to a ventilator: a bench to bedside study. Eur Respir J 2009; 34: 902-913.
15) Ohi M, Chin K, Hirai M, et al: Upper airway function and non-intubated, assisted ventilation. Nihon Kyobu Shikkan Gakkai Zasshi 1990; 28: 35-40.
16) Parreira VF, Jounieaux V, Aubert G, et al: Nasal two-level positive-pressure ventilation in normal subjects. Effects of the glottis and ventilation. Am J Respir Crit Care Med 1996; 153: 1616-1623.
17) Parreira VF, Delguste P, Jounieaux V, et al: Glottic aperture and effective minute ventilation during nasal two-level positive pressure ventilation in spontaneous mode. Am J Respir Crit Care Med 1996; 154: 1857-1863.
18) Meyer TJ, Pressman MR, Benditt J, et al: Air leaking through the mouth during nocturnal nasal ventilation: effect on sleep quality. Sleep 1997; 20: 561-569.
19) Elliott MW: The interface: crucial for successful noninvasive ventilation. Eur Resoir J 2004; 23: 7-8.
20) Appendini L, Patessio A, Zanaboni S, et al: Physiologic effects of positive end-expiratory pressure and mask pressure support during exacerbations of chronic obstructive pulmonary disease. Am J Respir Crit Care Med 1994; 149: 1069-1076.
21) Dempsey JA, Skatrud JB: A sleep-induced apneic threshold and its consequences. Am Rev Respir Dis 1986; 133: 1163-1170.
22) Meza S, Mendez M, Ostrowski M, et al: Susceptibility to periodic breathing with assisted ventilation during sleep in normal subjects. J Appl Physiol 1998; 85: 1929-1940.
23) Tsuboi T, Oga T, Machida K, et al: Importance of ventilator mode in long-term noninvasive positive pressure ventilation. Respir Med 2009; 103: 1854-1861.
24) British Thoracic Society standards of care committee: Non-invasive ventilation in acute respiratory failure. Thorax 2002; 57; 192-211.
25) Schonhofer B, Geibel M, Sonneborn M, et al: Daytime mechanical ventilation in chronic respiratory insufficiency. Eur Respir J 1997; 10: 2840-2846.
26) Mehta S, Hill NS: Noninvasive ventilation. Am J Respir Crit Care Med 2001; 163: 540-577.
27) De Keulenaer BL, De Backer A, Schepens DR, et al: Abdominal compartment syndrome related to noninvasive ventilation. Intensive Care Med 2003; 29: 1177-1181.
28) Choo-Kang LR, Ogunlesi FO, McGrath-Morrow SA, et al: Recurrent pneumothoraces associated with nocturnal

noninvasive ventilation in a patient with muscular dystrophy. Pediatr Pulmonol 2002; 34: 73-78.
29) Vianello A, Arcaro G, Gallan F, et al: Pneumothorax associated with long-term non-invasive positive pressure ventilation in Duchenne muscular dystrophy. Neuromuscul Disord 2004; 14: 353-355.
30) Fukushima K, Marut K, Kiyofuji C, et al: Evaluation of the incidence of pneumothorax and background of patients with pneumothorax during noninvasive positive pressure ventilation. Nihon Kokyuki Gakkai Zasshi 2008; 46: 870-874.
31) Wood KE, Flaten AL, Backes WJ. Inspissated secretions: a life-threatening complication of prolonged noninvasive ventilation. Respir Care 2000; 45: 491-493.
32) Li KK, Riley RW, Guilleminault C: An unreported risk in the use of home nasal continuous positive airway pressure and home nasal ventilation in children: midface hypoplasia. Chest 2000; 117: 916-918.
33) Lazowick D, Meyer TJ, Pressman M, et al: Orbital herniation associated with noninvasive positive pressure ventilation. Chest 1998; 113: 841-843.
34) Raghavan R, Ellis AK, Wobeser W, et al: Hemopneumothorax in a COPD patient treated with noninvasive positive pressure ventilation: the risk of attendant anticoagulation. Can Respir J 2004; 11: 159-162.
35) de Louw AV, Brocas E, Boiteau R, et al: Esophageal perforation associated with noninvasive ventilation: a case report. Chest 2002; 122: 1857-1858.
36) Hurst JR, Polkey MI, Goldstraw P, et al: Oesophagopleural fistula as a novel cause of failed non-invasive ventilation. Thorax 2003; 58: 642-643.
37) Stollo PJ Jr, Saunders MH, Atwood CW: Positive pressure therapy. Clin Chest Med 1996; 19: 55-68.

総論

 医療安全

1 はじめに

NPPVは多くの病院のICUと救急外来，一般病棟で急性期および慢性期の呼吸不全に対して用いられている（図1）[1~5]．そのような多様性はプロセスを複雑化させ機械的・人為的トラブルを生み出す要因となりやすい．さらに欧米ではこれまでほとんどの呼吸管理をICUで行ってきたが，NPPVによる人工呼吸管理がICU以外の場所で増加し危機感を募らせている．

慢性期の呼吸不全症例においては在宅NPPVの症例が増えており，家庭におけるトラブル対応や危機管理の問題が生じてきている[6,7]．具体的な対応策の策定が急務であると同時に，それに携わる個々の医療者がNPPVの安全管理に対する意識を高める必要がある．

2 導入開始直前の確認

CQ．NPPVの適応の吟味と禁忌症例のチェックはどのように行うか？

①原則的に有効性が高い疾患および病態に対して用いる レベルⅡ 推奨度A ．

②急性呼吸不全へは早めにNPPVを導入すると，成功率を高められる 推奨度B ．

③禁忌とされる病態であるかNPPV使用前に必ずチェックし，該当する場合は原則用いない 推奨度B ．

経験の少ない施設でNPPVを用いる場合，有用性が多く示されている疾患や病態に（別章参照）用いると効果を得やすくまたリスクを軽減できる．一方，その他の疾患

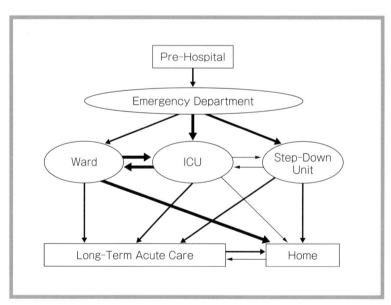

図1 欧米でNPPVを使用される患者の流れ

矢印の太さは患者の数の多さを示す．病院前よりNPPVを開始されるのは少数（日本ではまれ）で，多くはICU，救急外来，一般病棟やICUのstep-down unitで導入される（step-down unitは日本ではhigh care unitに相当）．

状態が安定するとICUから一般病棟へ，また不安定なら一般病棟からICUへ移動．長期管理になる場合は，長期型の急性期病棟や在宅へ移行する．

（文献1より引用改変）

表1　NPPVが禁忌とされる病態

絶対禁忌
○呼吸停止
○マスクの装着不可（顔面の外傷，鼻咽喉の解剖学的異常など）

相対禁忌
○循環動態不安定（低血圧，不整脈，心筋梗塞，大量の消化管出血など）
○昏睡（意識障害），興奮状態，治療に非協力的
○誤嚥のリスク
○嚥下機能障害
○粘稠または多量の分泌物
○多臓器障害
○最近の上気道（顔面含む）・食道・胃の手術後

（文献11より引用改変）

では医療スタッフの技量に依存する程度が大きく，十分に経験を積んだ施設で慎重に行うべきである．また，NPPVを開始するタイミングはできるだけ早めのほうが，成功率が高くなるとされる[8〜10]．

NPPVが禁忌とされる病態を表1に示す[11]．絶対的禁忌は「呼吸停止」と「マスクの装着不可」であり，後者は顔面の外傷や熱傷，解剖学的異常などが含まれる．一方，バイタルサイン不安定や不穏，誤嚥，大量の喀痰，上腹部手術などは相対禁忌とされ，もし行う場合は十分なモニタリングのもとで慎重に実施することが求められるが，改善がなければ挿管・人工呼吸へ速やかに移行することを意識すべきである．

CQ．患者・家族へのインフォームド・コンセントをどのように行うか？
　①NPPV導入時は患者および家族に十分な説明を行い，効果や合併症に関して共通理解を得る　レベルV　推奨度C1．
　②予想される経過や予後について明確にし，気管挿管・人工呼吸まで行う，NPPVを上限とする（do-not-intubation），患者に負担を強いる呼吸管理は行わず安楽を優先するなど，患者・家族の意思決定を支援する　レベルVI　推奨度C1．

インフォームド・コンセントを得る際に，医師は患者とのパワーバランスに留意してその訴えに耳を傾け，医学的・経験的見地から助言し目標を明確に示すことが推奨されている[12]．NPPVにおいては，患者の状態や希望により治療のゴール設定が大きく異なる．CurtisらのSociety of Critical Care Medicine Palliative Noninvasive Positive Pressure Ventilation Task Forceは，NPPV治療のゴールを3つのカテゴリーに分け（①制限なしの積極的治療，②NPPVが上限・気管挿管なし，③快適性優先・緩和医療），どれを目指して治療を行うかを患者側と導入前に意思統一するべきとした[13]．また，患者や家族の価値観を優先すべきだが，難しい判断も少なくないため，医療者が患者側の立場を考慮して援助することを勧めている．しかし，実際には導入時の説明や相談への対応が不足し，不安を感じている症例が多数あることも指摘されている[14]．

NPPVでは挿管・人工呼吸管理に比較して重篤感が乏しく，家族や医療スタッフが病状を軽めに認識する場合がある．しかし，重篤な病態ではNPPVなしでは生命維持が困難という場合もあり，疾患の重症度や予後なども家族やスタッフと共通理解を得ておく．

3 導入期の安全

CQ．NPPVを安全に行う施行場所とは？
　①急性呼吸不全症例へのNPPVは，容態変化に速やかに対応可能な場所で行う（ICUまたはHCU，それに準じた場所）　レベルIV　推奨度B．

欧米では，急性期のNPPV症例のうち1/3がICU，もう1/3が救急外来で開始されており，残りの1/3はICUからのstep-down unitや一般病棟などで開始されている[2,15]．しかし，ICU以外で行われるNPPVでは，ICUより合併症が多いことが指摘されており[1]，適切な施行場所やそこに求められる条件について現在も検討が続いている．また，同一施設のなかでも部署によりやり方が異なることも多く，一定の基準（プロトコル）に基づいて標準化を図る必要がある[15]．

日本では「日本医療機能評価機構」が"医療事故情報収集などの事業"を行い，毎年データの一部が公開されているが（http://www.med-safe.jp/），NPPVに関連する事例も散見される．たとえば，一般病棟でNPPV治療中にマスクが外れ，低酸素をきたし心停止となった事例などである．慢性呼吸不全の安定期への適応など比較的余裕のある場合を除いて，NPPVでは急な状態変化と緊急の気管挿管への対応に重点が置かれるべきである（表

表2 NPPVを施行する場所の条件

- NPPVに関して訓練され専門知識のあるスタッフが勤務
- 24時間適切なスタッフが対応可能
- 気管挿管・人工呼吸管理が速やかに施行可能
- 呼吸不全の重症度やNPPVの成功率の想定
- モニターが完備

(文献1, 16より引用改変)

表3 NPPV管理に求められるトレーニング目標

- 補助換気の理論を理解すること
- マスクやヘッドギアのフィッティング技術を身につける
- 回路の組立てができる
- 患者の状態を改善するための機器操作や換気設定の理論を学ぶ
- 機器の清掃や一般的なメンテナンスができる
- 急変時の状況判断とそれに基づき対応する問題解決能力を有する
- 医師,看護師,技士などすべての職種が(NPPVに関する)技術の重要性を認識すること(最重要)
- 個々のスタッフがNPPVの有用性を理解するために特別な教育プログラムが必要

(文献16より引用改変)

2)[1,16].

CQ. NPPV機器の選択はどのように行うか?

①NPPV機器は,患者の状態や快適性,換気モード,使用環境などにより選択する レベルⅥ 推奨度C1.

近年NPPV機器は多様化し,病態により急性期用,慢性期用,CPAP用と分かれ,慢性期用とCPAP用は主に在宅で用いられている.また制御方法では,気道内圧の制御で換気を行う「bilevel」,圧でも量でも換気可能な「intermediate」,ICU人工呼吸器による「ICU」などと分けられる[17].しかし,それぞれの症例で,どのようにNPPV機器を使い分けるべきか明確な基準は今のところ存在しない[18].

NPPVは原則的に意識明瞭な症例に用いられるため,患者の快適性を維持することが重要で,bilevelタイプが忍容性には優れているとされる[19].一方,急性呼吸不全症例では高濃度酸素が必要な場合も多く,酸素ブレンダーを有する急性期用の機種を用いるべきである.また,これらはグラフィックモニターも有しており,気道内圧波形や流量波形,ボリューム波形などをモニタリングすることで,患者と機器の同調性や作動状況を医療者が観察でき,トラブル予防にも有用である.近年,ICU用人工呼吸器に搭載された「NIVモード」は,ある程度までのリークを補うことができ,1台でNPPVから通常の人工呼吸管理まで行うことができる.また,回路は通常の人工呼吸器のY回路を使用するため,抜管後も使いやすくNPPVの使用率を高めてICU症例の快適性の向上と挿管率の低下をもたらし,重症例の予後改善につながる可能性がある[18].

CQ. NPPVに関するプロトコルやスタッフ教育は必要か?

①それぞれの施設で標準的なプロトコルを作成し,それに基づいて実施する 推奨度B.
②専門的な教育プログラムにより訓練されたスタッフが患者のケアにあたる レベルⅣ 推奨度C1.

Sinuffらの報告では,NPPVの院内プロトコルを普及させると,スタッフのモチベーションの向上と安全性の確保が可能になるとし,プロトコルの作成と普及を推奨している[20].しかし,実際にはプロトコルに基づいてNPPVを実践している例は少なく[3],プロトコルが有用である可能性は高いものの作成のための時間や労力,院内普及のさまざまな障害が予想され,実現は容易ではない.一方で医療スタッフの意欲や満足感を高めるといったインセンティブも期待できるため,プロトコルの実現に多職種で取り組めば,チーム医療の目標として有意義と思われる.

NPPVにかかわるスタッフ教育については,Elliottらが必要な項目についてまとめている(表3)[16].NPPVを行う施設では,NPPVに特化した教育プログラムを提供することでスタッフの技術を高め,成功率を改善できるとする報告が多数ある[21,22].特に患者の急な状態変化やトラブル時には,的確に対応することが求められる.NPPV専用器において多くみられる警報の種類とそれに対する対処法を表4に示すが,これらの教育は職種を越えて共有されるべきであり,ともに教え・学ぶことでチームが形成され安全意識が向上すると考えられる.

4 維持困難期の安全

CQ. NPPVの失敗にどのように対応するべきか?

①NPPV失敗を予測し,治療戦略の見直しや気管挿管・人工呼吸などに移行する準備を行う 推奨度B.

急性呼吸不全症例では,NPPV中の呼吸状態の悪化や合併症の発生,NPPVの拒否は「NPPV失敗」として気管挿管・人工呼吸への移行を考慮する.喘息や肺炎,ARDSなどはNPPV失敗の可能性が高く,はじめから十分な準備を行って24時間体制で対応できるようにする必要がある.一方,NPPV失敗を予想できれば,環境整備や人員の配置を前もって調整し,来るべき挿管処置に備えることができる.NPPVの限界の基準や気管挿管・人工呼吸へ移行するタイミングについては,アシドーシス

8. 医療安全

表4 NPPVのアラームと原因・対応の例

アラーム表示	内容	原因	対応
Apnea	無呼吸	自発呼吸なし トリガー不良 不適切アラーム	自発呼吸数・呼吸パターン確認 回路・マスクリーク，フィッティング確認 アラーム再設定
Disconnect	回路接続不良	回路外れ，大量リーク	回路・マスクリーク，フィッティング確認
Exh. Port	呼気ポート	呼気ポート詰まり マスクへの酸素付与	呼気ポートの閉塞確認 呼気ポートへ酸素付加しない
Hi P	気道内圧上限	患者の咳 不適切アラーム	IPAP値とアラーム設定値の確認 アラーム再設定
Hi Rate	呼吸回数上限	頻呼吸 不適切アラーム	自発呼吸数確認 アラーム再設定
Lo Min Vent	分時換気量下限	回路外れ，大量リーク 呼吸抑制，無呼吸 不適切アラーム	回路・マスクリーク，フィッティング確認 自発呼吸パターン，一回換気量確認 アラーム再設定
Lo P	気道内圧下限	回路外れ，大量リーク 低圧delayの設定不良 吸気フロー低下 不適切アラーム	回路・マスクリーク，フィッティング確認 吸気フィルター交換 回路閉塞確認 アラーム再設定
Low Rate	呼吸回数下限	トリガー不良 呼吸抑制，無呼吸 不適切アラーム	自発呼吸数確認 回路・マスクリーク，フィッティング確認 アラーム再設定
O2 Flow	酸素供給圧低下	酸素供給圧の異常 酸素フィルタの詰まり	酸素配管接続確認 フィルタ交換

の進行や$PaCO_2$レベル・酸素化の改善度，意識状態などを目安とする報告が多い[23]．しかし，実際には挿管の要因は多岐にわたり，治療に携わる医療者が症例ごとにタイミングを慎重に見極めることが重要である[a]．

CQ. NPPVから気管挿管へ移行するときに注意することは？

①NPPV失敗と判断された場合，患者・家族の同意が得られていれば，的確なタイミングで遅延なく気管挿管・人工呼吸管理へ移行する レベルⅣ 推奨度B．

NPPV失敗群ではNPPVのまま管理できた成功群に比べて著明に予後が悪化するという報告が多い．一方挿管・人工呼吸管理への移行のタイミングについては，たとえば担癌患者の呼吸管理に関する前向きの観察研究で，NPPVで長時間管理したのちに挿管に至った場合は死亡に対するオッズ比10.64（95％信頼区間1.05～107.83）と有意な悪化が示されている[24]．したがって，NPPVから人工呼吸へ移行するタイミングを遅らせないよう，的確な判断が求められる．

文献

1) Hill NS: Where should noninvasive ventilation be delivered? Respir Care 2009; 54: 62-69.
2) Paus-Jenssen ES, Reid JK, Cockcroft DW, et al: The use of noninvasive ventilation in acute respiratory failure at a tertiary care center. Chest 2004; 126: 165-172.
3) Browning J, Atwood B, Gray A: Use of non-invasive ventilation in UK emergency departments. Emerg Med J 2006; 23: 920-921.
4) Crimi C, Noto A, Princi P, et al: A European survey of noninvasive ventilation practices. Eur Respir J 2010; 36: 362-369.
5) Chiumello D, Conti G, Foti G, et al: Non-invasive ventilation outside the Intensive Care Unit for acute respiratory failure. Minerva Anestesiol 2009; 75: 459-466.
6) 石原英樹：NPPV・TPPVの現状（医療者アンケート調査）．日本胸部臨床 2011; 70: 18-23.
7) 日本呼吸器学会肺生理専門委員会在宅呼吸ケア白書ワーキンググループ（編）：在宅人工呼吸療法について．在宅呼吸ケア白書2010，メディカルレビュー社，東京，2010: p89-93.
8) Zhan Q, Sun B, Liang L, et al: Early use of noninvasive positive pressure ventilation for acute lung injury: a multicenter randomized controlled trial. Crit Care Med 2012; 40: 455-460.
9) Adda M, Coquet I, Darmon M, et al: Predictors of noninvasive ventilation failure in patients with hematologic malignancy and acute respiratory failure. Crit Care Med 2008; 36: 2766-2772.
10) Nava S, Schreiber A, Domenighetti G: Noninvasive ventilation for patients with acute lung injury or acute respiratory distress syndrome. Respir Care 2011; 56: 1583-1588.

11) Nava S, Hill N: Non-invasive ventilation in acute respiratory failure. Lancet 2009; 374: 250-259.
12) Quill TE, Brody H: Physician recommendations and patient autonomy: finding a balance between physician power and patient choice. Ann Intern Med 1996; 125: 763-769.
13) Curtis JR, Cook DJ, Sinuff T, et al: Noninvasive positive pressure ventilation in critical and palliative care settings: understanding the goals of therapy. Crit Care Med 2007; 35: 932-939.
14) Cabrini L, Moizo E, Nicelli E, et al: Noninvasive ventilation outside the intensive care unit from the patient point of view: a pilot study. Respir Care 2012; 57: 704-709.
15) Burns KE, Sinuff T, Adhikari NK, et al: Bilevel noninvasive positive pressure ventilation for acute respiratory failure: survey of Ontario practice. Crit Care Med 2005; 33: 1477-1483.
16) Elliott MW, Confalonieri M, Nava S: Where to perform noninvasive ventilation? Eur Respir J 2002; 19: 1159-1166.
17) Kacmarek RM, Hill NS: Ventilators for noninvasive positive pressure ventilation: technical aspects. Eur Respir Mon 2001; 16: 76-105.
18) Scala R, Naldi M: Ventilators for noninvasive ventilation to treat acute respiratory failure. Respir Care 2008; 53: 1054-1080.
19) Chatburn RL: Which ventilators and modes can be used to deliver noninvasive ventilation? Respir Care 2009; 54: 85-99.
20) Sinuff T, Kahnamoui K, Cook DJ, et al: Practice guidelines as multipurpose tools: a qualitative study of noninvasive ventilation. Crit Care Med 2007; 35: 776-782.
21) Carlucci A, Delmastro M, Rubini F, et al: Changes in the practice of non-invasive ventilation in treating COPD patients over 8 years. Intensive Care Med 2003; 29: 419-425.
22) Garpestad E, Brennan J, Hill NS: Noninvasive ventilation for critical care. Chest 2007; 132: 711-720.
23) Nava S, Ceriana P: Causes of failure of noninvasive mechanical ventilation. Respir Care 2004; 49: 295-303.
24) Azoulay E, Thiery G, Chevret S, et al: The prognosis of acute respiratory failure in critically ill cancer patients. Medicine (Baltimore) 2004; 83: 360-370.

【検索期間外文献】

a) Ozyilmaz E, Ugurlu AO, Nava S: Timing of noninvasive ventilation failure: causes, risk factors, and potential remedies. BMC Pulm Med 2014; 14: 19.

災害時の対応

1 はじめに

阪神・淡路大震災（1995年）[1]を経たのち，日本の医療は在宅や介護の場へと広がりをみせたが，大規模自然災害に伴う電力喪失という状況に対しては，いまだ盤石ではない状況にある．東日本大震災（2011年）では東北地方から首都圏に至る地域で800万戸以上の停電が報告[2]されるなど，極めて広域のライフラインが失われるという未曾有の事態となった．被災地では最低限の日常生活すら困難となり，多数の人々が避難所での集団生活を余儀なくされた．

これらの人々においては被災に伴う精神的なストレスに加え，生活や医療環境の急激な変化による睡眠障害や健康状態の悪化が報告されている[3]．

NPPVの定義や平常時における実施上の安全確保については本書の別項に示されるが，本項ではNPPVに代表される「陽圧による換気補助技術のうち，気管挿管を伴わないもの」について，災害という緊急事態に着目して留意点を記述することとする．また，一般に指摘[4]されているようにIPPV（侵襲的陽圧換気）とNPPVを区別するとともに，境界領域にある事例についても触れたい．

2 NPPVからみた大規模災害への備え

NPPVからみた大規模災害は，「大規模かつ継続的な電源喪失と医療材料や医療担当者の確保困難により，NPPVの実施・継続が困難になりうる事態」と言い換えることができる．この表現は，現在NPPVに用いられている換気装置の大多数が何らかの電源を要する機器であること，およびNPPVがIPPVに比して気道確保の確実性に劣ることから，IPPVに増してケア担当者による注意深い観察を要する技術であることに基づく．したがって，大規模災害が発生した時点において，どのような環境で，どのような機器を用い，どのようなケア担当者によってNPPVが行われているかにより，災害時の対処や必要な備えは異なる．

a. 災害発生時のNPPVの実施

災害発生時においてもなお，NPPV実施が必要な場面は，①医療施設内，②在宅医療環境，③災害医療現場に大別される．以下，状況ごとに解説を加える．

1）医療機関（院内）におけるNPPV

医療機関で用いられるNPPV機器は，主に電気あるいは圧縮空気によって駆動され，酸素ブレンダーを装備する機種では正確な投与酸素濃度の制御が可能である．これらは，一般に「ICU用ベンチレーター」と呼ばれ，電子制御，圧駆動式の本来はIPPV用の人工呼吸器である．ICU用ベンチレーターとNPPV専用機の大きな違いは専用の呼気回路を有するか否かであり，NPPV専用機では意図的なリークを前提とする専用の回路またはインターフェイスが必要である．電動式機器は電源が確保できれば外部のガス圧源なしで作動可能である．

一方，多くのICU用ベンチレーターでは，本体とは別のコンプレッサーまたは圧源（医療用ガスの配管）を駆動力とし，さらに電子制御のための電源も別途必要である．NPPVは呼気をインテンショナル（意図的）リークによって外気に放出するため，常に一定の漏れを許容するという特性から，大量のガス供給を要する．NPPVという名称は同じでも，電気駆動式の機器と圧駆動式の機器では依存するインフラに大きな差があることを認識する必要がある．

したがって，ICU機器についてはインフラ設備が使用不能となった場合に，本体のみでの使用は困難であることを前提に対処する必要がある．また，換気補助に加えて酸素吸入を併用する場合も多いことから，吸入のための酸素ガス配管やバックアップのための酸素ボンベの確保が必要になる場合がある．

大規模災害の発生時，医療施設内においてNPPVを実施している患者において，共通して行うべき具体的対処はおおむね表1のごとくである．

2）在宅医療環境におけるNPPV

大規模災害の発生時，在宅環境（避難場所を含む）でNPPV実施中の患者については物理的な身体の安全確保

総論

表1 医療施設内でNPPVを実施している場合の具体的対処手順（例）

a. 共通項目（上から順に実施・確認する）
○患者の全身状態を目視的に確認（意識・呼吸・循環）する．
○可能なら複数の医師・看護師などに援助を要請する．
○下記の①か②を判断し，患者とNPPV機器の装着をいったん解除する．
①自発呼吸が可能→事前処方の吸入量に従い酸素吸入に切り替える．
②自発呼吸では不十分→換気用バッグを用いて用手補助換気を開始する．
○機器の動作とリークを確認（可能ならテスト肺と圧力計を用いる）する．
○正常動作確認後にNPPV機器を再装着する（異常時は①か②を継続）．
○再装着後は必ずバイタルサインとSpO₂で全身・呼吸状態を再評価する．
○NPPV継続かIPPVへの移行の要否と実施可能時間を評価し実施する．
○再停電への対応策を講じる．
※非常電源，駆動圧源，施設内の医療用ガス供給システムおよびバックアップ酸素ボンベの使用可能時間を推定するとともに，継続可能な医療機関への移送手段を確保する．
b. 被災現地の医療機関においては（共通項目に加えて）
○前提として共通項目を実施する．
○自施設の被害状況を踏まえNPPVやIPPVの継続可能性を評価する．
○継続可能時間の超過が予測できる場合は移送の準備を開始する．
○搬送時用の換気補助手段を確保し，搬送に必須の機器を選定する．
c. 後方の支援医療機関においては（共通項目に加えて）
○受け入れ可能なNPPVやIPPV患者数を評価する（電源・診療体制から）．
○緊急搬送患者のトリアージ体制を構築する．
※救急室やICUなど，目視観察が可能かつ医療用ガス配管がなされている場所で行うことが望ましい．その後は病態に応じて自施設で管理方法を検討するか，NPPV継続を前提に在宅環境への復帰を含む，他施設への搬送を検討する．

に次いで，NPPV継続の可否判断を行う．あらゆる連絡が困難である場合を想定し，医師不在の状況における継続の可否判断についての申し合わせや判断後の搬送に関する備えが必要である．さらに，在宅で一定時間のNPPV継続を前提とした避難待機のためには「電源喪失および消耗品枯渇環境下におけるNPPV継続プラン」を策定する必要がある．

在宅医療用のNPPV機器は主として電動式である．既述のように，電動式は本体のみで気流（陽圧）をつくり出すことができることから，近年では健康保険制度の規定[5]に基づき，在宅用人工呼吸器にはバックアップ電源（バッテリー）を装備することが推奨されている．しかし，これらの非常電源は，用手的補助換気に切替えるまでの短時間（数分ないし数十分）に限定的動作を保障するものから，停電状態の回復までの比較的長時間（8時間以上）の動作が可能なものまでさまざまである．自施設の機器の停電後における動作可能時間について，事前に把握しておく必要がある．その際には，動作モードやリーク量を考慮して推定する．実際には，電源，医療機器，医療材料，医療担当者の確保に関する条件を総合的に判断する必要があるため，机上論ばかりではなく実際に問題点を把握するための訓練を行うことが推奨される[6,7]．

すでに緊急用電源を配備している場合であっても表2・図1の初期対処を行う訓練を推奨する．

NPPVはバッテリーを含む電源が確保できない状況では実施および継続が困難である．また，実施のためには，機器本体とは別にマスクなどのインターフェイスや呼吸回路，加湿器などの専用補機類が必要であり，それらの損傷や消耗の状況によっては実施や継続が困難になる．

一般にNPPVの中止によって病態悪化が予測される状況では，必要に応じて気管挿管を行い，IPPVに変更することが求められる．IPPV用の機器（ベンチレーター）のうち酸素ボンベなどを駆動源として用いる一部の機器[脚注]を除けば，多くは安定した圧源あるいは内蔵のコンプレッサーを駆動させる電源を必要とする．そのためIPPV実施に際しては電源確保が大前提となる．

つまり，実施困難の原因が「電源」である場合には，IPPVかNPPVかの差は問題にならず，呼吸状態を維持する手段としては，代替電源の確保あるいは電源が得られる場所への患者搬送という方法のみが残されることとなる．

[脚注]：駆動源として，圧縮酸素ボンベ（276～1,034 kPaの乾燥医療用酸素ガス）などを用いる搬送用自動換気装置で，タイムサイクル，ボリュームコントロール，プレッシャーリミットなどのCMVモードを基本とするが，CMVデマンド，自発呼吸の介在などを許容する機器もある．日本では，Pneupac™やParapac™などの名称で販売されている．

3）医療機関以外での継続可否判断

NPPVに限らず，医療行為の継続や中止は医師の判断によらなければならない．しかし，在宅環境における発災では医師や担当医療機関への連絡が試みられたとしても，実際に医師の判断が得られる連絡が可能な状況とは限らない．そのため，要支援者として自治体に登録し，医師に代わって患者の安全を確保し，誰が継続の可否を判断するかについて，普段から医師の指導に基づいて訓

表2 在宅NPPVで緊急時用電源を配備している場合の初期対処（例）

a. 共通項目（上から順に実施・確認する）
○患者の全身状態を目視的に確認（意識・呼吸・循環）する． 　※患者自身による自己確認を含む． ○患者周囲の安全を確保する（倒壊・落下・浸水などのリスク回避）． ○動作確認のため，①か②として患者とNPPV機器装着をいったん解除する． 　①自発呼吸が可能→事前処方の吸入量に従い酸素吸入に切り替える． 　②自発呼吸では不十分→換気用バッグを用いて用手補助換気を開始する． 　※在宅NPPV療法では，自発呼吸が困難で用手的換気補助を要する例は対象としないことが原則であるが，一部の神経筋疾患患者では導入後の病態変化により，ほぼ終日NPPVを要する状態で使用せざるを得ない例も存在する．これらの特殊な症例に関しては，災害発生後の安全性と患者の希望を考慮し，NPPV継続の可否を再評価する必要がある． ○機器の動作とリークを確認（可能ならテスト肺と圧力計を用いる）する． ○再装着後は必ずバイタルサインとSpO_2で全身・呼吸状態を再評価する． ○主治医などに安否連絡と支援要請を行い，可能な限り介助者を確保する． ○NPPV継続の可否と実施可能時間を評価し実施する． ○再停電への対応策を講じる． 　※メーカー指定のバッテリーや非常電源装置，酸素ボンベなどの機器の使用可動時間から推定するとともに，継続可能な医療機関への移送手段を確保する． ○搬送時用の換気補助手段を確保し，搬送に必須の機器を選定する．
b. 居宅における継続（共通項目に加えて）
○前提として共通項目を実施する． ○主治医など*に安否連絡と支援要請を行い，可能な限り介助者を確保する． ○NPPV継続を前提とした継続可能時間を定期的に再評価する． 　※電源は定格どおりに動作するとは限らない．メーカー指定のバッテリーや非常電源装置，酸素ボンベなどの機器の使用可動時間から推定するとともに，継続可能な医療機関への移送手段を確保する． ○継続可能時間の超過が予測される場合の対処をあらかじめ主治医と検討する． ○搬送時用の換気補助手段を確保し，搬送に必須の機器を選定する．
c. 一時的避難場所における継続（共通項目に加えて）
○前提として共通項目を実施する． ○NPPV継続の可否と継続可能時間の評価を定期的に行う． 　※メーカー指定のバッテリーや非常電源装置，酸素ボンベなどの機器の使用可動時間から推定するとともに，継続可能な医療機関への移送手段を確保する． ○NPPV機器の設置や作動音などに配慮して患者配置場所を決める． ○継続可能時間超過が推定される場合の対処を搬送担当者と協議する． ○搬送を要する事態に備え，搬送中の換気補助手段を確保し継続する．

＊：主治医など：医療器械や酸素の提供会社を含む．

表3 NPPV関連の緊急時連絡先リストの例

	氏名	連絡先	優先順位など
主治医（医療機関）			
訪問看護師			
機器管理担当者			
電力会社			
搬送担当者			

※連絡の優先順位は状況に応じて取り決める．

練し，搬送担当者などのリスト（表3）を作成して申し合わせる必要がある．

一部の自治体では，原発事故後の電力の逼迫や計画停電に備えて在宅人工呼吸を実施している家庭のための手引書[8]を作成している．また，臨床経験に基づく優れた総説[9]もある．特に個別事例のためのチェックリストや推奨備品リストは参考になるので利用することを推奨する．

4）災害医療現場におけるNPPV

災害医療現場では，仮設あるいは臨時医療施設や後方搬送中のNPPV使用など，十分な医療資源が確保できない環境におけるNPPV実施もありうる．医療資源が確保できない環境でNPPVを用いる際には，安全確保のための患者観察が十分に可能かどうかの判断が必要である．一方，災害医療の場であっても平常時と同等の施行条件を満たす環境ならばNPPVの使用に何ら制約はない．したがって，その適応や導入方法も本書の各論に示される

総論

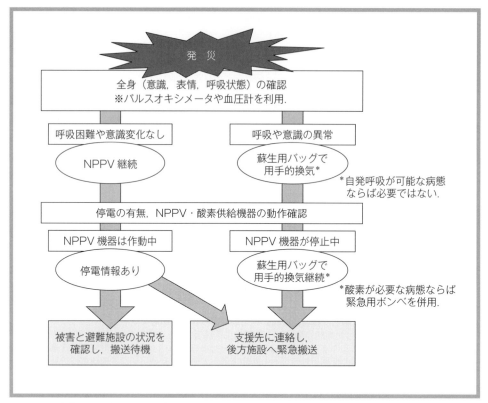

図1 医療機関以外における対応の流れの例
　発災直後には，患者の呼吸状態や機器の作動状態が正常か否かを確認することが重要だが，判断が困難な場合はまず用手的な方法で患者の換気を確保したうえで，機器の確認作業を行うことが重要である．その前提として，短時間の自発的な換気が可能か否かを事前に判断したうえで，取るべき行動を選択できるよう，平常時から「緊急時処方（行動の指示）」を得ておく必要がある．

手順に従うことになる．
　大規模災害の発生時，仮設あるいは臨時医療施設内，後方への患者搬送において NPPV 実施する患者について，共通して行うべき具体的対処は表4のごとくである．

b．新たに実施する場合

　NPPV は装着が容易ではあるが，実施の際には侵襲的人工呼吸管理と同等か，それ以上の知識と経験が必要である．特に急性呼吸不全患者の管理に用いる場合には，NPPV の中断が即時に患者の生命維持に支障を生じる例も含まれるため，ICU と同等の注意義務が生じる．

c．NPPV と神経筋疾患による呼吸不全患者

　NPPV は平常時から神経筋疾患の慢性期在宅医療における，有力な治療手段として用いられる現状から，避難者のなかには，夜間のみの補助換気により健康を維持している慢性換気不全患者や，IPPV の適応でありながら NPPV を継続している終日換気補助の適応者まで含まれる可能性がある．災害医療の担当者は常にこのことを認識し，優先度を判断しなければならない．
　在宅 NPPV 療法は原則として，マスクを含む機器の操作や喀痰の排除など，最小限の自己管理が可能な例が適応だが，緩徐に進行する病態では，発声が困難となる気管切開を可能な限り回避する立場から，周囲の支援を前提として在宅状態を継続している NPPV 施行例が少なくない．このような例では，機器作動に必要な条件に加えて介護スタッフや家族の支援が受けられるかどうかが，発災後の継続可否を左右する．被災地では，継続的な人的支援が困難な場合が多いことから，自己管理が困難な例は広域搬送や近隣医療機関への避難のための入院を優先させるべきであろう．

d．東日本大震災の経験

　東日本大震災では，慢性呼吸不全患者をはじめ，睡眠呼吸障害，慢性腎不全，排泄機能障害，消化・栄養機能障害など高度な医療機器・材料を用いる在宅医療の対象者が重大な影響を受けた．その詳細を数値によって示すことは困難であるが，NPPV も慢性呼吸不全患者におけ

表4 仮設あるいは臨時医療施設や後方搬送時の初期対処（例）

a. 共通項目（上から順に実施・確認する）
○患者の全身状態（意識・呼吸・循環）を目視的に確認する． 　　※患者自身による自己確認を含む ○患者周囲の安全を確保する（倒壊・落下・浸水などのリスク回避）． ○動作確認のため，①か②として患者とNPPV機器装着をいったん解除する． 　　①自発呼吸が可能→事前処方の吸入量に従い酸素吸入に切り替える． 　　②自発呼吸では不足→換気用バッグを用いて用手的補助換気開始する． 　※在宅NPPV療法では，自発呼吸が困難で用手的換気補助を要する例は対象としないことが原則であるが，一部の神経筋疾患患者では導入後の病態変化により，ほぼ終日NPPVを要する状態で使用せざるを得ない例も存在する．これらの特殊な症例に関しては，災害発生後の安全性と患者の希望を考慮し，NPPV継続の可否を再評価する必要がある． ○主治医など*に安否連絡と支援要請を行い，可能な限り介助者を確保する． ○機器の動作とリークを確認（可能ならテスト肺と圧力計を用いる）する． ○再装着後は必ずバイタルサインとSpO_2で全身・呼吸状態を再評価する． ○NPPV継続かIPPVへの移行の要否と実施可能時間を評価し実施する． ○再停電への対応策を講じる． 　※非常電源，駆動圧源，施設内の医療用ガス供給システムおよびバックアップ酸素ボンベの使用可能時間を推定するとともに，継続可能な医療機関への移送手段を確保する． ○搬送時用の換気補助手段を確保し，搬送に必須の機器を選定する．

b. 居宅における継続（共通項目に加えて）
○前提として共通項目を実施する． ○NPPV継続を前提として継続可能時間を再評価する． 　※電源は定格どおりに動作するとは限らない．メーカー指定のバッテリーや非常電源装置，酸素ボンベなどの機器の使用可動時間から推定するとともに，継続可能な医療機関への移送手段を確保する． ○継続可能時間の超過が予測される場合の対処をあらかじめ主治医と検討する． ○搬送時用の換気補助手段を確保し，搬送に必須の機器を選定する．

c. 一時的避難場所における継続（共通項目に加えて）
○前提として共通項目を実施する． ○NPPV継続の要否と継続可能時間を定期的に評価する． 　※電源は定格どおりに動作するとは限らない．メーカー指定のバッテリーや非常電源装置，酸素ボンベなどの機器の使用可動時間から推定するとともに，継続可能な医療機関への移送手段を確保する． ○NPPV機器の設置や作動音などに配慮して患者を配置する． ○継続可能時間超過後の対処方針決定（搬送担当者と協議）する． ○搬送を要する事態に備え，搬送中の換気補助手段を確保し継続する．

＊：主治医など：医療器械や酸素の提供会社を含む．

る在宅医療機器として，酸素濃縮器，CPAP，在宅リハビリテーションなどとともに大きな影響を受けた[10, a)]．

東日本大震災下の岩手では，2011年7月の段階で，津波などによる直接的な災害死を免れた1,053名のnCPAP療法中の患者に対し，震災直後2週間における療養状況の調査を実施した．回答が得られた1,047名のうち，966名（92.2％）は何らかの理由で治療継続が困難な状況にあったと答えた．直接的災害死を免れた患者におけるCPAP使用困難の原因として，966名中879名（90.9％）において電源の確保困難をあげている[11]．

2011年9月には，安否確認をかねて太平洋沿岸部に居住するNPPVおよび酸素療法中の患者を含む約300名（実際には308名）を対象とする調査を行い，表5に示すような結果を得た．これによれば，居宅が倒壊していない場合でも，何らかの理由で避難せざるを得ない状況が明らかであり，NPPV（在宅人工呼吸療法）患者は在宅酸素療法患者とともに，ほぼ全例が避難的入院（医療機関への搬送）の対象となっていた．一方，CPAP使用困難例は一般避難者と同等に扱われていた．

e. 感染対策：医療材料の枯渇と衛生環境の悪化への対応

大規模災害時には，生活用品ばかりでなく医薬品や医療材料の枯渇が問題となる．このような状況では，医療材料の流用や定められた消毒レベルを無視した使用が行われる危険性を孕んでいる．

NPPVの主なインターフェイスは鼻口マスクであるが，用いられる呼吸器の仕様によって細部の仕様が異なる．たとえば，ICU用ベンチレーターでは回路とマスクの双方にリークポートのないものを用いるが，NPPV専用機では逆にマスクあるいは回路の一方にリークポートを有する回路でなければならない．これらの資材は外見上，極めて類似しているため，相互に混用される事例が報告され，警告[12]がなされている．

総論

表5 在宅呼吸療法施行患者の動向

	在宅酸素療法	在宅人工呼吸療法	在宅CPAP療法
震災前施行者数	216	35	57
震災後在宅者数	117 (54.3%)	11 (31.4%)	39 (68.4%)
避難的入院	53	19	1
避難	33 (15.3%)	4 (11.4%)	15 (26.3%)
死亡	7	1	
行方不明			2
居宅全壊者数	56	6	16

(2011年9月時点:岩手医大睡眠医療科調査)
※数値は被災地全体の状況を示すものではないが,在宅医療機器の供給会社が限定されている岩手においては,ある程度実態を反映しているものと考えられる.

　さらに,人工呼吸関連感染予防の見知から,仮に開放型であっても呼吸回路は患者間の共用を避けることが望ましく,吸入器などと同様に高水準消毒あるいは滅菌を要する医療機器にあたる.呼吸回路は目にみえる汚れがない場合には定期的な交換を要しないが,医療機器や医療材料が長期間不足した場合には,再消毒のうえで使用する必要がある可能性がある.その際には,いわゆるスポルディングの分類[13]に従って消毒方法を選択する必要がある.

1) 呼吸ケア用機器

　人工呼吸器,ネブライザー,吸入麻酔装置などの呼吸ケア用機器は,その内部を通過する空気や水・薬液の飛沫が気道粘膜に付着し,さらに下気道に達するため,セミクリティカル器具に分類される.特に患者間で共用する場合は高水準消毒ないし滅菌が原則[13]である.被災地において,高水準消毒や滅菌を行うことが困難な場合は,70℃を超える熱水による30分間処理するか,80℃10分間の熱水消毒が高水準消毒の代替法[14]とされる.蛇管や加湿器などは部品ごとに処理する必要がある.湿熱に耐えない部品は通常,フタラールなどを使用するが,残留薬の毒性を考慮すると災害時には推奨できない.また,これらの器具において実際に感染伝播リスクが高いのは緑膿菌やアシネトバクターなどのグラム陰性菌が多いので,揮発性があり残留の少ない低濃度の次亜塩素酸ナトリウム(100ppm,1時間)を用いて中水準消毒を行う.十分な設備のない臨時医療施設で呼吸器系装置の消毒に用いる低濃度の次亜塩素酸ナトリウムは結核菌に対しては無効であり,患者間の共用や繰り返し使用は避けなければならない.加湿用の水にはグラム陰性菌が増殖することがあるので,滅菌精製水を用い少なくとも24時間以内に交換する必要がある.

2) 気管カテーテル・経鼻カテーテル

　これら気道粘膜に直接接触する物品はディスポーザブルが望ましい.災害現場では,喀痰の吸引カテーテルなど頻繁に使用するものは,同一の患者に使用する限りにおいて,高水準消毒をすることなく再使用せざるを得ない場合があるが,消毒用エタノールで清拭し滅菌済みの0.1%ベンザルコニウム塩化物液や0.05～0.2%アルキルジアミノエチルグリシン塩酸塩液に浸漬して保管する場合でも,可能な限り頻繁にカテーテルと浸漬用薬液を交換する.消毒薬に浸漬した吸引カテーテルは毎回滅菌精製水で洗浄し,アルコール綿で外面を清拭して用いる.

3 おわりに

　大規模自然災害は,事象の頻度そのものが低く,発生直後における科学的調査実施上の制約から,明確な数値的エビデンスが得られにくい分野である.しかし,災害時ではあっても平常時と同様に倫理的,技術的規範が無視されることがあってはならず,NPPV療法もその例外ではない.

文献

1) 阪神・淡路大震災について.国土庁防災局,平成8年1月9日現在 http://www.bousai.go.jp/kohou/oshirase/h08/w-new09.html
2) インフラ等の被害・復旧状況.内閣府,平成23年7月14日現在 http://www.cao.go.jp/shien/2-shien/1-infra.html
3) 東日本大震災被災者の健康状態に関する調査.「岩手県調査」研究分担者 小川彰,坂田清美,厚生労働科学特別研究事業 H23-特別—指定—002(研究代表者 林 健治)平成23年度総括・分担研究報告書,p201-207(2012年3月)
4) 人工呼吸器安全使用のための指針 第2版.人工呼吸 2011; 28: 210-225.
5) 社会保険点数表:C164 人工呼吸器加算の2 人工呼吸器
6) 立原敬一,石田 等,諏訪邦夫:NPPV(非侵襲的陽圧人工換気法)の現況と将来.www.teikyo-jc.ac.jp/jyoho/periodical_pdf/journal2012_145-149.pdf
7) 三浦美穂子,今野明美,大槻真紀子,ほか:呼吸器科病

棟における災害に備えた取り組み—災害マニュアルの作成とシミュレーション実施訓練を通して—. 秋田大学医学部保健学科紀要 2008; 16: 34-39.
8) 東京都在宅人工呼吸器使用者災害時支援指針. 平成24年3月.東京都福祉保険局篇. http://www.fukushihoken.metro.tokyo.jp/iryo/koho/books.files/shishin.pdf
9) 石原英樹：呼吸器ケアセミナー—緊急対応! 在宅呼吸管理のリスクマネジメント—. 呼吸器ケア 2012; 10: 195-223.
10) 櫻井　滋：東日本大震災下における呼吸器医療—広域災害時の睡眠呼吸障害治療—. THE LUNG-perspectives 2011; 19 (Suppl 1): 403-406.
11) 櫻井　滋：睡眠呼吸障害の最近の話題—睡眠呼吸障害患者の長期管理の最近の話題—震災時の対応も含む—内科医の立場から—. 睡眠医療 2012; 6: 63-69.
12) 【警告】NPPV 関連. 日本呼吸療法学会 人工呼吸管理安全対策委員会. http://square.umin.ac.jp/jrcm/contents/guide/page07.html
13) Rutala WA: APIC Guideline for selection and use of disinfectants, 1996. Am J Infect Control 1996; 24: 313-342.
14) CDC: Guidelines for Preventing Health-Care-Associated Pneumonia, 2003. MMWR 2004; 53 (RR3): 1-36.
15) 平潟洋一：呼吸器感染対策. エビデンスに基づいた感染制御—第2集—実践編, 小林寛伊, 吉倉廣, 荒川宜親, 倉辻忠俊（編）, メヂカルフレンド社, 東京, 2003: p40-57.

【検索期間外文献】

a) Mito F, Nishijima T, Sakurai S, et al: Effects of CPAP treatment interruption due to disasters: patients with sleep-disordered breathing in the Great East Japan Earthquake and tsunami area. Prehosp Disaster Med 2013; 28: 547-555.

10 感染対策

1 はじめに

　Medline search を用い,「noninvasive」「ventilation」に「dispersion」「infection control」「transmisssion」のキーワードを用い,英語の文献を検索したところ,それぞれ5,39,22件の論文がヒットした.これらを,「randomized controlled trials」でフィルターしたところ,該当する文献は0,2,0件であったが,いずれも非侵襲的換気と感染予防に関して直接的に検討した研究ではなかった.RCT以外の研究に関して再検討すると,Huiらによる2件の実験的検討が拾い上げられた[1,2].そこで,これら文献の参考論文を含めて非侵襲的換気と感染予防に関する論文を可及的に再検索収集し,今回の解析対象とした.なお,医中誌データベースにおいて,「非侵襲的」「換気」に「汚染」「院内感染」「感染予防」を掛け合わせて原著論文を検索したが,参考にすべき日本語論文は検出することができなかった.いずれにせよ,本主題における臨床的エビデンスは非常に低いものしかないことが明らかとなった.

2 推奨文

①新興感染症を含めた呼吸器感染症(疑いを含む)患者において,病原体拡散予防目的で,NPPV使用を控える必要はない レベルⅣ.
②NPPVを適用するすべての患者へのケアに際して,標準予防策を適用する レベルⅤ.
③確定診断された,あるいは,推定される感染経路別予防策を適用する レベルⅤ.
④NPPV関連器具を再使用する場合は,適切な手法により消毒か滅菌を行う レベルⅤ.
⑤NPPV回路の交換は,明らかな破損や汚染を認めた場合に行えばよい レベルⅣ.

3 推奨の説明

a. 推奨文①に対して

　NPPVは,半閉鎖式の呼吸回路を使用しており,圧制御のための呼気バルブを有するものがある.また,意図的な漏れ(intentional leak)が存在する.このため,患者呼気を含む回路内ガスが治療室内に拡散する可能性が指摘される.Huiらは,煙ガスを用いた実験的検討により,①呼気バルブを介した回路内気の拡散があること[1],②この拡散は,使用するマスク(呼気バルブ形状)や,回路内圧により影響を受けること[2],③最大の拡散はマスクより0.8m半径に及ぶことを指摘した[2].

　一方,同じ研究者らは,酸素マスクや[3],ジェットネブライザー[4]を用いて同様の検討を行い,これらのデバイスによっても無視できない拡散現象が生じていることも指摘した.しかし,これらはいずれも実験的な研究であり,直接的な感染伝播についての検討がなされているわけではない.また,デバイスよりも,患者の咳そのものによる拡散効果がはるかに高いとする意見もある[5].これらの知見は,病原体拡散に関して,NPPVを特別視する必要性はない可能性を示唆するものの,意図的な漏れを含めた汚染に関しては十分な検討がない.

　2003年の中国を中心とした重症急性呼吸不全ウイルス(SARS)流行の際には,医療従事者の感染が報告され,気管挿管手技と並んで,NPPVの使用が感染伝播リスクにつながる可能性が示唆された[6].しかし,Yuらによるケースコントロール研究による検討では,ユニット内における感染伝播率に影響を与える因子が多変量解析手法により検討され,多人数への感染伝播に有意に関連する因子は,①ベッド間隔が1m以内,②呼吸器症状のある医療従事者の就業,③酸素療法,であるとされた[7].NPPVの使用は,少人数の感染伝播を予後因子とした場合には有意の関連因子であったが,多人数の感染伝播については,有意な因子ではなかった.なによりも,NPPVよりも酸素療法そのものが有意な関連因子として残ったことは興味深い.

　SARSアウトブレイク時の報告で,Fowlerらによる解

析では，NPPV 患者へのケアが医療従事者の感染リスクを有意に高めなかった[8]．Cheung らの報告でも，NPPV 患者をケアした 105 名の医療従事者における感染発生は皆無であった[9]．

2007 年の WHO による急性呼吸器感染症の地域あるいは世界的流行時における感染予防対策に関する勧告においては，NPPV の使用による感染伝播の可能性はあるが議論の残る領域であるとされている[10]．

したがって，現時点の結論としては，病原体が既知であれ未知であれ，また感染経路のいかんを問わず，院内流行を回避する目的で一律に NPPV 療法の適用を強く妨げるだけの傍証は不足していると言わざるを得ない．さらに，急性呼吸不全において，NPPV 療法の適用により挿管が回避され，患者生命予後が改善する可能性にも配慮し[9]，個々の患者および現場においてその適用を慎重に考慮することが肝要である．なお，患者–患者間あるいは患者–医療従事者間の院内感染伝播予防の根幹は，標準予防策に加え，病原体の感染経路別予防策の確実な適用である．

b. 推奨文②に対して

手指衛生を含む標準予防策の適用は，すべての院内感染予防に共通した基本的かつ重要な予防策である．すべての NPPV 患者への接触時には，手洗い（手指衛生），手袋，ガウン，マスク・ゴーグルを正しく適用する．特に人の手を媒介した病原菌の水平伝播を確実な手指衛生の履行により回避することは，医療従事者の基本常識である[11,12]．なお，NPPV のケアは曝露の予測が困難で感染リスクが高い医療行為であるため，標準予防策に加えて感染経路別予防策をとるのがよい[12]．

c. 推奨文③に対して

NPPV 患者に対する感染予防策は，具体的には確定診断あるいは推定の病原菌伝播が，空気感染経路によるのか（結核菌，水痘・帯状疱疹ウイルス，麻疹ウイルスなど），飛沫感染経路によるのか（インフルエンザウイルス，RS ウイルスなど），接触感染経路によるのか（細菌など）を評価し，それぞれに応じた感染予防策（個人用防御具の適用，病室環境の整備）をとれればよい[11~15]．しかし，現実には病原体が不明あるいは未同定であったり，曝露の予測が困難なことも多く，最低限，飛沫感染経路予防策を適用しておくのがよい．予防策の詳細については，別途文献に詳細な記載があるため，本書では割愛したい[11~15]．NPPV 患者の療養環境に，必要とされる個人防御具が適切に配備される必要がある．

d. 推奨文④に対して

NPPV に使用するマスクやヘッドギア，呼吸回路はセミクリティカル器材に分類される．したがって，再利用する場合は，高水準もしくは滅菌を行うが[13~15]，パスツーリゼーション（70℃を超える熱水による 30 分間処理）や熱水消毒（80℃，10 分間）も可能である[16,17]．基本的には，個々のメーカーの推奨に従う．

e. 推奨文⑤に対して

NPPV の回路交換の頻度に関して検討した報告はない．気管挿管下の人工呼吸回路と肺炎の関連性に関しては，以下の推奨がある．現状ではこれらを NPPV の回路交換時の参考とする．

①回路の交換は人工呼吸器関連肺炎（VAP）の危険因子であるとされ，定期的に交換する場合としない場合とで VAP 発生率に差はないため，定期的にしなくてもよい[18~20]．
②回路内の結露の存在は特にグラム陰性桿菌群など細菌増殖の温床となりうるため[21,22]，発見時あるいは定期的に無菌的操作により取り除く．
③ネブライザー液も細菌汚染の原因となるため，VAP の予防的観点からは使用しないほうがよい[23~25]．

このような閉鎖回路管理の推奨が，NPPV 回路に関しても外挿可能かどうかは不明である．

文献

1) Hui DS, Hall SD, Chan MTV, et al: Noninvasive positive-pressure ventilation: an experimental model to assess air and particle dispersion. Chest 2006; 130: 730-740.
2) Hui DS, Benny K, Ng SS, et al: Exhaled air dispersion distances during noninvasive ventilation via different respironics face masks. Chest 2009; 136: 998-1005.
3) Hui DS, Chow BK, Chu LC, et al: Exhaled air and aerosolized droplet dispersion during application of a jet nebulizer. Chest 2009; 135: 648-654.
4) Hui DS, Hall SD, Chan MT, et al: Exhaled air dispersion during oxygen delivery via a simple oxygen mask. Chest 2007; 132: 540-546.
5) McCracken J: Should noninvasive ventilation be considered a high-risk procedure during an epidemic? CMAJ 2009; 181; 663-664.
6) Centers for Disease Control and Prevention: Interim domestic guidance on the use of respirators to prevent transmission of SARS. Accessed May 6, 2003. Available from http://www.cdc.gov/ncidod/sars/respirators.htm
7) Yu IT, Xie ZH, Tsoi KK, et al: Why did outbreaks of severe acute respiratory syndrome occur in some hospital wards but not in others? Clin Infect Dis 2007; 44: 1017-1025.
8) Fowler RA, Guest CB, Lapinsky SE, et al: Transmission of severe acute respiratory syndrome during intubation and mechanical ventilation. Am J Respir Crit Care Med

2004; 169: 1198-1202.
9) Cheung TMT, Yam LYT, Lau ACW, et al: Effectiveness of noninvasive positive pressure ventilation in the treatment of acute respiratory failure in severe acute respiratory syndrome. Chest 2004; 126: 845-850.
10) WHO Interim Guidelines: Infection prevention and control of epidemic- and pandemic-prone acute respiratory diseases in health care, June 2007.
11) Boyce JM, Pittet D: Guideline for Hand Hygiene in Health-Care Settings: Recommendations of the Healthcare Infection Control Practices Advisory Committee and the HICPAC/SHEA/APIC/IDSA Hand Hygiene Task Force. Infect Control Hosp Epidemiol 2002; 23: S3-S40.
12) 医療機関における院内感染対策マニュアル 作成のための手引き（案）（070828 ver. 5.0）．平成 18 年度厚生労働科学研究費補助金（新興・再興感染症研究事業）「薬剤耐性菌等に関する研究」（H18- 新興 -11）主任研究者：荒川宜親．
13) 2007 Guideline for Isolation Precautions: Preventing Transmission of Infectious Agents in Healthcare Settings. http://www.cdc.gov/hicpac/pdf/isolation/isolation2007.pdf
14) Siegel JD, Rhinehart E, Jackson M, et al: the Healthcare Infection Control Practices Advisory Committee: 2007 Guideline for Isolation Precautions: Preventing Transmission of Infectious Agents in Healthcare Settings. http://www.cdc.gov/ncidod/dhqp/pdf/isolation2007.pdf
15) Rutal WA, Weber DJ, and the Healthcare Infection Control Practices Advisory Committee (HICPAC): Guideline for Disinfection and Sterilization in Healthcare Facilities, 2008.
16) Gurevich I, Tafuro P, Ristuccia P, et al: Disinfection of respirator tubing: a comparison of chemical versus hot water machine-assisted processing. J Hosp Infect 1983; 4: 199-208.
17) Rutala WA, Weber DJ, Gergen MF, et al: Efficacy of a washer-pasteurizer for disinfection of respiratory-care equipment. Infect Control Hosp Epidemiol 2000; 21: 333-336.
18) Kollef MH, Shapiro SD, Fraser VJ, et al: Mechanical ventilation with or without 7-day circuit changes: a randomized controlled trial. Ann Intern Med 1995; 123: 168-174.
19) Long MN, Wickstrom G, Grimes A, et al: Prospective, randomized study of ventilator-associated pneumonia in patients with one versus three ventilator circuit changes per week. Infect Control Hosp Epidemiol 1996; 17: 14-19.
20) Branson RD: The ventilator circuit and ventilator-associated pneumonia. Respir Care 2005; 50: 774-785.
21) Gorman LJ, Sanai L, Notman AW, et al: Cross infection in an intensive care unit by Klebsiella pneumoniae from ventilator condensate. J Hosp Infect 1993; 23: 27-34.
22) Craven DE, Goularte TA, Make BA: Contaminated condensate in mechanical ventilator circuits-risk factor for nosocomial pneumonia? Am Rev Respir Dis 1984; 129: 625-628.
23) Craven DE, Lichtenberg DA, Goularte TA, et al: Contaminated medication nebulizers in mechanical ventilator circuits. Am J Med 1984; 77: 834-838.
24) Mastro TD, Fields BS, Breiman RF, et al: Nosocomial Legionnaires' disease and use of medication nebulizers. J Infect Dis 1991; 163: 667-670.
25) Mertz JJ, Scharer L, McClement JH: A hospital outbreak of Klebsiella pneumonia from inhalation therapy with contaminated aerosols. Am Rev Respir Dis 1967; 95: 454-460.

11 導入後のケア

1 はじめに

NPPVの普及につれてNPPV中の患者ケアの知見が蓄積され、質の高いケアがNPPVの成否や患者の予後に大きく影響することが示されている。一方、ケアの内容は、急性期・慢性期それぞれの特徴を考慮してテーラーメードする必要もあり、加えて入院から在宅まで長期にわたる場合に一個人・単一施設の努力のみで質の高いケアを提供することは困難で、地域医療連携や多職種による多面的なチームアプローチが推奨される。一方、在宅NPPVの症例は徐々に増加しているものの[1]、それを支える地域の支援体制は決して十分とはいえず[2]、改善が求められている。本項では、急性期から慢性期、在宅まで、患者に継続的にかかわることを前提に、NPPVのケアにかかわる推奨項目をあげる。

2 メンタルケア・せん妄対策

CQ．NPPV中のメンタルケアとせん妄対策はどのように行うか？

① メンタルケアにより、NPPVの継続のための患者の受容と協力を促す レベルⅣ 推奨度B．
② せん妄の発症は予後の悪化につながるため、予防および早期発見・対応に努める レベルⅡ 推奨度A．
③ 環境整備は不安の解消、睡眠リズムの改善などをもたらし、不穏やせん妄の予防につながる レベルⅣ 推奨度C1．
④ 早期離床や運動療法は、せん妄予防やADLの維持に有効である レベルⅡ 推奨度A．

患者の精神状態やNPPVの受け入れはNPPV成功の重要な要素であるとされ、NPPVの効果を理解し、それをポジティブに捉えて、患者がアドヒアランスを維持できるような支援が不可欠である。また、AntónらはCOPD症例における検討で意識レベルが明瞭に維持されていることがNPPV成功の因子であることを示し[3]、またIngadóttirらは医療者が患者や家族のさまざまな要求に十分注意を払うことが在宅NPPVにおいて重要であると報告した[4]．患者の健全な精神状態を維持する、あるいは治療に対する前向きな姿勢を引き出すことは、ケアの大きな要素であり、NPPV症例を担当するすべての医療者は、早くから患者の精神的なケアに十分配慮すべきである。

一般的に重症患者において、「せん妄」の発症はその予後を悪化させることが知られており、近年せん妄の予防が強く推奨されている[5〜9]．一方、NPPVをはじめとする多くの医学的介入は患者に何らかのストレスを与え、もともとの疾患や病態に加えてせん妄発症のリスクとなる。また、高齢、認知症の合併もせん妄発症のリスクであり、患者の高齢化もせん妄対策が必要な要因といえる。特に不穏（agitation）では、NPPVの装着に協力を得られず、NPPV失敗につながりやすい[10]．

NPPVの受容を促す方法のひとつとして、急性期管理では少量の鎮痛薬や鎮静薬を使用することも広く行われているが（別項参照）、鎮静薬の使用には批判的な意見もある。一方、慢性期においてNPPVの受容を促す有効な薬物療法は今のところ存在しない。

NPPV中の睡眠障害は、患者のQOLや予後の悪化、特にせん妄発症と関連があることが示され[11]、睡眠環境の改善や薬物による睡眠コントロールの有用性が検討されている。睡眠導入薬については、日本ではbenzodiazepine系の薬剤が多く使用されているが、濫用や習慣性・依存性、またせん妄の誘発などが問題である。さらに呼吸抑制や筋弛緩作用も有するため、慢性呼吸不全症例に使用しづらい。したがって現時点では、薬物よりも音や照明の調節、日中の活動性の維持といった睡眠環境の整備を行うことが主に推奨される。

ICUにおいて挿管・人工呼吸中の重症患者を対象とした検討では、早期に離床を図り運動療法を取り入れることでせん妄発症が抑えられ、人工呼吸時間や入院期間の短縮や早期にADLの改善が得られることが示されている[12]．NPPV症例を対象とした検討ではないが、NPPVにおいても同様の効果を得られる可能性がある。また、慢性呼吸不全症例へのリハビリテーションは、ADLや

総論

QOL の改善をもたらすことが示されており[13]，併せて推奨される．

3 栄養サポート

CQ．NPPV 中の栄養投与をどのように行うか？
①NPPV 中は早期から十分な栄養投与を行う レベルⅣ 推奨度B．
②経口摂取ができない症例においては，経腸栄養を行う レベルⅣ 推奨度B．

一般に人工呼吸が必要な重症患者では積極的な栄養療法が推奨されている[14〜16]．また，慢性期のCOPD患者や神経筋疾患症例などにおいて，栄養療法は強力な支持療法のひとつである[17〜19]．NPPVではマスクの付け外しが容易であることから，嚥下機能に問題がなく短時間のNPPV中断に耐えうる症例においては，十分な経口摂取が推奨される．慢性期の症例においては，食思不振や呼吸仕事量の増加に伴う相対的な低栄養によりBMIの低下がみられるため，食事量だけでなく摂取可能な栄養素の組み合わせも重要で，入院中に加え在宅においても管理栄養士のサポートを得て栄養管理を行うことが望ましい．

急性呼吸不全で重症度が高く，マスクを外すことが困難な症例や，安定していても嚥下機能に問題がある症例では，胃管による経腸栄養が推奨される[20,21]．通常，経鼻胃管を用いるが，長期にわたり経腸栄養を施行する場合は胃瘻造設を考慮する[22]．一方，NPPV中は嘔吐や胃食道逆流症により胃内容物が口腔内に達すると誤嚥を生じる可能性があるため，腸管機能の評価や呑気，嘔吐・逆流の有無をチェックする．明らかに逆流・誤嚥をきたしている場合は，胃管によるドレナージ，NPPVの設定圧の調整や中断も検討する．一部の神経筋疾患症例では，胃瘻造設と同時に噴門形成術を施行することで胃食道逆流症を予防し，予後が改善することが示されており[23]，栄養投与に伴う合併症への配慮も重要である．

CQ．NPPV 中に経口摂取に向けての必要な援助は？
①NPPV中は口腔乾燥や口腔衛生に関して，医療者による評価および介入が有用である レベルⅣ 推奨度B．
②高齢者や脳卒中の既往がある症例では，嚥下機能のスクリーニングを行い，必要に応じて言語聴覚士による介入・訓練を行う レベルⅥ 推奨度C1．

NPPVでは鼻咽頭の生体加湿機能が維持されるにもかかわらず，口腔乾燥をきたしやすい．その理由として，吸入ガスの加湿不良や吸気流量の増加，口呼吸に伴う生体による加湿不足，過剰な負の水分バランスに伴う粘液・唾液の分泌不良などがあげられ，評価の必要性が示されている[24]．鼻・口腔内が乾燥すると粘膜が障害され，繊毛運動や分泌機能が低下し鼻閉などの機能異常が惹起される．そして病原微生物への防御機構や分泌物の排除が低下して口腔衛生が不良となり，気道感染をはじめとするさまざまな合併症を招くことになる．したがって，NPPVの継続中は，特に口腔ケアに重点を置く必要があり，その内容としては乾燥など口腔内の評価および加湿への配慮，口腔内細菌叢を減じるための介入（ブラッシングと洗浄・回収，保湿剤の適正使用）を行う．う歯や歯肉炎などを認める場合や，ケアスタッフで十分な口腔ケアが困難と判断される場合には，歯科医師や歯科衛生士といった専門家を依頼し，スタッフ教育と併せて口腔ケアのサポートを行ってもらう．

高齢者や脳卒中の既往がある症例では，嚥下機能の低下をきたすことが多いが，これらの症例を含む急性期のNPPVでは約5%で誤嚥をきたし，それが肺炎の原因となって予後の悪化につながる[25]．リスクの高い症例においてはケアスタッフで初期評価を行い，問題があれば言語聴覚士の介入を仰ぎ，早期から専門的な評価と訓練を行うことが，肺炎の予防や嚥下機能の維持・回復につながると考えられる．また，慢性期の症例においても，口腔内や嚥下機能の定期的な評価は重要であり，慢性呼吸器疾患の増悪を予防し，入院回数の減少につながる可能性がある．

4 マスクに関連する皮膚ケア

CQ．NPPV 中に行う顔面の皮膚ケアは？
①早期からマスクによる皮膚障害を意識し，介入する レベルⅣ 推奨度B．

NPPVを使用する場合にはマスクの選択やフィッティングが重要だが（総論5「慢性呼吸不全におけるNPPVの導入方法」を参照），加えて急性期・慢性期を問わずマスクによる発赤やびらん，褥瘡といった皮膚障害を想定し，予防に努める．皮膚の発赤やびらんは，皮脂によるマスクの汚染やマスクの圧迫に加えて，マスクの材料に対するアレルギー反応や接触性・感染性の皮膚炎に起因するものもある[25]．褥瘡は圧迫による血流障害で生じ，鼻根部や頬部に多くみられるが，いったん生じると治療は困難であり，マスクのストラップを締め過ぎないあるいはストラップを締めたままでマスクの位置調整を行わないなどの配慮が必要である．慢性呼吸不全症例では，24時間の使用例もみられるので，さまざまなタイプのマスクや鼻プロング，マウスピースなどを時間帯や患者の生活行動により使い分けて皮膚障害を予防するとよい．

皮膚保護のために顔面の皮膚にドレッシング剤を貼付し，その上からマスクを装着することで皮膚障害を予防するケアが一般的に行われている[26,27]．一方，NPPVのマスクに特化したドレッシング材は存在せず，一般の褥瘡ケアのものが用いられている（ハイドロコロイドやウレタンフォーム，シリコンフォーム材など）．しかし，マスクを長時間使用する症例では，これらのドレッシング剤だけでは十分とはいえず，やはりマスクフィッティングと併せて検討する必要がある．

5 在宅へ向けての患者・家族教育

CQ．NPPVを在宅導入する際の患者・家族教育は必要か？
 ①在宅NPPVへの移行時は，退院前に患者および家族にNPPVに関する教育を行い，到達度を評価する レベルⅥ 推奨度B．
 ②在宅NPPV中の緊急時の対応（連絡先や具体的な対処法）について，退院前に患者・家族とすべての支援スタッフが打ち合わせを行う レベルⅥ 推奨度C1．

在宅NPPV症例では，患者のみならず家族の理解や協力が必須であり，在宅医療に移行する前に医療スタッフと意思統一を図る．NPPVに関する教育は治療内容や期待される効果，日常のケア・メンテナンス（マスクの組み立て，機器の操作，加温加湿器の水補充，マスク・回路の洗浄など）といった多岐にわたり，主として看護師の職務である．具体的には患者と家族に実物を用いて実習を行ってもらい，習得度を評価する．退院までには，トラブル時の対処法や緊急時の連絡方法についても申し合わせを行い，それらを明記したカードなどを患者・家族に提供すると同時にNPPV機器に備え付けることが勧められる．また，緊急時はNPPV業者の支援を受けることも多く，担当者を交えての打ち合わせも必須である．教育効果の評価の結果，患者本人や家族による管理が困難と判断される，または独居で家族の支援を受けられないなどの場合は転院や施設入所も考慮せざるを得ないこともある．

6 在宅NPPVにおける支援体制

CQ．NPPVに関する地域医療連携とは？
 ①在宅NPPV症例をサポートするために，地域の医療機関が連携し，安定時から増悪時までの対応を継続的かつ速やかに行う レベルⅥ 推奨度C1．

NPPVのアドヒアランスを維持し効果的にNPPVを在宅で継続するためには，在宅医療における地域のリソースが非常に重要で，特に訪問看護ステーションおよび居宅介護支援事業所との連携は必須となる．したがって，在宅NPPVへ向けて入院中から訪問看護師またはケア・マネージャーと早期に連携し，共同で患者への指導を行ったり，NPPV業者と打ち合わせを行ったりすることで，在宅でのケアや機器・回路の点検などを訪問看護師およびケア・マネージャー，業者の担当者に委託することが可能となる．在宅移行後は病棟と連携している看護外来あるいは外来看護師が要となり，訪問看護師をはじめとした地域のリソースと連携を取り，定期的なカンファレンスなどにより，自宅での療養状況や問題点などを早期に共有し解決策を話し合うことができ，患者へのフィードバックも速やかに行える．遠方に居住する患者に対しては，その地域の医療機関に応援を依頼し，情報交換を密に行うことでスムーズな対応が可能となる．

CQ．NPPVを施行する患者・家族の経済的・社会的支援を誰が行うか？
 ①在宅NPPV患者が経済的・社会的支援を最大限利用できるよう，医療者がサポートする レベルⅥ 推奨度C1．

在宅NPPV療法は健康保険給付の対象だが（別項参照），一部自己負担もある．慢性呼吸不全に対する「身体障害者認定」においては，認定基準（表1）に照らすと医療費補助の対象となる1級は少なく，3級が多い．しかし，3級の医療費補助は都道府県により差があり，患者の経済的負担が大きくなる場合がある．特発性間質性肺炎など厚生労働省の「特定疾患治療研究事業」の対象疾患であれば重症度により公費の援助が得られる．さらに通院や生活のための諸費用に対する配慮も必要である．入院中から積極的にケースワーカーのかかわりを促し，退院後も患者・家族を交えて継続的に負担軽減の方策などを話し合い，見直しを行う．

活動的な患者では旅行を希望する場合も多くあり，身体障害者手帳があれば公共交通機関による交通費の割引が得られるほか，酸素機器やNPPV機器などについて提供業者によるサポートを依頼できる．医療側の介入は，旅行計画に基づくケアプランの作成や物品の整備，実際に利用する乗用車などを用いたシミュレーションなどを行う．特に緊急時の対応に関する準備が重要である．一方，航空機の利用においては，航空会社に対する事前の連絡に加え，担当医の診断書，酸素付与の適応，使用できる機器の選択や同行する介助者のケアプランの作成など，より詳細な手続きが必要となるが[28]，一定の基準は定められていない．

表1 障害程度等級表

級別	呼吸器機能障害
1級	呼吸器の機能の障害により自己の身辺の日常生活活動が極度に制限されるもの
3級	呼吸器の機能の障害により家庭内での日常生活活動が著しく制限されるもの
4級	呼吸器の機能の障害により社会での日常生活活動が著しく制限されるもの

<身体障害認定基準>
　機能障害の程度の判定は，予測肺活量1秒率（以下「指数」），動脈血ガスおよび医師の臨床所見による．
①1級に該当：呼吸困難が強いため歩行がほとんどできないもの，呼吸障害のため指数の測定ができないもの，指数が20以下のものまたはPaO_2が50Torr以下のもの
②3級に該当：指数が20を超え30以下のもの若しくはPaO_2が50Torrを超え60Torr以下のものまたはこれに準ずるもの
③4級に該当：指数が30を超え40以下のもの若しくはPaO_2が60Torrを超え70Torr以下のものまたはこれに準ずるもの

CQ. 在宅NPPVにおいてモニタリングは必要か？

①在宅NPPVの施行中は，バイタルサインや症状，機器の作動状況のモニタリングを行う　レベルⅥ　推奨度C1．
②モニターした値が管理目標域や安全域を超えた場合，速やかに対応できる体制を準備する　レベルⅥ　推奨度C1．

　在宅NPPV症例のモニタリングなどについてはこれまで一定の指針は示されていないが[a]，必要十分なモニタリングが必要であることは明らかである．人工呼吸への依存度がそれほど高くない場合は，訪問看護などによる定期的なバイタルサインや症状のチェック，および機器の点検・作動状況の確認が中心となる．しかし，NPPVを長時間装着するような依存度の高い症例では，ケアレベルも高くなり，毎日の観察や点検が必須である．SpO_2の低下や喀痰の性状や量の変化といった患者要因，マスクや回路の破損・フィルターの目詰りといった機械的要因などを早期に発見し対応することで，予後の悪化を防止できると思われる．モニタリングの内容は，家族や在宅ケア担当者，NPPV業者を通じて速やかに医療機関に伝達され，往診や訪問看護などにつなげる．

　近年NPPV機器は，内部に使用状況や作動状況を記録・解析できるデータ管理システムを有するものが登場し，その記録媒体を医療機関がチェックすることで機器と患者の呼吸の同調性やリーク量，換気量などのNPPV装着時の状況や危機の作動状況，バイタルサインなどについて経時的に確認でき，至適設定の判断材料として重用されている．

CQ. 在宅NPPV施行中の緊急時の支援をどのように行うか？

①機器のトラブルや突発的な容態変化など，緊急時の対応について具体的な方法を事前に決めておく　レベルⅥ　推奨度B．
②在宅NPPV症例に対して，地域の医療機関が連携して対応できるクリニカルパスや緊急時マニュアルを有することが望ましい　レベルⅥ　推奨度C1．

　在宅NPPVにおいて発生するトラブルの多くは機器に関連したもので，それほど重篤なものではないことが示されている[29]．しかし，実際は患者・家族の不安は大きく，医療機関やケア担当者による支援も十分といえない．したがって，患者・家族への教育を行う際には，主たるトラブルの内容および対応方法を必ず含め，実際に練習を行ってもらう．一方，容態変化時の緊急度はNPPVへの依存度や疾患の重症度など症例ごとに異なるため，医療機関が24時間体制の窓口を備えるとともに，開業医や救急要請といったアクセスしやすい医療の窓口を設定しておくことも必要である．

　支援を担う診療所や訪問看護ステーション，居宅介護支援事業所などとの連携を容易にするためには，いつ・誰が・何を・どのように対応するかを共有することが有用である．したがって，日常の医療やケア，機器のメンテナンス，モニタリングの目標値，緊急時の対応，それらに対する医療側の役割分担などを記した共通のマニュアルあるいは地域連携パスを導入することで，統一した医療サービスを提供することができ，ケアの質の向上やトラブル時の迅速性に一定の効果が期待できると思われる．

7 NPPVのケアを支えるリソース（RST，呼吸療法認定士・呼吸ケア指導士など）

CQ. NPPVの実施においてチーム医療は有用か？

①多職種で構成されるチーム医療による介入は，急性期から慢性期まで横断的・継続的・多面的にかかわり，患者ケアのサポートや教育，環境整備，在宅への支援などを効率的に行うことができる レベルⅣ 推奨度A .

近年日本では，人工呼吸管理を中心とした呼吸療法の安全と質の向上を目的として「呼吸ケアサポートチーム（respiratory-care support team：RST）」の活動が増えている[30,31]．多職種のチームによるケアの取り組みは欧米でも評価され始めており，科学的な検討も行われている[32,33]．NPPVは急性期から慢性期，在宅に至るまでさまざまな時相で用いられる呼吸療法であるが，RSTなどの医療チームはさまざまな職種が異なる時相でかかわり，かつ専門的なサポートが可能である．また，2010年4月からはRST活動に対する診療報酬加算も導入された．一方，慢性期や在宅NPPVへのチーム医療に対するインセンティブは存在せず，ほとんどのRSTは施設内の活動にとどまっている．医療機関内のチーム医療のリソースを，慢性期・在宅の症例にどのように活用するかは今後の課題といえる．

CQ. NPPVのためのチーム医療においてどのような人材が必要か？

①医療チームのなかに人工呼吸管理の専門家あるいは有資格者が参加してリーダーシップを発揮し，スタッフ間の調整およびケアに対する助言・援助を行う レベルⅥ 推奨度C1 .

現在呼吸ケアにかかわる専門的な資格としては，3学会合同呼吸療法認定士，日本呼吸ケア・リハビリテーション学会認定呼吸ケア指導士，日本看護協会認定看護師および専門看護師などがある．一方，施設内でこれらの有資格者が呼吸療法に関与できず，その能力を十分発揮できていないといった批判も聞かれる．チーム医療では，これらの人材をそのなかに取り込むことが可能となり，チームのパフォーマンス向上に寄与すると考えられる．チームの能力を高めるためには，リーダーシップとチームワークが鍵であり[34,35]，これらの有資格者がリーダーやコーディネーターとなり積極的に呼吸ケアにかかわれること，チーム医療を推進する風土を施設のなかで確立することが，NPPVのケアの質を高め，患者の満足度を向上させることにつながると考えられる．

文献

1) 日本呼吸器学会肺生理専門委員会在宅呼吸ケア白書ワーキンググループ：在宅呼吸ケア白書2010，メディカルレビュー社，東京，2010: p26.
2) 日本呼吸器学会肺生理専門委員会在宅呼吸ケア白書ワーキンググループ：在宅呼吸ケア白書2010，メディカルレビュー社，東京，2010: p35-37.
3) Antón A, Güell R, Gómez J, et al: Predicting the result of noninvasive ventilation in severe acute exacerbations of patients with chronic airflow limitation. Chest 2000; 117: 828-833.
4) Ingadóttir TS, Jonsdottir H: Technological dependency: the experience of using home ventilators and long-term oxygen therapy: patients' and families' perspective. Scand J Caring Sci 2006; 20: 18-25.
5) Barr J, Fraser GL, Puntillo K, et al: Clinical practice guideline for the management of pain, agitation, and delirium in adult patients in the intensive care unit. Crit Care Med 2013; 41: 263-305.
6) Ely EW, Shintani A, Truman B, et al: Delirium as a predictor of mortality in mechanically ventilated patients in the intensive care unit. JAMA 2004; 291: 1753-1762.
7) Pisani MA, Kong SY, Kasl SV, et al: Days of delirium are associated with 1-year mortality in an older intensive care unit population. Am J Respir Crit Care Med 2009; 180: 1092-1097.
8) Girard TD, Jackson JC, Pandharipande PP, et al: Delirium as a predictor of long-term cognitive impairment in survivors of critical illness. Crit Care Med 2010; 38: 1513-1520.
9) Shehabi Y, Riker RR, Bokesch PM, et al: Delirium duration and mortality in lightly sedated, mechanically ventilated intensive care patients. Crit Care Med 2010; 38: 2311-2318.
10) Charlesworth M, Elliott MW, Holmes JD: Noninvasive positive pressure ventilation for acute respiratory failure in delirious patients: understudied, underreported, or underappreciated? a systematic review and meta-analysis. Lung 2012; 190: 597-603.
11) Campo FR, Drouot X, Thille AW, et al: Poor sleep quality is associated with late noninvasive ventilation failure in patients with acute hypercapnic respiratory failure. Crit Care Med 2010; 38: 477-485.
12) Schweickert WD, Pohlman MC, Pohlman AS, et al: Early physical and occupational therapy in mechanically ventilated, critically ill patients: a randomised controlled trial. Lancet 2009; 373: 1874-1882.
13) 日本呼吸ケア・リハビリテーション学会呼吸リハビリテーション委員会ワーキンググループ，日本呼吸器学会呼吸管理学術部会，日本リハビリテーション医学会呼吸

リハビリテーションガイドライン策定委員会，日本理学療法士協会呼吸理学療法診療ガイドライン作成委員会：呼吸リハビリテーションマニュアル—運動療法—，第2版，照林社，東京，2012: p3.

14) Dark DS, Pingleton SK: Nutrition and nutritional support in critically ill patients. J Int Care Med 1993; 8: 16-33.

15) Giner M, Laviano A, Meguid MM, et al: In 1995 a correlation between malnutrition and poor outcome in critically ill patients still exists. Nutrition 1996; 12: 23-29.

16) McClave SA, Martindale RG, Vanek VW, et al: Guidelines for the Provision and Assessment of Nutrition Support Therapy in the Adult Critically Ill Patient: Society of Critical Care Medicine (SCCM) and American Society for Parenteral and Enteral Nutrition (A.S.P.E.N.). JPEN J Parenter Enteral Nutr 2009; 33: 277-316.

17) Landbo C, Prescott E, Lange P, et al: Prognostic value of nutritional status in chronic obstructive pulmonary disease. Am J Respir Crit Care Med 1999; 160: 1856-1861.

18) Chailleux E, Laaban J-P, Veale D: Prognostic value of nutritional depletion in patients with COPD treated by long-term oxygen therapy: data from the ANTADIR Observatory. Chest 2003; 123: 1460-1466.

19) LoCoco D, Marchese S, Pesco MC, et al: Noninvasive positive-pressure ventilation in ALS: predictors of tolerance and survival. Neurology 2006; 67: 761-765.

20) Braunschweig CL, Levy P, Sheean PM, et al: Enteral compared with parenteral nutrition: a meta-analysis. Am J Clin Nutr 2001; 74: 534-542.

21) Lipman TO: Grains or veins: is enteral nutrition really better than parenteral nutrition? A look at the evidence. JPEN J Parenter Enteral Nutr 1998; 22: 167-182.

22) Park JH, Kang SW: Percutaneous radiologic gastrostomy in patients with amyotrophic lateral sclerosis on noninvasive ventilation. Arch Phys Med Rehabil 2009; 90: 1026-1029.

23) Yuan N, Wang CH, Trela A, et al: Laparoscopic Nissen fundoplication during gastrostomy tube placement and noninvasive ventilation may improve survival in type I and severe type II spinal muscular atrophy. J Child Neurol 2007; 22: 727-731.

24) Rodriguez AME, Scala R, Soroksky A, et al: Clinical review: humidifiers during non-invasive ventilation: key topics and practical implications. Crit Care 2012; 16: 203.

25) Gay PC: Complication of noninvasive ventilation in acute care. Respir Care 2009; 54: 246-257.

26) Callaghan S, Trapp M: Evaluating two dressings for the prevention of nasal bridge pressure sores. Prof Nurse 1998; 13: 361-364.

27) Weng MH, Change MC, Yan HC: The pressure relief efficacy of hydrocolloid face cover in patients with non-invasive bipap ventilation. Taiwan Crit Care Med 2006; 7: 111-118.

28) 神野 進：厚生労働省精神・神経疾患研究委託費，筋ジストロフィーの集学的治療と均てん化に関する研究．筋ジストロフィー長期入院患者の外出・外泊マニュアル—人工呼吸を必要とする患者の場合—徳島；就労支援センターハーモニー，2010: p24-31. http://www.care-curemd.jp/images/pdf/gaihaku.pdf

29) Chatwin M, Heather S, Hanak A, et al: Analysis of home support and ventilator malfunction in 1211 ventilator-dependent patients. Eur Respir J 2010; 35: 310-316.

30) 森安恵実，小池朋孝，飯島光雄，ほか：呼吸療法サポートチーム（Respiratory Support Team: RST）の効果．ICUとCCU 2010; 34: 561-566.

31) 西村直樹，寺井美峰子，田村富美子，ほか：呼吸ケアチーム加算の現状と医療安全からみた効果．呼吸ケア・リハビリテーション学会誌 2012; 22: 391-397.

32) Kim MM, Barnato AE, Angus DC, et al: The effect of multidisciplinary care teams on intensive care unit mortality. Arch Intern Med 2010; 170: 369-376.

33) Sinuff T, Cook D, Giacomini M, et al: Facilitating clinician adherence to guidelines in the intensive care unit: a multicenter, qualitative study. Crit Care Med 2007; 35: 2083-2089.

34) Bristowe K, Siassakos D, Hambly H, et al: Teamwork for clinical emergencies: interprofessional focus group analysis and triangulation with simulation. Qual Health Res 2012; 22: 1383-1394.

35) Paull DE, Mazzia LM, Izu BS, et al: Predictors of successful implementation of preoperative briefings and postoperative debriefings after medical team training. Am J Surg 2009; 198: 675-678.

【検索期間外文献】

a) Sunwoo BY, Mulholland M, Rosen IM, et al: The changing landscape of adult home noninvasive ventilation technology, use, and reimbursement in the United States. Chest 2014; 145: 1134-1140.

各論 A

急性呼吸不全

各論A：急性呼吸不全

1 COPDの増悪

CQ 1 COPD増悪による急性呼吸不全の呼吸管理にNPPVを使用すべきか？

回答：急性呼吸不全におけるNPPVにおいて，慢性閉塞性肺疾患(chronic obstructive pulmonary disease：COPD)の増悪は最も多くの検討がなされている．GOLD(Global Initiative for Chronic Obstructive Lung Disease)では，NPPVは呼吸性アシドーシスの改善，呼吸数・呼吸仕事量・呼吸困難感の減少，人工呼吸器関連肺炎などの合併症の低下，入院期間の減少などに加え，挿管を回避し生存率を有意に改善する有効な治療として推奨されている．NPPVを有効に行うには，適切な症例を選択し，適切な時期に導入するのに加え，関与する医療スタッフがNPPVに習熟することが不可欠である．

CQ1推奨：COPD増悪による急性呼吸不全に対し，NPPVを使用すべきである．【エビデンスレベルⅠ，推奨度A】

1 はじめに

国際的なCOPDのガイドラインであるGOLDでは，COPDとは「一般的で予防や治療が可能な疾患で，持続的な気流制限を特徴とし，通常進行性で，有害な粒子またはガス(多くはタバコの喫煙)に対する気道や肺の異常な炎症反応と関連する」と定義されている[1]．一方，COPDの増悪については，労作時呼吸困難，咳嗽，喀痰といった慢性の症状が日常の変動幅を超えて悪化し，管理に変更を要する状態と定義された[1]．増悪時の症状としては，息切れの増強が主であり，喘鳴および胸部狭窄感，咳・喀痰の増強，痰の色・粘度の変化，発熱，他の非特異的な症状などが認められる．原因として最も多いものは気道感染であるが，約1/3分は原因不明とされている．呼吸器症状の悪化を引き起こす肺炎，肺塞栓，うっ血性心不全，気胸や胸水などは，共通の臨床像を呈するため鑑別上重要である[1,a]．

急性呼吸不全におけるNPPVにおいて，COPDの増悪は種々のランダム化比較試験の結果から，NPPVの最もよい適応であることが明らかとなり，GOLDでは推奨療法とされている[1]　レベルⅠ．この場合，NPPVを推奨する理由としては，呼吸性アシドーシスの改善(pHを上げ，$PaCO_2$を低下)，呼吸数，呼吸仕事量，呼吸困難感の減少，人工呼吸器関連肺炎などの合併症の低下，入院期間の減少などに加え，挿管を回避し，生存率を有意に改善することが示されている[3~5]．NPPVはすでにCOPD増悪期の治療に不可欠なものといえよう[1~3,a]．

2 NPPVのエビデンス

COPDの増悪は，NPPVではじめてランダム化比較試験(randomized control trial：RCT)が行われた病態であり，種々の検討が，ICU，一般病棟，救急室などにおいてなされている．当初の報告では，直ちに挿管が必要でなく，呼吸数の増加，pH<7.35かつ$PaCO_2$>45mmHgの呼吸性アシドーシスを呈するといった基準が用いられていたが，最近ではより軽症例を対象とした検討がなされている[4]．

ICUにおける報告のメタアナリシスでは，平均pH 7.23の患者群で，NPPVにより挿管率は63%(95%confidence interval[CI]±9.4%)から21%(95%CI±7.7%)と有意に減少し，死亡率についても，NPPVにより25%(95%CI±8.4%)から9%(95%CI±5.6%)と有意な減少を認めている[4]．この結果から，1人の挿管患者を減らすのに必要なNPPV施行人数(numbers needed to treat：NNT)は2.4人，1人の死亡患者を減らすのに必要なNPPV施行人数は6.3人となる[4]．

一般病棟においては，Plantらにより236例という大規

模な RCT が行われ，NPPV により挿管基準を満たす症例は 27％から 15％に，死亡率は 20％から 10％に有意に減少すると報告されている[5]．この報告による挿管基準の NNT は 8.3 例，死亡の NNT は 10 例となる．さらに，NPPV は 93％の患者に施行可能であり，熟練した看護師では導入 8 時間以内の追加業務は 26 分で，8 時間以後は業務負担に差がないことが示されており，一般病棟においても NPPV の導入が比較的容易に施行可能であること が示されている．最近の報告では，救急医療チームの介入による一般病棟での NPPV 管理の有効性も報告されている[b]．

救急外来における NPPV の効果は ICU や一般病棟に比べ明らかではない．Barbe らの報告では，NPPV 群，従来型の治療群 12 例ずつという限られた症例数で，いずれも気管挿管や死亡した症例を認めておらず，結論を導くには困難な報告である[6]．この報告では，呼吸性アシドー

表1　COPD と NPPV：エビデンスのまとめ

論文コード	対象	方法	結果
Bott et al, 1993 RCT	NPPV 30 人 対照 30 人 ($Paco_2 > 45mmHg$)	鼻マスク NPPV 専用器・従量式	死亡率，呼吸困難と血液ガスいずれも NPPV で良好
Brochard et al, 1995 RCT	NPPV 43 人 対照 42 人 ($pH < 7.35, Pao_2 < 45mmHg$)	鼻口マスク NPPV 専用器・PSV $20cmH_2O$，1日6時間以上	挿管回避率，死亡率，意識障害スコア，血液ガス，入院期間，いずれも NPPV で良好
Kramer et al, 1995 RCT	NPPV 11 人 対照 12 人 ($pH < 7.35$ & $Paco_2 > 45mmHg$)	鼻／鼻口マスク NPPV 専用器 IPAP/EPAP 8/2 cmH_2O で開始	挿管回避率，血液ガス，心拍数改善，いずれも NPPV で良好 死亡率，入院期間，医療費は差なし
Angus et al, 1996 RCT	NPPV 9 人 対照（doxapram 使用）8 人 ($Paco_2 > 50mmHg$)	鼻マスク NPPV 専用器 PS 14〜18cmH_2O	死亡率差なし Pao_2 は NPPV で改善早い
Barbe et al, 1996 RCT	NPPV 14 人 対照 10 人 ($pH = 7.33, Paco_2$ 59mmHg)	一般病棟，鼻マスク NPPV 専用器, IPAP/EPAP 14.8/5 cmH_2O，午前・午後各 3 時間	挿管回避率，死亡率，入院期間，血液ガスで差なし
Celikel et al, 1998 RCT	NPPV 15 人 対照 15 人 ($pH < 7.35$ & $Paco_2 > 45$)	ICU，鼻口マスク 通常型人工呼吸器・PEEP 5cmH_2O, PSV 15cmH_2O で開始	死亡率差なし　挿管回避率，入院期間，血液ガスいずれも NPPV で良好
Confalonieri et al, 1999 RCT	NPPV 12 人 対照 11 人 (CAP;P/F < 250, $Paco_2 > 45$($pH < 7.33$))	ICU，鼻口マスク 通常型人工呼吸器・PEEP 4.9cmH_2O, PSV 14.8cmH_2O	挿管回避率，2ヵ月死亡率，ICU 滞在期間いずれも NPPV で良好
Plant et al, 2000 RCT	NPPV 118 人 対照 118 人 (pH 7.25〜7.35 & $Paco_2 > 45$)	一般病棟　鼻／鼻口マスク NPPV 専用器，IPAP/EPAP 10/4 cmH_2O で開始	挿管回避率，死亡率，血液ガス，呼吸数いずれも NPPV で良好 入院期間は差なし
Dikensoy et al, 2002 RCT	NPPV 17 人 対照 17 人 (pH 7.29, $Paco_2$ 78mmHg)	鼻口マスク NPPV 専用器, IPAP/EPAP 9/3 cmH_2O で開始	挿管回避率，血液ガス，呼吸数，心拍数，入院期間いずれも NPPV で良好 死亡率は差なし
Dhamija et al, 2005 RCT	NPPV 14 人 対照 15 人 (pH 7.38, $Paco_2$ 63mmHg)	鼻／鼻口マスク NPPV 専用器 PS	血液ガス，呼吸数，心拍数いずれも NPPV で良好 挿管回避率，入院期間，死亡率は差なし
Keenan et al, 2005 RCT	NPPV 25 人 対照 29 人 (pH of > 7.30)	一般病棟，鼻／鼻口マスク NPPV 専用器 IPAP/EPAP 9/4 cmH_2O で開始，8 時間使用	呼吸困難，入院期間 NPPV で良好傾向 挿管回避率，死亡率は差なし
Wang et al, 2005 RCT	NPPV 171 人 対照 171 人 ($pH > 7.25$ & $Paco_2 > 45$)	一般病棟，鼻口マスク NPPV 専用器 IPAP/EPAP 6〜4/4〜2cmH_2O で開始	挿管回避率 NPPV で良好 血液ガス，死亡率，入院期間は差なし
Carrera et al, 2009 RCT	NPPV 37 人 Sham NPPV 38 例 ($pH < 7.35$ & $Paco_2 > 50$)	呼吸器病棟，鼻口マスク NPPV 専用器　EPAP 4cmH_2O, IPAP は患者状況みて設定，3 日間は午後 3 時〜午前 8 時までできるだけ使用	挿管回避率 NPPV で良好 入院期間は短縮傾向，死亡率は差なし
Khilnani et al, 2010 RCT	NPPV 20 人 対照 20 人 ($pH > 7.25$ & $Paco_2 > 45$)	ICU，鼻マスク NPPV 専用器 IPAP/EPAP 8/4 cmH_2O で開始	挿管回避率，入院期間は NPPV で良好 死亡率は差なし

シスを呈する症例の20%は救急外来から一般病棟に搬送されるまでにアシドーシスが改善する点も示されている．また，Woodらは，救急室でのNPPVの使用は必要以上に挿管を遅らせる結果，病院内死亡率を増加させる可能性があることを報告している[7]．

最近の14のランダム化比較試験でのメタアナリシスによれば，NPPVによる挿管（risk reduction [RR] 0.39, 95% CI 0.28〜0.54），死亡率（RR 0.52, 95% CI 0.36〜0.76）の減少が報告されている．さらに，NPPVの効果は，重症例で高く，軽症例で低いことが示されている[8]．英文誌に発表されたランダム化比較試験のまとめを表1に示す[9〜19]．

3 NPPV導入の治療方針

COPDの増悪におけるNPPVの作用機序を図1に示すが[20]，増悪の呼吸状態を端的に表現するならば，"努力性の浅い頻呼吸（rapid shallow breathing）"である．PEEP/EPAPによる呼気閉塞を改善し，pressure support（PS）により吸気補助を行い，換気効率を高めることが目標となる．導入に際しては下記のどちらの方針かを決定する必要がある．

①気管挿管を念頭に置き，NPPVによっても病状が悪化する場合は気管挿管を実施する．
②気管挿管を希望しない患者に対する最高限度の治療法として実施する．

通常はNPPV専用機種の使用し，可能であればモニターが充実しFiO$_2$設定可能な機種の使用が望ましいが，在宅NPPV用の機種でも使用可能である．

4 NPPV導入基準

COPDの増悪におけるNPPVの導入基準を表2に示す[21]．努力性呼吸の判定には，胸鎖乳突筋を代表とするような呼吸補助筋の使用の観察が重要である．また，ガス交換においては，pHに注意しPaCO$_2$の蓄積が単に慢性的なものであるか，増悪かを区別する必要がある．一般にpH<7.25の重症のアシドーシス症例はNPPVの成功率が下がると報告されており，導入基準を満たせば早めの導入が望ましい．また，安定期のPaCO$_2$高値は増悪時のNPPV導入のリスクファクターである点に留意すべきである[c]．表2の基準によるCOPDの増悪における成功率は80〜85%と高率である[1]．

NPPVには挿管していないことによる限界があるので導入除外条件が存在する（表2）．意識障害のある患者は，一般にNPPVの適応にならないとされるが，CO$_2$ナルコーシスによる意識障害ではNPPV導入により意識状態の改善を期待できる[22]．したがって，NPPVに習熟した施設では，まずはNPPVを導入し反応性を評価して，継続するか，挿管・人工呼吸管理に移行するかを選択してもよい．なお，熟練施設では，NPPV療法中の気管支鏡による気道分泌物管理は，比較的安全に施行可能で有効と報告されている[23]．

5 NPPV導入の実際

以下に導入の実際を示す[13]．
1）適応条件・除外条件の確認（表2，表3）

比較的早期に試験的にNPPVを導入するのか，NPPVがうまくいかない場合に挿管人工呼吸管理を行うことを前提とするのか，挿管を希望しない患者の治療上限とし

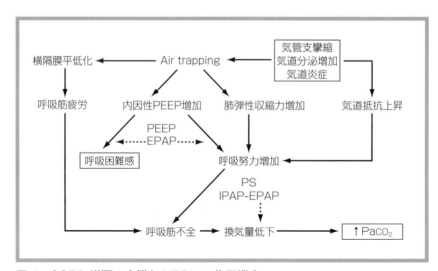

図1　COPD増悪の病態とNPPVの作用機序
（文献20より引用改変）

表2　COPDの増悪におけるNPPVの適応基準

以下のうち，1項目以上：
- 呼吸性アシドーシス（動脈血：pH ≦ 7.35 かつ/あるいは $PaCO_2$ ≧ 45mmHg）
- 呼吸補助筋の使用，腹部の奇異性動作，または肋間筋の陥没など，呼吸筋の疲労または呼吸仕事量の増加あるいはその双方が示唆される臨床徴候を伴う重度の呼吸困難

(GOLD 慢性閉塞性肺疾患の診断，治療，予防に関するグローバルストラテジー2011年改訂版（日本語版）より引用改変)

表3　COPDの増悪における侵襲的人工呼吸療法の適応基準

- NPPVが忍容できない，またはNPPVに失敗
- 呼吸停止または心停止
- 呼吸減弱（意識消失または息苦しさによるあえぎを伴うもの）
- 意識低下，鎮静によるコントロールが不十分な精神運動性激越
- 大量の誤嚥
- 呼吸器分泌物を持続的に除去できない
- 心拍数 50/分未満で，俊敏性に欠ける
- 血行動態が重度に不安定で，輸液と血管作動薬に反応しない
- 重度の心室性不整脈
- NPPVが忍容できない患者において，生命を脅かす低酸素血症を認める場合

(GOLD 慢性閉塞性肺疾患の診断，治療，予防に関するグローバルストラテジー2011年改訂版（日本語版）より引用改変)

表4　急性期NPPVの初期設定

IPAPの設定
- 導入は 8〜10cmH₂O で開始し，患者の快適さ（呼吸困難や呼吸補助筋の使用の程度），次いで $PaCO_2$，一回換気量，呼吸数を参考に設定を変更する．
  - $PaCO_2$ は，まず 5〜10mmHg 程度低下することを目標
  - $PaCO_2$ の最終的な目標は，呼吸不全前の安定期の値
  - 一回換気量は 6〜10mL/kg を目標

EPAPの設定
- 基本的には 4cmH₂O のままでよい
  - 酸素化が不十分 → PEEP効果を期待して上げる．
  - トリガーがうまくかからない場合，試しに 4→6→8cmH₂O と変化させトリガーが改善すればその値に変更．

て行うかを必ず決めておく．

2）呼吸不全の病態の評価

特に気胸，心筋梗塞，肺塞栓の除外は重要である．気胸があってもNPPVは施行可能であるが，その際にはNPPVを始める前に胸腔ドレーンの挿入を原則とする．

3）患者に楽な姿勢，体位をとる

臥位，ギャッジアップ座位，前かがみ座位など．

4）インフォームド・コンセントの実施

患者に病状，NPPVの必要性を説明し，コミュニケーションをしっかりとる．

5）初期設定（表4）

S/Tモード，EPAP 4cmH₂O，IPAP 8〜10cmH₂O で開始する．FIO_2，O_2 流量は，SpO_2 > 90％を維持するように設定する．

6）マスクの選択と装着

患者に一番フィットするものを選ぶ．急性呼吸不全時には口呼吸の場合が多く鼻口マスクが第一選択である．適合するマスクのなかでは最小のものがよい．鼻マスクや顔全体を覆うトータルフェイスマスクなども使用されている．導入初期には鼻口マスクを手で保持し，サイズが合いNPPVがうまくできることを確認後ヘッドキャップで固定する．空気の漏れはある程度（60L/分くらい）機器により補正されるので強く締め過ぎないようにする．多少のリークよりも長時間快適に継続できることが優先される．

7）設定の変更

総論7「効果に関連する因子とトラブルの対処」の表1参照．

同調性が悪い場合には設定呼吸回数を20（〜30）/分程度に増やし，調節呼吸的（Tモード）に使用する．この際，患者には機器が空気を送り込んでくれるので，リラックスして機器に合わせて呼吸するよう指導する．

8）モニター項目とチェック

総論7「効果に関連する因子とトラブルの対処」の表2参照．

動脈血ガス分析は導入してから30分後に採血し，改善

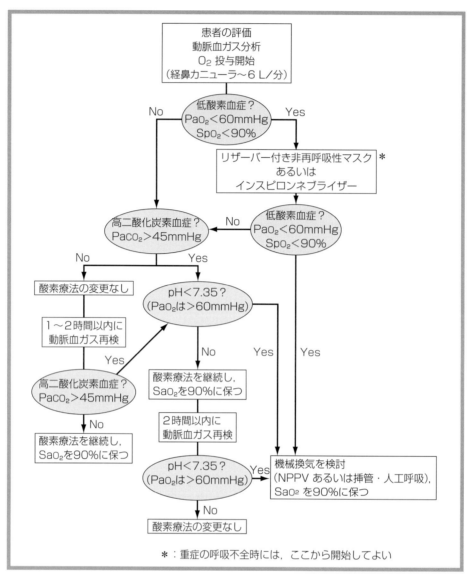

図2 COPDの増悪における治療のフローチャート
（文献25より引用改変）

あるいは病状の安定の確認まで採血を繰り返し行う．

9）継続・離脱

数時間の施行で状態が改善すれば，適時食事摂取を許可する．離脱は病状に合わせ臨機応変に行うが，NPPVの離脱時間を増やすon-off法でよい．

6 おわりに

NPPVは，COPDの増悪においては侵襲的でないのみでなく挿管回避に加え死亡率を減少することが可能となる"有益な呼吸管理法"であるので，呼吸器救急を担う中核病院においては早急にNPPVを施行できる体制を整える必要があろう[24]．COPDの増悪における治療のフローチャートを図2に示すが[25]，挿管人工呼吸管理を導入しても，離脱困難時や気管切開を回避するためにNPPVを行うことが試みられている．NPPVを成功させるのに，適切な症例を選択し，適切な時期に導入するのに加え，関与する医療スタッフがNPPVに習熟することが不可欠である．NPPVは慣れるまではうまく使いこなせず面倒に感じることも多いが，スタッフ全員に共通のノウハウが身につけば比較的容易に導入することが可能である．

文献

1) Global Strategy for Diagnosis, Management, and Prevention of COPD. Updated February 2013. Evidence-based guidelines for COPD diagnosis, management, and prevention, with citations from the scientific literature. http://www.goldcopd.org/
2) 近藤康博，谷口博之，谷澤　誠，ほか：慢性呼吸不全の急性増悪における非侵襲的陽圧換気の有効性と限界．日

呼管誌 1997; 7: 136-140.
3) 谷口博之, 近藤康博, 長谷川隆一: COPDの急性増悪. 救急医学 2004; 28: 1361-1366.
4) Plant PK, Elliott MW: Chronic obstructive pulmonary disease 9. Management of ventilatory failure in COPD. Thorax 2003; 58: 537-542.
5) Plant PK, Owen J, Elliott MW: Early use of non-invasive ventilation for acute exacerbations of chronic obstructive pulmonary disease on general wards: a multicentre randomised controlled trial. Lancet 2000; 355: 1931-1935.
6) Barbe F, Togores B, Rubi M, et al: Noninvasive ventilatory support dose not facilitate recovery from acute respiratory failure in chronic obstructive pulmonary disease. Eur Respir J 1996; 9: 1240-1245.
7) Wood KA, Lewis L, Von Harz B, et al: The use of noninvasive positive pressure ventilation in the emergency department. Chest 1998; 113: 1339-1346.
8) Quon BS, Gan WQ, Sin DD: Contemporary management of acute exacerbations of COPD: a systematic review and metaanalysis. Chest 2008; 133: 756-766.
9) Bott J, Carroll MP, Conway JH, et al: Randomised controlled trial of nasal ventilation in acute ventilator failure due to chronic obstructive airways disease. Lancet 1993; 341 (8860): 1555-1557.
10) Brochard L, Mancebo J, Wysocki M, et al: Noninvasive ventilation for acute exacerbations of chronic obstructive pulmonary disease. N Engl J Med 1995; 333: 817-822.
11) Kramer N, Meyer TJ, Meharg J, et al: Randomized, prospective trial of noninvasive positive pressure ventilation in acute respiratory failure. Am J Respir Crit Care Med 1995; 151: 1799-1806.
12) Angus RM, Ahmed MM, Fenwick LJ, et al: Comparison of the acute effects on gas exchange of nasal ventilation and doxapram in exacerbations of chroninc obstructive pulmonary disease. Thorax 1996; 51: 1048-1050.
13) Barbé F, Togores B, Rubí M, et al: Noninvasive ventilatory support does not facilitate recovery from acute respiratory failure in chronic obstructive pulmonary disease. Eur Respir J 1996; 9: 1240-1245.
14) Celikel T, Sungur M, Ceyhan B, et al: Comparison of noninvasive positive pressure ventilation with standard medical therapy in hypercapnic acute respiratory failure. Chest 1998; 114: 1636-1642.
15) Confalonieri M, Potena A, Carbone G, et al: Acute respiratory failure in patients with severe community-acquired pneumonia: a prospective randomized evaluation of noninvasive ventilation. Am J Respir Crit Care Med 1999; 160 (5 Pt 1): 1585-1591.
16) Dikensoy O, Ikidag B, Feliz A, et al: Comparison of non-invasive ventilation and standard medical therapy in acute hypercapnic respiratory failure: a randomized controlled study at a tertiary health centre in SE Turkey. Int J Clin Pract 2002; 56: 85-88.
17) Dhamija A, Tyagi P, Caroli R, et al: Noninvasive ventilation in mild to moderate cases of respiratory failure due to acute exacerbation of chronic obstructive pulmonary disease. Saudi Med J 2005; 26: 887-890.
18) Keenan SP, Powers CE, McCormack DG: Noninvasive positivepressure ventilation in patients with milder chronic obstructive pulmonary disease exacerbations: a randomized controlled trial. Respir Care 2005; 50: 610-616.
19) Collaborative Reseach Group of Noninvasive Mechanical Ventilation for Chronic Obstructive Pulmonary Disease: Early use of non-invasive positive pressure ventilation for acute exacerbation of chronic obstructive pulmonary disease: a multicentre randomized controlled trial. Chin Med J 2005; 118: 2034-2040.
20) American Thoracic Society: International Consensus Conferences in Intensive Care Medicine: noninvasive positive pressure ventilation in acute respiratory failure. Am J Respir Crit Care Med 2001; 163: 283-291.
21) Mehta S, Hill NS: State of the art: noninvasive ventilation. Am J Respir Crit Care Med 2001; 163: 540-577.
22) Zhu GF, Zhang W, Zong H, et al: Effectiveness and safety of noninvasive positive-pressure ventilation for severe hypercapnic encephalopathy due to acute exacerbation of chronic obstructive pulmonary disease: a prospective case-control study. Chin Med J (Engl) 2007; 120: 2204-2209.
23) Scala R, Naldi M, Maccari U: Early fiberoptic bronchoscopy during non-invasive ventilation in patients with decompensated chronic obstructive pulmonary disease due to community-acquired-pneumonia. Crit Care 2010; 14: R80.
24) 多施設共同研究委員会: 非侵襲的陽圧換気 (Non-invasive Positive Pressure Ventilation: NPPV) の使用状況に関するアンケート調査結果. 人工呼吸 2000; 17: 97-99.
25) Celli BR, MacNee W; ATS/ERS TaskForce: Standards for the diagnosis and treatment of patients with COPD: a summary of the ATS/ERS position paper. Eur Respir J 2004; 23: 932-946.

【検索期間外文献】
a) 日本呼吸器学会COPDガイドライン第4版作成委員会: COPD (慢性閉塞性肺疾患) 診断と治療のためのガイドライン, 第4版, 一般社団法人日本呼吸器学会, 東京, 2013.
b) Khalid I, Sherbini N, Qushmaq I, et al: Outcomes of patients treated with noninvasive ventilation by a medical emergency team on the wards. Respir Care 2014; 59: 186-192.
c) Taga S, Taniguchi H, Watanabe N, et al: Predictor of the need for initiation of noninvasive ventilation in acute exacerbation of chronic obstructive pulmonary disease among stable outpatients. Intern Med 2013; 52: 1781-1786.

各論 A：急性呼吸不全

2 喘 息

CQ 2　喘息発作の呼吸管理に NPPV を使用すべきか？

回答：現在のところ喘息発作に対する人工呼吸療法の第一選択は，気管挿管による人工呼吸と考えられているが，NPPV の有効性を示唆する報告が集積されつつあり，実地臨床でも NPPV が普及しつつある．NPPV を十分習熟した施設で適応を吟味して行えば，呼吸困難や呼吸機能を改善し，気管挿管を回避したり，入院期間の短縮などの利点が期待できる．一方で喘息発作は急激に増悪することがあり，挿管のタイミングが遅れると生命の危険を伴うことから，増悪の兆しがあれば躊躇せず気管挿管下での呼吸管理に移行する必要がある．喘息発作における急性呼吸不全に対し，NPPV は試みてもよい．ただし，経験が少ない施設においては日常的には行うべきでない．

CQ2 推奨：喘息発作による急性呼吸不全に対し，NPPV は試みてもよい．【エビデンスレベル II，推奨度 C1（経験が少ない施設においては推奨度 C2）】

1 はじめに

　喘息の重積発作による死亡者数は 2011 年度年間 2,000 人を超え，日本の呼吸器救急のなかで重大な問題である．救急領域での喘息治療の基本は，短時間作用性の気管支拡張薬（β_2 刺激薬）の吸入および酸素投与，ステロイド静注，重症例にはエピネフリン皮下注，人工呼吸療法などであるが，特に人工呼吸に関しては NPPV を施行する試みが行われるようになった[1〜3]．急性呼吸不全におけるNPPV については COPD の増悪において多くの検討がなされ根拠のある治療として認識されている[4,5]．NPPV を行う背景としては，喘息の発作の病態は多くの点で COPD の増悪と共通性が認められる点や，喘息発作による呼吸不全は発作が寛解すれば速やかに回復するため，人工呼吸の時間が短く済む点，などがある[1,6]．
　喘息の世界的ガイドラインである GINA（the Global Initiative For Asthma, http://www.ginasthma.com）によれば，喘息の重積発作に対する治療の第一選択は β_2 刺激薬の吸入・皮下注・静注およびステロイドの全身投与，酸素吸入であり，これらの治療に対して反応の悪い（poor response）症例に対して ICU 入室，気管挿管・人工呼吸療法を考慮するとされている．NPPV に関する記載はなく，他の NPPV に関連するガイドラインでもその効果は明確でない[7〜10]．喘息発作に対する人工呼吸療法の第一選択は，現在のところ気管挿管による人工呼吸と考えられているが，NPPV も有用性が検討されている治療法である．なお，日本における喘息のガイドラインでは，NPPV は，pressure support（PS）による圧補助と PEEP による呼気終末での気道開存の維持により患者の呼吸パターンを改善する可能性があるが，試みるとしても経験のある専門医により管理されることが望ましい．特に意識障害のある場合や気道分泌物が多い場合は，挿管，人工呼吸管理の開始が遅れることのないよう留意すべきである，と記載されている[11]．

2 NPPV のエビデンス

　1982 年，Martin らは，ヒスタミンにより誘発した喘息発作に対して CPAP の付加が気道を拡げ，気道抵抗を減少させ，呼吸仕事量を減らすことを報告した[12]．Shivaram らは，喘息発作に対して nasal CPAP は循環動態に悪影響を及ぼすことなく呼吸数や呼吸困難を改善すると報告した[13]．その後，Meduri らは 1996 年に，ICU に入室した喘息重積発作の患者における NPPV および IPPV の有効性を比較検討した．NPPV は IPPV と同様に喘息発作の患者の呼吸性アシドーシスを是正し，挿管に至っ

た症例は17例中2例のみであり，NPPV群は有意に気道内圧が低く，合併症は特にみられなかったと報告している[1]．Fernandezらは，後ろ向き研究で救急室での喘息発作に対するNPPVとIPPVとの比較検討を行い，NPPV群でPaCO$_2$の低下およびpHの改善を認め，挿管回避は67％（22/33）であったが，ICU滞在期間，入院期間，予後には有意差を認めなかったと報告している[2]．日本のMuraseらは，後ろ向き研究でNPPV導入前と導入後の致死的喘息発作症例の比較研究を行い，NPPV導入後に有意な挿管率の低下（2/57（3.5％）vs. 9/50（18％），$p=0.01$）と入院期間の短縮（8.4±2.8 vs. 12.6±4.2 days, $p<0.01$）を認めたと報告している[14]．

Holleyらは，NPPVの有効性をランダム化比較試験にて検討し，有意差は認めないものの，挿管率や入院期間の減少，入院費用の減少傾向を認めたと報告している．この報告ではNPPVを使用しないことへの倫理的懸念から治験が途中で終了している[3]．Sorokskyらは，救急外来受診の重症喘息発作30例におけるNPPVの有効性をランダム化比較試験で検討した[15]．その結果，3時間のNPPV使用により，対照群と比較して有意に肺機能の改善が良好で入院を防ぐと報告した．Somaらは，救急外来において吸入療法併用下でのNPPVの有効性を検討した．IPAP/EPAP 8/6 cmH$_2$O群，6/4 cmH$_2$O群と対照群とに分けた検討で，8/6 cmH$_2$O群でFEV$_{1.0}$の改善が大であり，NPPV群で呼吸困難感と喘鳴の改善が良好であった[16]．Brandaoらは，救急外来でのNPPVによる15分間の吸入療法の効果を検討した．IPAP/EPAP 15/5 cmH$_2$O群，15/10 cmH$_2$O群，対照群の3群比較で，15/10 cmH$_2$O群でピークフロー，FEV$_1$，FVCの改善が良好であった[17]．Guptaらは，53例を対象にIPAP/EPAP 12/5 cmH$_2$OによるNPPV療法と対照群の比較検討を行い，挿管率では有意差を認めなかったが，NPPVにより，全入院期間，ICU滞在期間の短縮，気管支拡張薬総使用量の減少が認められた[18]．Galindo-Filhoらは，IPAP/EPAP 12/5 cmH$_2$Oによる9分間の吸入療法により，呼吸数，一回換気量，分時換気量，ピークフロー，FEV$_1$，FVC，IC，吸入効率の改善が認められた[a]．

以上の研究からは，喘息発作患者に対して，NPPVと吸入療法の併用により，吸入効率の改善，肺機能の改善を早める効果は期待されるが，挿管回避効果は明らかではなく，喘息の重積発作にNPPVが有効であるという証拠としては不十分である[20]．喘息発作に対するランダム化比較試験のまとめを表1に示す．今後の多施設・多数例でのランダム化比較試験による検証が必要であるが，2000年から2008年の間での米国での全国調査では，喘息急性発作に対する人工呼吸管理において，侵襲的人工呼

表1 BAとNPPV：エビデンスのまとめ

論文コード	対象	方法	結果
Holley et al, 2001 RCT	NPPV 19人 対照 16人	救急外来，鼻マスク IPAP/EPAP 10/5cmH$_2$O 4〜18 hr/day	NPPVで挿管回避傾向，入院期間短縮（研究は早期終了）
Soroksky et al, 2003 RCT	NPPV 15人 対照 15人	予防的人工呼吸 救急外来，鼻マスク 対照群でsham NPPV IPAP/EPAP 14/4cmH$_2$O，3hr	NPPVでFEV$_1$改善大きく入院の減少 挿管例なし
Soma et al, 2008 RCT	high-pressure NPPV 16人 low-pressure NPPV 14人 対照 14人 NPPVで2人脱落	NPPVによる吸入療法 救急外来，鼻/鼻マスク high IPAP/EPAP 8/6cmH$_2$O，1hr low IPAP/EPAP 6/4cmH$_2$O，1hr	High NPPVでFEV$_1$改善大 highあるいはlow NPPVで呼吸困難と前明の改善大 挿管例なし
Brandao et al, 2009 RCT	high-pressure ⊿ NPPV 12人 low-pressure ⊿ NPPV 12人 対照 12人	NPPVによる吸入療法 救急外来，鼻ロマスク high ⊿ IPAP/EPAP 15/5cmH$_2$O，15min low ⊿ IPAP/EPAP 15/10cmH$_2$O，15min	Low ⊿ NPPVでピークフロー，FEV$_{1.0}$，FVCの改善大 挿管例なし
Gupta et al, 2010 RCT	NPPV 28人 対照 25人	NPPVによる補助換気 呼吸器ICU，鼻ロマスク IPAP/EPAP 12/5cmH$_2$O，4hr	NPPVで早いFEV$_1$と臨床所見の改善傾向 NPPVで全入院，ICU滞在期間の短縮，気管支拡張剤総使用量の減少 挿管では差なし
Galindo-Filho et al, 2013 RCT	NPPV 13人（3人脱落） 対照 15人（4人脱落）	NPPVによる吸入療法 救急外来，鼻ロマスク IPAP/EPAP 12/5cmH$_2$O，9min	NPPVで呼吸数，一回換気量，分時換気量，ピークフロー，FEV$_{1.0}$，FVC，IC，吸入効率の改善大 挿管例なし

吸管理の比率が減少したのに対しNPPVの比率が増加しており，実臨床での適応が広がりつつある[b]．

3 NPPVの治療方針

NPPVの喘息発作に対する利点としては，①気道内にCPAP/EPAPによる陽圧をかけることによる気道抵抗の低下（内因性PEEPに対して），②換気不全を伴っている場合は，PSというかたちで換気補助，および，③挿管の回避，ということが従来から考えられてきた．特に気管挿管を回避することで，挿管操作に伴う合併症も回避し人工換気を速やかに開始することができると同時に，気管チューブによる気管支攣縮の心配もなく，経口摂取や内服治療が継続可能であるという利点がある．さらに，最近ではNPPVの併用による呼吸機能の速やかな改善が報告されており，挿管回避を目的とするよりも早期にNPPVを導入する意義が期待されている．

NPPVの管理対象となる喘息患者の重症度は，CPAPのみで比較的呼吸困難の改善が良好で，薬物療法への反応性も良好で短期間で軽快する軽症例から，パニック状態のためマスクを装着するのも困難な症例，さらに高度の呼吸性アシドーシスや意識障害を伴い，挿管のタイミングを図りながらNPPV管理を行う重症例までさまざまである．実際CPAPのみで喘鳴が減少することをしばしば経験する．一般に喘息の呼吸不全に対しては，人工呼吸によるサポートは意外と低い圧で十分であるといわれており，マスク換気でも十分対応可能である場合が多い．

4 NPPV導入基準

a. 救急外来での初期治療（鑑別疾患）

喘息の既往のある患者では喘息発作の診断は比較的容易であるが，初発の喘息の場合や本人から病歴聴取が困難な場合は種々の疾患の鑑別を行う必要がある．心臓喘息の場合，虚血性心疾患の有無は鑑別のうえで特に重要である．

喘息発作と診断された場合には，その後の治療方針を決定するため重症度の判定を行う．GINAでは，症状・ピークフロー・肺機能検査・SpO_2・酸素投与・β_2刺激薬への反応性などから決定し，重症例と判断された症例のうち，初期治療後の再評価で1時間以内に反応のみられないものをICU入室とし人工呼吸を考慮するとされている．

b. 導入基準

喘息発作に対するNPPVの適応基準は，これまで明確に検討されたものは見当たらない．本ガイドラインでのNPPVの導入基準を暫定的に表2に示す．ポイントは，頻呼吸や呼吸性アシドーシスなどのデータが改善しない症例には早めに導入してもよい点と，NPPVへの反応が不良な場合にはNPPVに固執し過ぎないことである．NPPVは挿管管理の代わりとはならないとの認識が重要である．なお，呼吸管理と同時並行で薬物療法を最大限に行っていくことはいうまでもない．

急性呼吸不全症例では低酸素血症を合併する例も多くみられることから，喘息発作に対しても吸入酸素濃度を設定できるNPPV専用器を用いることが望ましい．

5 NPPV導入の実際

導入の実際はCOPDの増悪に準じて行う（各論A-1「COPDの増悪」参照）．

a. 初期設定

以下の方法を喘息に対するNPPVの初期設定とその後の管理として提示する．

IPAP 8 cmH₂O，EPAP 4 cmH₂Oで開始し，ベッドサイドで患者の呼吸数，呼吸パターンや聴診所見，呼吸困難感（BorgスケールなどでEvaluate評価）などを参考にIPAPやEPAPを増加させる．なお，CPAPモードのみでも，内因性PEEPが解除され自覚症状が改善される場合がある．いずれの場合でも増悪の徴候があれば直ちに気管挿管に移行できるよう備えをしておく．

b. モニタリング

NPPV中は心電図・血圧・SpO_2などの持続的・間欠的測定を厳重に行い，呼吸音・呼吸困難感などを評価し，血液ガスも開始後2時間程度は30分ごとに測定し，呼吸性アシドーシスの進行の有無をチェックする．病状安定までは設定変更時や数時間ごとに血液ガスをチェックする．意識レベルにも注意し，意識レベルが低下する場合や，意識障害が遷延する場合にも気管挿管への移行を検討する．

c. 気管挿管の適応

気管挿管の適応を表3に示す．呼吸停止，意識障害のある場合は，最初から気管挿管管理を行う．これに対し，NPPVを行っても明らかな呼吸筋疲弊や急激な$PaCO_2$上昇を認める場合や，低酸素血症を認める場合は挿管の適応となる．また，喘息発作の際には急激に悪化する場合があるので，$PaCO_2$が45 mmHg以上の患者では，いつでも挿管・人工呼吸へ移行できるように準備する．

d. 離脱基準

NPPV施行にあたっては，患者の心配や不安を解消す

表2　気管支喘息発作時のNPPVの適応基準

以下のいずれかを満たす場合とする（ただし自覚症状が強い場合には早めに導入してよい）
○ β_2刺激薬の吸入で改善の乏しい呼吸困難 ○ 著明な努力呼吸 ○ 明らかな呼吸筋疲弊 ○ $PaCO_2$上昇（$PaCO_2 > 45mmHg$）

表3　喘息発作における気管挿管による人工呼吸管理基準

○ 呼吸停止 ○ 意識障害 ○ 明らかな呼吸筋疲弊 ○ 急激な$PaCO_2$上昇 　（$PaCO_2 > 60mmHg$あるいは1時間に5mmHg以上上昇） ○ 最大限の酸素投与下で$PaO_2 < 50mmHg$

るため，病状やNPPVの説明，リラクセーション，ポジショニングなどを十分行いながら治療にあたる必要がある．重症例に対しては，NPPVの効果を最大限に引き出すよう呼吸法指導，呼吸介助，気道分泌物の除去といった理学療法的アプローチが重要である．吸入療法やステロイド治療などにより呼吸状態の改善が得られれば，経口摂取を開始するが，NPPVを外して呼吸困難が悪化するようであれば速やかにNPPVを再装着すればよい．食事や休憩など一時的にNPPVを外したときのバイタルサインやSpO_2，血液ガスなどのチェックは，NPPV離脱の時期の判断に有用である．喘鳴などの自・他覚症状や呼吸困難感が改善し，呼吸性アシドーシスが消失していればNPPVをオフとし，酸素吸入のみで経過を観察し，数時間後に再度バイタルサインや血液ガスをチェックしてそのまま離脱可能か，再度NPPVを装着するか判定する．

6 おわりに

喘息発作に対するNPPVの有用性に関して，明らかなエビデンスはいまだに示されていないが，有効性を示唆する報告が集積されつつある．適応を吟味してNPPVに十分習熟した施設で行えば，呼吸機能の改善を早め，呼吸困難や高二酸化炭素血症を改善し，気管挿管を回避したり，吸入療法を効率よく行えるなどが期待できる[3]．一方で喘息発作は急激に増悪することがあり，挿管のタイミングが遅れると生命の危険を伴うことから，増悪の兆しがあれば躊躇せず気管挿管下での呼吸管理に移行する必要がある．

補足　NPPV下の吸入療法

喘息発作時には，β_2刺激薬のネブライザー吸入が必須であるが，重症発作時には呼気障害のみならず，気道抵抗の増大による呼吸筋疲労や分泌物の貯留により，β_2刺激薬の吸入療法が十分行えないことがたびたび認められる．この場合，NPPVにより気道内に陽圧をかけて気道抵抗を減少させつつ吸入療法を行う有効性が報告されている[16]．鼻マスクを用いながら口に吸入器をくわえて行うことも可能だが，NPPVの回路内に吸入器を組み込んで行うと容易に吸入を行うことができる．

回路内に吸入器の代わりにMDI用のスペーサーを入れて日常使用しているMDIを吸入させることも可能である．吸気が不十分な場合はCPAPよりpressure supportを併用したほうが吸入量も増加し，効率をあげることができるが，同時に胸郭の外側から用手的にスクウィージングを加えるといっそう効果があがる．上手に用手換気補助を行うことができると，呼吸困難感も緩和される．

文献

1) Meduri GU, Cook TR, Turner RE, et al: Noninvasive positive pressure ventilation in status asthmatics. Chest 1996; 110: 767-774.
2) Fernandez MM, Villagra A, Blanch L, et al: Non-invasive mechanical ventilation in status asthmatics. Intensive Care Med 2001; 27: 486-492.
3) Holley MT, Morrissey TK, Seaberg DC, et al: Ethical dilemmas in a randomized trial of asthma treatment: Can Bayesian statistical analysis explain the results? Acad Emerg Med 2001; 8: 1128-1135.
4) NHLBI/WHO global initiative for chronic obstructive lung disease (GOLD) workshop summary: global strategy for diagnosis, management, and prevention of chronic obstructive pulmonary disease. Am J Respir Crit Care Med 2001; 163: 1256-1276.
5) Plant PK, Elliott MW: Chronic obstructive pulmonary disease 9. Management of ventilatory failure in COPD. Thorax 2003; 58: 537-542.
6) 長谷川隆一，勝田知也，近藤康博：気管支喘息最新の進歩—NPPV—．救急医学 2005; 29: 179-184.
7) American Thoracic Society: International Consensus Conferences in Intensive Care Medicine: noninvasive positive pressure ventilation in acute respiratory failure. Am J Respir Crit Care Med 2001; 163: 283-291.
8) Mehta S, Hill NS: State of the art: noninvasive ventilation. Am J Respir Crit Care Med 2001; 163: 540-577.
9) British Thoracic Society Standards of Care Committee: Non-invasive ventilation in acute respiratory failure. Thorax 2002; 57: 192-211.
10) Keenan SP, Sinuff T, Burns KE, et al: Clinical practice guidelines for the use of noninvasive positive-pressure ventilation and noninvasive continuous positive airway pressure in the acute care setting. CMAJ 2011; 183: E195-E214.

11) 一般社団法人日本アレルギー学会　喘息ガイドライン専門部会（監）：救急外来患者の治療の手順．喘息予防・管理ガイドライン 2012．協和企画，東京，2012；p145-150.
12) Martin JG, Shore SA, Engel LA: Mechanical load and inspiratory muscle action during induced asthma. Am Rev Respir Dis 1983; 128: 455-460.
13) Shivaram U, Miro AM, Cash ME, et al: Cardiopulmonary responses to continuous positive airway pressure in acute asthma. J Crit Care 1993; 8: 87-92.
14) Murase K, Tomii K, Chin K, et al: The use of non-invasive ventilation for life-threatening asthma attacks: changes in the need for intubation. Respirology 2010; 15: 714-720.
15) Soroksky A, Stav D, Shpirer I: A pilot prospective, randomized, placebo-controlled trial of bilevel positive airway pressure in acute asthmatic attack. Chest 2003; 123: 1018-1025.
16) Soma T, Hino M, Kida K, et al: A prospective and randomized study for improvement of acute asthma by non-invasive positive pressure ventilation (NPPV). Intern Med 2008; 47: 493-501.
17) Brandao DC, Lima VM, Filho VG, et al: Reversal of bronchial obstruction with bi-level positive airway pressure and nebulization in patients with acute asthma. J Asthma 2009; 46: 356-361.
18) Gupta D, Nath A, Agarwal R, et al: A prospective randomized controlled trial on the efficacy of noninvasive ventilation in severe acute asthma. Respir Care 2010; 55: 536-543.
19) Lim WJ, Mohammed Akram R, Carson KV, et al: Noninvasive positive pressure ventilation for treatment of respiratory failure due to severe acute exacerbations of asthma. Cochrane Database Syst Rev 2012; (12): CD004360.

【検索期間外文献】

a) Galindo-Filho VC, Brandaõ DC, Ferreira R de CS, et al: Noninvasive ventilation coupled with nebulization during asthma crises: a randomized controlled trial. Respir Care 2013; 58: 241-249.
b) Nanchal R, Kumar G, Majumdar T, et al: Utilization of mechanical ventilation for asthma exacerbations: analysis of a national database. Respir Care 2014; 59: 644-653.

各論A：急性呼吸不全

3 拘束性胸郭疾患の増悪

CQ 3 拘束性胸郭疾患の増悪の呼吸管理にNPPVを使用すべきか？

回答：急性期NPPVの肺結核後遺症を含む拘束性胸郭疾患（restrictive thoracic disease：RTD）における有効性に関しては，ICUなどの救急領域での症例数が少ないため，いまだ結論が得られていない．欧米でのRTDのわずかな急性期NPPV症例をまとめると，挿管および侵襲的人工呼吸を回避できる確率は50％前後と低い．一方，日本ではCOPDの増悪と同等かそれ以上の良好な成績が報告されている．NPPVに習熟した施設においては，NPPVを急性期のRTD症例に対する呼吸管理方法の第一選択とすることを推奨する．

CQ3 推奨：拘束性胸郭疾患の増悪に対し，NPPVを第一選択として推奨する．【エビデンスレベルⅣ，推奨度A】

1 RTD症例の増悪の原因

急性期NPPVの対象となるRTD症例の増悪の原因として，過労などに起因する単純な右心不全のみの場合と気道感染を合併している場合がほとんどであるが，肺炎やARDSなどの重症感染症の合併例も1～2割程度認められる．また，昏睡・昏迷を呈している症例での使用も散見される．

2 急性期NPPVの成績

欧米の報告では，RTDに対する急性期NPPVに関して，Meduriらが3症例に用いて1症例で成功し[1]，また同様Meduriらが急性期NPPV 158症例に関する大規模な報告のなかでRTD 5症例に用いて3症例で成功した[2]と報告している．一方，昏睡を伴う症例を対象にNPV（negative pressure ventilation）を使用したCorradoらの報告では，RTD症例が25症例あり16症例で成功している[3]．このため，2000年のBTSの急性呼吸不全でのNIVガイドラインにおいて，RTD増悪でのNPPV使用の勧告グレードは低くなった[4]．その後のRobinoらのRTD 20症例における報告でも，成功率が35％と低く，ICU死亡率も15％と高かった[5]．特殊なケースであるが，慢性呼吸不全の増悪にNPPVとNPVを症例に応じて用いたTodiscoらのRTD 26症例における報告では，80％のNIV成功率が得られている[6]．10年間の症例を集積したAdigüzelらのトルコからの報告では，増悪した後側彎症55例にNPPVが行われ，76％の成功率が報告されている[7]．Banfiらは，長期の在宅人工呼吸を受けている後側彎症7例（NPPV 6例，TPPV 1例）が増悪したときに，在宅で抗生剤投与・酸素濃度の調整・人工呼吸使用時間の延長などの呼吸管理をして全例が回復したと報告している[8]．

一方，日本では，ShimazuらがRTD 4症例に用いて全例で挿管が回避でき全例が生存したと報告しており[9]，Kondohらは5症例に用いて4症例で挿管を回避できたとしている[10]．Tsuboiらは肺結核後遺症の増悪50症例・66エピソードでの急性期NPPVの成績を報告している．挿管を回避でき急性期を脱した率は，全体では92％，呼吸器系感染を伴わない場合には96％，気道感染のみなら93％，肺炎・ARDSでも75％のという高率であった．さらに，昏睡・昏迷状態の患者に対しても88％の成功率があるとしている[11]．また，Asoらは肺結核後遺症58症例をまとめ，増悪時のNPPVの成功率が86％と高率であり，NPPV開始時のpHが低い症例や栄養状態が悪い症例で成功率が低くなることを報告している[12]．

このように，日本でのRTD症例に対する急性期NPPVの成績はおおむね良好である．

昏睡・昏迷状態の患者にNPPVで呼吸管理すること

は，BTSのガイドラインなどでは禁忌とされている[1]．しかし，挿管・人工呼吸を希望せずNPPVまでの呼吸管理を選択した症例では，実際に昏睡下に急性期NPPVが行われており，欧米の報告でも良好な成績が報告されている[13]．

以上より，NPPVは肺結核後遺症を中心とするRTD症例の急性期においても，COPD増悪時と同様に，ある一定以上の呼吸管理技能を有する施設においては，最初に試みられるべき呼吸管理方法といえる レベルIV ．

3 急性期NPPVの適応

増悪時のNPPVの開始基準は，おおむねCOPDと同様であるが，表1，表2に示すように，呼吸性アシドーシスが多少進んでいてもNPPVが有効なことが多々ある．また，対象患者は意識が清明であることが望ましいが，熟練者が行う場合には，CO_2ナルコーシスで意識消失に至った患者でも，NPPV（主として鼻口マスクを用いる）は有効に機能し，挿管を回避できることが多い．特に，侵襲的人工呼吸を希望しない患者では試みる価値がある．

4 急性期NPPVの留意点

過労などによる右心不全のみに起因する増悪はNPPVなどの呼吸管理で比較的容易に改善するが，気管支炎や肺炎などの呼吸器系感染症を伴う場合には呼吸管理にやや難渋する[11]．

急性期NPPVは一般病棟（呼吸器病棟）でも十分に施行可能であるが[7]，無効であった場合の侵襲的人工呼吸への迅速な移行ができるICUでの管理のほうが望ましい．

酸素濃度を設定できないbilevel PAPの機種でも十分に対応できるが[7]，酸素濃度を設定できる機種のほうが便利である．

使用するマスクは，状態に応じて鼻マスクと鼻口マスクを使い分けてよいが，鼻マスクより鼻口マスクのほうが成績がよい傾向にあり，患者に受け入れられやすいことが報告されている[14]．

急性期NPPVが失敗した場合に侵襲的人工呼吸に移行するかどうかは，急性イベントの可逆性の見込み，患者・家族の意向，医療機関の設備の充実度や医療者の呼吸管理技量，といったことを考慮して決定する．

RTDでは，長期NPPVは軽症例においても臨床症状・生活の質を改善することが知られているため[15]，増悪は長期NPPV導入の重要な契機と考えてよい．したがって，急性期を切り抜けた後の患者の呼吸状態を十分評価し，長期NPPVに移行すべきかどうかを積極的に検討する必要がある．

表1 急性期にNPPVを施行するための条件

① 高二酸化炭素血症
② 意識状態がほぼ清明で治療に協力でき，耐えられる
③ 球麻痺がなく自己排痰が可能（痰量は少ないほどよい）
④ 循環動態が安定している
⑤ 消化管出血がない
⑥ NPPVに習熟した医療従事者がいる
⑦ NPPVが無効なとき，速やかに挿管下人工呼吸に移行できる

表2 急性増悪時におけるNPPVの開始基準（血液ガスなど）

酸素療法・気管支拡張薬・ステロイド薬・抗生剤などの保存的な治療にもかかわらず，室内気吸入下の血液ガスが以下のようになったとき
- $7.25 \leq pH < 7.35$
  - 注1：著しい高二酸化炭素血症を伴うRTD症例の急性増悪時には，熟練者が行う場合，$7.10 < pH < 7.25$でもNPPVが有効なことがある
- $PaO_2 < 45mmHg$
- 呼吸数 > 30 回/分

5 急性期導入の実際の手順

急性期の導入時には，患者・家族に，NPPVをしなければ気管挿管に至る危険性が高いこと，NPPVをしてもうまくいかなければ本人・家族の希望があれば挿管下人工呼吸をすることを説明する．

患者の状態に応じてマスクを選択する．吸入酸素濃度はSpO_2が早急に95％程度になるまで，高濃度（酸素ポートを使用する機種では10～15L/分と高流量）に設定してよいが，高濃度酸素吸入による換気抑制にも注意する．Sモードで開始するが，吸気トリガーに難があれば，Tモードに変更する．EPAPは$4cmH_2O$で固定し，IPAPは5分間程度で$10～20cmH_2O$まで上げる．SpO_2をモニターして，Sモードなら90％以上を，Tモードなら96～98％になるよう酸素流量あるいは酸素吸入濃度を調整する．開始後は1～2時間おきに血液ガスを測定し，改善の程度で，NPPVを継続するか挿管下人工呼吸に移行するかを判断する．

気道分泌物の多い症例にNPPVを連続的に使用していくと，最初は血液ガスの改善があっても3～4時間後には痰づまりによる呼吸状態の再悪化を生じてくることが多い．気道分泌物の喀出には，短時間NPPVを中断しネブライザー吸入などを行ったあと，排痰を積極的に行う．カフマシーンと徒手排痰介助が有効なときがある．それでも自己排痰やカテーテルによる吸痰ができない症例では，気管支鏡による気道分泌物の吸引除去やミニトラックなどの気管内留置が有効である．ただし，痰が粘稠で非常に多いときは侵襲的人工呼吸への移行を早めに考慮

する．

　RTD症例における急性期NPPVの代表的な設定は慢性期の設定とほぼ同様であるが，患者の呼吸状態に応じてこまめに変更していく必要ある．

文献

1) Meduri GU, Abou-Shala N, Fox RC, et al: Noninvasive mechanical ventilation via face mask in patients with acute respiratory failure who refused endotracheal intubation. Crit Care Med 1994; 22: 1584-1590.
2) Meduri GU, Turner RE, Abou-Shala N, et al: Noninvasive positive pressure ventilation via face mask: first-line intervention in patients with acute hypercapnic and hypoxemic respiratory failure. Chest 1996; 109: 179-193.
3) Corrado A, De Paola E, Gorini M, et al: Intermittent negative pressure ventilation in the treatment of hypoxic hypercapnic coma in chronic respiratory insufficiency. Thorax 1996; 51: 1077-1082.
4) British Thoracic Society Standards of Care Committee: BTS Guidline Non-invasive ventilation in acute respiratory failure. Thorax 2002; 57: 192-211.
5) Ronbino C, Faisy C, Diehl J-L, et al: Effectiveness of noninvasive positive pressure ventilation differs between decompensated chronic restrictive and obstructive pulmonary disease patients. Intensive Care Med 2003; 29: 603-610.
6) Todisco T, Baglioni S, Eslami A, et al: Treatment of acute exacerbations of chronic respiratory failure: integrated use of negative pressure ventilation and noninvasive positive pressure ventilation. Chest 2004; 125: 2217-2223.
7) Adigüzel N, Karakurt Z, Güngör G, et al: Management of kyphoscoliosis patients with respiratory failure in the intensive care unit and during long term follow up. Multidiscip Respir Med 2012; 7: 30-36.
8) Banfi P, Redolfi S, Robert D, et al: Home treatment of infection-related acute respiratory failure in kyphoscoliotic patients on long-term mechanical ventilation. Respir Care 2007; 52: 713-719.
9) 島津芳典，藤森勝也：慢性呼吸不全の急性増悪に対するnoninvasive positive pressure ventilationの問題点．日胸疾会誌 1997; 35：273-280.
10) 近藤康博，谷口博之，生田順也，ほか：非侵襲的陽圧換気を施行した高炭酸ガス血症を伴う慢性呼吸不全の急性増悪症例の検討．日胸疾会誌 1997; 35: 960-964.
11) 坪井知正，陳　和夫，町田和子，ほか：肺結核後遺症における急性期NPPVの治療成績．日胸疾会誌 2006; 44: 160-167.
12) Aso H, Kondoh Y, Taniguchi H, et al: Noninvasive ventilation in patients with acute exacerbation of pulmonary tuberculosis sequelae. Intern Med 2010; 49: 2077-2083.
13) Diaz GG, Alcaraz AC, Talavera JCP, et al: Noninvasive positive-pressure ventilation to treat hypercapnic coma secondary to respiratory failure. Chest 2005; 127: 952-960.
14) Kwok H, McCormack J, Cece R, et al: Controlled trial of oronasal versus nasal mask ventilation in treatment of acute respiratory failure. Crit Care Med 2003; 31: 468-473.
15) Masa JF, Celli BR, Riesco JA, et al: Noninvasive positive pressure ventilation and not oxygen may prevent overt ventilatory failure in patients with chest wall diseases. Chest 1997; 112: 207-213.

各論A：急性呼吸不全

4 間質性肺炎

CQ 4 間質性肺炎における急性呼吸不全の呼吸管理にNPPVを選択すべきか？

回答：急性呼吸不全を呈する間質性肺炎における挿管人工呼吸管理では、人工呼吸器関連肺障害や人工呼吸器関連肺炎のリスクが高まる。そのため、NPPVにより挿管を回避することが、より合併症発生率を減らし死亡率を減らすことにつながることが期待される。現時点でNPPVを急性呼吸不全を呈する間質性肺炎一般に施行する根拠は不十分であるが、特に急性呼吸不全を呈する特発性肺線維症の増悪における挿管人工呼吸管理は予後不良とされるので、十分なインフォームド・コンセントのもと、NPPVを導入してよい。

CQ4 推奨：間質性肺炎における急性呼吸不全に対し、NPPVを試みてもよい。【エビデンスレベルⅣ，推奨度C1】

1 はじめに

急性呼吸不全を呈する間質性肺炎には種々の疾患が含まれるが、現在まで多数例を対象とした検討や呼吸管理に関する検討はあまりなされていない。急性呼吸不全を呈する間質性肺炎の代表的疾患には、急性間質性肺炎（acute interstitial pneumonia：AIP）があげられる[1]。本疾患は急性呼吸窮迫症候群（acute respiratory distress syndrome：ARDS）[2]と類似の臨床像を呈する原因不明の疾患で、死亡率は59〜88％と予後不良である[3〜5]。最近では、類似の臨床像を呈する疾患がAIP以外にも種々の病理像を呈する疾患が含まれることが知られてきており、治療反応性や予後を検討するうえでの組織学的な分類の意義が注目されつつある[6〜8]。また、急性呼吸不全を呈する間質性肺炎として、慢性間質性肺炎の経過中に急速に呼吸不全に陥り、明らかな原因が確認できない、いわゆる増悪も含まれうることを銘記すべきである。急性呼吸不全で挿管人工呼吸管理を要した特発性肺線維症（idiopathic pulmonary fibrosis：IPF）症例の系統的レビューでは、135例（原因のある呼吸不全56例、増悪79例）の検討で87％の症例が入院中死亡と極めて予後不良のため、その適応について疑問視している[9〜14]。しかし、報告ごとに適応基準が異なり、2011年に発表されたIPFの国際ガイドラインでは、過半数のIPF症例の呼吸不全に対して人工呼吸管理は勧められないが、少数例には適応となりうるとしている（weak recommendation, low quality evidence）[15]。

急性呼吸不全に対するNPPVの利点としては、挿管回避により、挿管に伴う合併症、特に人工呼吸器関連肺炎（ventilator-associated pneumonia：VAP）などの院内感染のリスクを減少させ、死亡率を下げるという点が期待されている[16〜19]。実際、免疫抑制患者における急性呼吸不全症例においてはNPPVにより死亡率を減少させることが報告されている[20]。急性呼吸不全を呈する間質性肺炎では、ほとんどの症例でステロイド薬や免疫抑制薬が使用されるため結果的に免疫抑制状態に陥る。そのため、挿管を回避することが、より院内感染などの合併症発生率を減らし死亡率を減らすことにつながると期待される。間質性肺炎症例においては、ARDSでNPPV管理困難とされている循環動態不安定、多臓器不全を呈する症例が少ない[21]ことも、NPPV施行にあたって有利な点といえよう。

以上のように、急速進行性の間質性肺炎症例においては、挿管人工呼吸管理を行っても極めて予後不良であるので、NPPVを検討する機運が出てきている。

2 NPPV のエビデンス

　急性呼吸不全を呈する間質性肺炎の系統的な検討は現在まであまり行われておらず，急性間質性肺炎症例の検討と，IPF の増悪を主体とする急性呼吸不全症例の検討が少数の報告で行われているに過ぎず，ランダム化比較試験は行われていない．以下に急性呼吸不全を呈する間質性肺炎，および NPPV に関する論文を概説する．

　Katzenstein らは AIP 8 例を検討し生存率 12% と報告している[3]．Olson らは 29 例の AIP 症例を検討し，生存率は ARDS とほぼ同様の 41% と報告し[4]，Ichikado らは 31 例の AIP 症例を検討し生存率 32%（10/31）と報告している[5]．以上のごとく AIP の予後は不良であると報告されているが，NPPV については言及されていない．最近，原因が明らかでない ARDS に対して外科的肺生検を行ったところ，AIP に合致するびまん性肺胞障害（diffuse alveolar damage : DAD）所見は 40% の症例にしか認められなかったと報告されており[6]，AIP と類似の臨床像を呈する間質性肺炎の存在が指摘されている．近藤らは，慢性間質性肺炎の既往のない急性経過の間質性肺炎 14 例（特発性 8 例，膠原病 6 例）に対し，高めの CPAP 主体の NPPV を施行し 3 ヵ月生存率が 50% と，本対象における NPPV の有効性を示唆する結果を示している[22]．

　日本から提唱された疾患概念である IPF の増悪[23〜26]を主体とする急性呼吸不全症例は，近年，欧米においても予後不良なことから注目され種々の報告がなされてきている．Stern らの報告では，急性呼吸不全のために人工呼吸管理（mechanical ventilation : MV）を要した IPF 患者 23 例を検討し，MV の開始後，肺移植を受けることができた 1 例を除き，すべて MV を受けている期間中に死亡（中間生存期間 3 日，1 時間〜60 日）したと報告した[9]．Blivet らは，急性呼吸不全を呈した IPF 15 症例における侵襲的および非侵襲的人工呼吸の有効性を検討し，ICU での死亡は 11 例で，ICU から退室した 4 例のうち 2 例が退室後早期に死亡したと報告した．このうち NPPV は 5 例に施行され（2 例は挿管人工呼吸管理に移行），3 例が死亡，NPPV のままで 2 例は改善し ICU を退室している[10]．Fumeaux らによる ICU で人工呼吸管理を行った IPF 11 例，二次性肺線維症 3 例の検討では，11 例に NPPV が施行され全例挿管管理に移行し，ICU 滞在平均 7.6±4.6 日で全例死亡している[11]．Saydain らは，ICU に入室した IPF 38 例を検討し，18 例の人工呼吸管理症例のうち 7 例に NPPV を行い 6 例が挿管人工呼吸管理に移行したと報告している[12]．彼らの成績では，ICU 死亡率は 45%，病院死亡率は 61% で，病院で生存した患者の 92% は退院後，2 ヵ月の中間生存期間で死亡している．Al-Hameed らは，IPF の増悪 25 例を検討し，3 例が NPPV を施行しているが，25 例中 24 例が死亡し，生存 1 例も，31 日間入院し，退院 30 日後に再入院し死亡している[13]．これら 5 文献からは IPF の急性呼吸不全症例の予後は極めて不良であり，NPPV の有効性も限られたものであった．近藤らは，急性呼吸不全を呈した間質性肺炎全 31 症例における検討では，3 ヵ月での生存率は 48%（15/31）で，NPPV 成功群では NPPV 失敗・挿管群に比し有意に予後が良好（生存率 81% vs. 15%，$p=0.0002$）であったと報告している[22]．Tomii らは，間質性肺炎の増悪 33 例を，前 NPPV 期 11 例，NPPV 期 22 例に分け比較検討し，60 日生存率は前者で 27% に対し後者で 65% と有意差を認めた（$p=0.02$）[27]．Yokoyama らは NPPV 療法を施行した IPF の増悪 11 例の成績を検討し 90 日生存率は 45.5% と比較的良好であったと報告している[28]．Mollica らは，ICU 管理を要した終末期 IPF 34 例を検討し，入院死亡率は挿管人工呼吸管理群 100%，NPPV 73% と不良だが，NPPV により呼吸数は減少し緩和的な効果が示唆された[29]．Yokoyama らは，NPPV 療法を施行した急速進行性間質性肺炎 38 例の成績を検討し，早期 NPPV 導入（ハザード比 37.04（95% CI 0.003〜0.257）$p=0.002$），PaO_2/FiO_2 高値，KL-6 低値，LDH 低値が NPPV 成功の予測因子であると報告した[30]．Gungor らは ICU 管理を要した間質性肺炎 120 例（IPF 96 例）を検討した．NPPV は 75 例に施行され 38 例（50.7%）で成功し，失敗の予測因子は APACHE Ⅱ>20（ハザード比 2.77（95% CI 1.19〜6.45）$p<0.02$）と継続的な NPPV 使用（5.12（1.44〜18.19）$p<0.01$）であり，NPPV は APACHE Ⅱ<20 の重症でない症例がよい適応であろうと報告している[a]．2011 年の IPF の国際ガイドラインでは，NPPV が適応となる症例があろうと記載されており[15]，日本の特発性間質性肺炎　診断と治療の手引きの改訂第 2 版では NPPV を積極的に試みてよいと記載されている[1]．表 1 に間質性肺炎に対する NPPV の報告のまとめを示す．

　本ガイドラインでは，比較試験が行われていないため本対象群に対して NPPV を日常的に使用することは推奨できないが，本疾患群が免疫抑制療法の適応となることが多く，挿管人工呼吸管理を行っても人工呼吸器関連肺障害のリスクが高く，極めて予後不良であることから，慎重な観察下での施行は許容できると判断する．また，挿管人工呼吸管理を希望しない症例（do not intubate : DNI）では，NPPV を上限としてもよいと考えられる．

3 NPPV の治療方針

　間質性肺炎における呼吸管理には，低酸素血症主体のⅠ型呼吸不全の場合と，呼吸性アシドーシスを伴うⅡ型呼吸不全の場合に大別されるが，滲出期から器質化期の主体は前者であり，不可逆性の線維化に進行すると死腔換気が増え，また呼吸筋疲労を伴うにしたがい後者に移

表1 間質性肺炎に対するNPPV

論文コード	対象	方法	結果
近藤ほか, 2005 コホート研究	NPPV療法を施行した急速進行性間質性肺炎 31例 慢性間質性肺炎急性増悪 17例（特発性肺線維症 11例）その他 14例 PaO_2/FIO_2 137 APACHE II 15.0	NPPV専用機 CPAP 4～12cmH$_2$O，適宜 PS追加	NPPV使用期間 9（1～24）日 挿管は10例で2例が生存 3ヵ月生存：13例（42%） 特発性肺線維症例は有意に予後不良
Tomii et al, 2010 コホート研究	間質性肺炎の急性増悪 33例 前NPPV期 11例 11エピソード [PaO_2/FIO_2 167] NPPV期 22例 27エピソード [PaO_2/FIO_2 139]	NPPV専用機 前NPPV期とNPPV期の比較 CPAP/EPAP 4cmH$_2$O～上限10cmH$_2$O，適宜PS追加	60日生存 前NPPV期 27%，NPPV期 65% $p=0.02$
Yokoyama et al, 2010 コホート研究	特発性肺線維症の急性増悪 11例 PaO_2/FIO_2 139	NPPV専用機 CPAP 10cmH$_2$O，6例 S/T 15cmH$_2$O/10cmH$_2$O，5例	90日生存 45.5% 生存期間中央値 30日 挿管人工呼吸移行 4例は全例死亡
Mollica et al, 2010 コホート研究	終末期特発性肺線維症 34例 NPPV 19例 [PaO_2/FIO_2 89, APACHE II 19.5] 挿管・人工呼吸（INV）15例 [PaO_2/FIO_2 99, APACHE II 24.2]	NPPVは通常型人工呼吸器のPS modeでヘルメット使用 PS 18（15～22cmH$_2$O） PEEP 7（4～10）cmH$_2$O	NPPVで有意に呼吸数低下 ICU・入院死亡率：NPPV 73%, INV 100% ただし，APACHE II はNPPV群は有意に軽症
Yokoyama et al, 2012 コホート研究	NPPV療法を施行した急速進行性間質性肺炎 38例 慢性間質性肺炎急性増悪 19例（特発性肺線維症 16例），薬剤性間質性肺炎 12例，急性間質性肺炎 7例（膠原病性 3例） PaO_2/FIO_2 192 APACHE II 10.1	NPPV専用機 CPAP 4～12cmH$_2$O，適宜PS追加	NPPV使用期間 11±14日 30日評価：成功 18例，8例は挿管拒否し死亡，挿管は12例で4例が生存．早期NPPV導入，PaO_2/FIO_2 高値，KL-6低値，LDH低値がNPPV成功の予測因子
Güngör et al, 2013 コホート研究	ICU管理を要した間質性肺炎 120例（特発性肺線維症 96例）NPPV 75例	NPPV 75例の予後 NPPV失敗因子の検討	NPPV 75例→成功 38例，APACHE II >20と継続的なNPPV管理の必要性がNPPV失敗の予測因子

行する．

前者の病態に対しては，ARDSタイプの呼吸管理に準じて行われ，ガス交換の改善と挿管の回避が目標となる．最近では人工呼吸管理自体が肺損傷を助長することが知られ[31,32]，呼吸サイクルごとでの肺胞の虚脱と開放の繰り返しが炎症を惹起することが知られている．これに対し，高めのPEEPによる肺胞の開存の維持（open lung strategy）が呼吸状態を改善し炎症性サイトカインを低下させるとの報告もある[33]．ARDS症例におけるNPPVによるCPAP 4cmH$_2$OとCPAP 12cmH$_2$Oの比較検討でもCPAP 12cmH$_2$Oの有効性が報告されている[34]．しかしながら最近の報告では，間質性肺炎症例においてPEEPを上げても肺胞は開存できず，むしろ予後を悪化させる可能性を示唆する報告がされているが，対象症例は挿管・人工呼吸管理例である[35]．PEEP/CPAPの意義は個々の症例で異なるため慎重に設定条件を検討する必要があろう．換気不全を合併した場合は圧換気補助（pressure support ventilation：PSV）主体の呼吸管理を行う．ただし，分時換気量が多量にもかかわらず高二酸化炭素血症が進行する場合は不可逆性の線維化への進行による死腔換気の増加を意味し予後不良の徴候である．

4 NPPV導入基準

低酸素性急性呼吸不全（$PaO_2/FIO_2 \leq 300$）を呈した場合は，早期よりNPPVを導入してよい．挿管人工呼吸に比べて早期から開始できるというNPPVの利点を十分に活かしてよい．また，呼吸性アシドーシスを呈する場合も導入してよい．

5 NPPV導入の実際

CPAP/EPAP 4cmH$_2$O，FIO_2 1.0で開始し，8～12cmH$_2$Oを目標に徐々にCPAP/EPAPを増加させる[25]．FIO_2はできるだけ0.6以下にし，高濃度酸素中毒を防ぐよう試みる．頻呼吸が著しい場合や，呼吸筋疲労の徴候が認められる場合は，PSVは行ってもよい．呼吸性アシドーシスを合併した場合は十分なPSVを併用する．ただ

し，PSVを使用する場合には一回換気量が増え過ぎないように注意する．

挿管人工呼吸器管理への移行：NPPVで管理困難な場合は挿管管理への移行を原則とするが，症例ごとに患者の意志に基づき決定する必要がある．特にIPFの増悪症例の挿管人工呼吸管理の際には，本疾患が極めて予後不良であることを認識したうえで導入を検討する必要がある．HRCTでの増悪パターンや線維化の広がりが予後類推に有効と報告されており，治療方針決定に参考となる可能性がある[36,37]．

6 おわりに

NPPVを急性呼吸不全を呈する間質性肺炎一般に施行する根拠は不十分である．予後不良とされる本疾患群に対し，十分なインフォームド・コンセントのもと，挿管に速やかに移行できる体制での適応は可能である．NPPVが，従来の呼吸管理と比べ有効であるか否かの判定にはさらなる検討が必要である．

文献

1) 日本呼吸器学会びまん性肺疾患 診断・治療ガイドライン作成委員会：特発性間質性肺炎 診断と治療の手引き，第2版，南江堂，東京，2011
2) ARDS Definition Task Force, Ranieri VM, Rubenfeld GD, Thompson BT, et al: Acute respiratory distress syndrome: the Berlin Definition. JAMA 2012; 307: 2526-2533.
3) Katzenstein AL, Myers JL, Mazur MT: Acute interstitial pneumonia: a clinicopathologic, ultrastructural, and cell kinetic study. Am J Surg Pathol 1986; 10: 256-267.
4) Olson J, Colby TV, Elliott CG: Hamman-Rich syndrome revisited. Mayo Clin Proc 1990; 65: 1538-1548.
5) Ichikado K, Suga M, Muller NL, et al: Acute interstitial pneumonia: comparison of high-resolution computed tomography findings between survivors and nonsurvivors. Am J Respir Crit Care Med 2002; 165: 1551-1556.
6) Patel SR, Karmpaliotis D, Ayas NT, et al: The role of open-lung biopsy in ARDS. Chest 2004; 125: 197-202.
7) 谷口博之，近藤康博，西山 理：急速進行性の間質性肺炎の管理．呼吸 2002; 21: 738-746.
8) Kondoh Y, Taniguchi H, Kataoka K, et al: Prognostic factors in rapidly progressive interstitial pneumonia. Respirology 2010; 15: 257-264.
9) Stern JB, Mal H, Groussard O, et al: Prognosis of patients with advanced idiopathic pulmonary fibrosis requiring mechanical ventilation for acute respiratory failure. Chest 2001; 120: 213-219.
10) Blivet S, Philit F, Sab JM, et al: Outcome of patients with idiopathic pulmonary fibrosis admitted to the ICU for respiratory failure. Chest 2001; 120: 209-212.
11) Fumeaux T, Rothmeier C, Jolliet P: Outcome of mechanical ventilation for acute respiratory failure in patients with pulmonary fibrosis. Intensive Care Med 2001; 27: 1868-1874.
12) Saydain G, Islam A, Afessa B, et al: Outcome of patients with idiopathic pulmonary fibrosis admitted to the intensive care unit. Am J Respir Crit Care Med 2002; 166: 839-842.
13) Al-Hameed FM, Sharma S: Outcome of patients admitted to the intensive care unit for acute exacerbation of idiopathic pulmonary fibrosis. Can Respir J 2004; 11: 117-122.
14) Mallick S: Outcome of patients with idiopathic pulmonary fibrosis (IPF) ventilated in intensive care unit. Respir Med 2008; 102: 1355-1359.
15) Raghu G, Collard HR, Egan JJ, et al: An official ATS/ERS/JRS/ALAT statement: idiopathic pulmonary fibrosis: evidence-based guidelines for diagnosis and management. Am J Respir Crit Care Med 2011; 183: 788-824.
16) Antonelli M, Conti G, Rocco M, et al: A comparison of noninvasive positive-pressure ventilation and conventional mechanical ventilation in patients with acute respiratory failure. N Engl J Med 1998; 339: 429-435.
17) Nourdine K, Combes P, Carton MJ, et al: Does noninvasive ventilation reduce the ICU nosocomical infection risk? a prospective clinical survey. Intensive Care Med 1999; 25: 567-573.
18) Girou E, Schortgen F, Delclaux C, et al: Association of noninvasive ventilation with nosocomial infections and survival in critically ill patients. JAMA 2000; 284: 2361-2367.
19) Carlucci A, Richard JC, Wysocki M, et al; SRLF Collaborative Group on Mechanical Ventilation: Noninvasive versus conventional mechanical ventilation: an epidemiologic survey. Am J Respir Crit Care Med 2001; 163: 874-880.
20) Hilbert G, Gruson D, Vargas F, et al: Noninvasive ventilation in immunosuppressed patients with pulmonary infiltrates, fever, and acute respiratory failure. N Engl J Med 2001; 344: 481-487.
21) Schwarz MI, Albert RK: "Imitators" of the ARDS: implications for diagnosis and treatment. Chest 2004; 125: 1530-1535.
22) 近藤康博，谷口博之，加藤景介：間質性肺炎に対するNPPV療法．厚生労働科学研究 特発性間質性肺炎の画期的治療法に関する臨床研究，平成16年度研究報告書，p660-665.
23) 吉村邦彦，中谷龍王，中森祥隆，ほか：特発性間質性肺炎の急性増悪に関する臨床的検討ならびに考案．日胸疾患会誌 1984; 22: 1012-1020.
24) Kondo A, Saiki S: Acute exacerbation in idiopathic interstitial pneumonia. Interatitial Pneumonia of Unknown Etiology, Harasawa M, Fukuchi Y, et al (eds), University

of Tokyo Press, Tokyo, 1989; p34-42.
25) Kondoh Y, Taniguchi H, Kawabata Y, et al: Acute exacerbation in idiopathic pulmonary fibrosis: analysis of clinical and pathologic findings in three cases. Chest 1993; 103: 1808-1812.
26) Collard HR, Moore BB, Flaherty KR, et al: Acute exacerbations of idiopathic pulmonary fibrosis. Am J Respir Crit Care Med 2007; 176: 636-643.
27) Tomii K, Tachikawa R, Chin K, et al: Role of non-invasive ventilation in managing life-threatening acute exacerbation of interstitial pneumonia. Intern Med 2010; 49: 1341-1347.
28) Yokoyama T, Kondoh Y, Taniguchi H, et al: Noninvasive ventilation in acute exacerbation of idiopathic pulmonary fibrosis. Intern Med 2010; 49: 1509-1514.
29) Mollica C, Paone G, Conti V, et al: Mechanical ventilation in patients with end-stage idiopathic pulmonary fibrosis. Respiration 2010; 79: 209-215.
30) Yokoyama T, Tsushima K, Yamamoto H, et al: Potential benefits of early continuous positive pressure ventilation in patients with rapidly progressive interstitial pneumonia. Respirology 2012; 17: 315-321.
31) Dreyfuss D, Saumon G: Ventilator-induced lung injury: Lessons from experimental studies. Am J Respir Crit Care Med 1998; 157: 294-323.
32) Pinhu L, Whitehead T, Evans T, et al: Ventilated-associated lung injury. Lancet 2003; 361: 332-340.
33) Ranieri VM, Suter PM, Tortorella C, et al: Effect of mechanical ventilation on inflammatory mediators in patients with acute respiratory distress syndrome: a randomized controlled trial. JAMA 1999; 282: 54-61.
34) 近藤康博, 谷口博之：NPPVの適応の拡大. 呼吸 2002; 21: 463-470.
35) Fernández-Pérez ER, Yilmaz M, Jenad H, et al: Ventilator settings and outcome of respiratory failure in chronic interstitial lung disease. Chest 2008; 133: 1113-1119.
36) Akira M, Kozuka T, Yamamoto S, et al: Computed tomography findings in acute exacerbation of idiopathic pulmonary fibrosis. Am J Respir Crit Care Med 2008; 178: 372-378.
37) Fujimoto K, Taniguchi H, Johkoh T, et al: Acute exacerbation of idiopathic pulmonary fibrosis: high-resolution CT scores predict mortality. Eur Radiol 2012; 22: 83-92.

【検索期間外文献】
a) Güngör G, Tatar D, Saltürk C, et al: Why do patients with interstitial lung diseases fail in the ICU? a 2-center cohort study. Respir Care 2013; 58: 525-531.

各論 A：急性呼吸不全

心原性肺水腫

CQ 5　急性心原性肺水腫の人工呼吸管理に CPAP または bilevel PAP を使用すべきか？

回答：急性心原性肺水腫に対する NPPV の有効性については多数のメタアナリシスが行われ，その有効性が確認されている．CPAP は酸素療法と比べ有意な呼吸数減少，P/F 比上昇，血行動態の改善，気管挿管減少，死亡率減少をもたらす．特に頻脈の改善が早期に認められることは重要である．bilevel PAP は CPAP 同様の有効性が認められているが，生命予後の改善は証明されていない．CPAP と bilevel PAP とで心筋梗塞の発症率に差はなく，またショックを除いた急性心筋梗塞に合併する急性肺水腫に対しても有効な治療法である．

CQ5 推奨：急性心原性肺水腫に対し，NPPV（特に CPAP）を第一選択とすべきである．【エビデンスレベル I，推奨度 A】

1 はじめに

急性心原性肺水腫による呼吸不全は頻度が高く，かつ重症になりやすい病態である．急性肺水腫は肺胞への水分の漏出，肺コンプライアンスの低下，気道抵抗の増加が起こり，呼吸不全を呈してくる[1,2]．低酸素血症に対しては positive end expiratory pressure（PEEP）を用いた人工呼吸が必要となる[3]．PEEP は平均気道内圧を上昇させ，肺の虚脱箇所への換気を改善，機能的残気量の増加，酸素化能の改善，呼吸仕事量の減少，左室後負荷の減少により血行動態に対し有益な影響を与える[4,5]．現在，急性心原性肺水腫による呼吸不全に対しては NPPV（continuous positive airway pressure：CPAP および bilevel positive airway pressure：bilevel PAP）を第一選択とした呼吸管理をすべきであると推奨されている[6,7]．

2 機器

急性心原性肺水腫患者においては，分時換気量の増加，頻呼吸，短い吸気時間などによって最大吸気流速が 60 L/分以上にもなり，また高度の低酸素血症を生じている．この場合，使用される人工呼吸器は吸入酸素濃度を 100％にすることができるもの，フロージェネレーターが呼吸サイクルの始めから終わりまで，目標とする CPAP レベルを維持できるものでなければならない．よって，目標とする動脈血酸素分圧，PEEP レベルの低下を防ぐためには高濃度酸素，高流量が必要となるので高性能の NPPV 専用人工呼吸器を用いるべきである．

マスクは，鼻マスク，鼻口マスク，トータルフェイスマスク，ヘルメットの 4 種類がある．鼻マスクは使わないため，鼻口マスク，トータルフェイスマスクが選ばれるが，どちらを用いても構わない．ただし bilevel PAP を行うときは鼻口マスクが好まれる．トータルフェイスマスクはマスクと顔表面との空間が広いため，時々呼吸器がミストリガーをして吸気でないのにガスを送り込んでしまうことがある．快適さと効果と使用するモードとを考慮し総合的に判断すべきである．ヘルメット型のものも，最近用いられるようになってきている．非常に優れたデバイスであり，特にマスクの装着をいやがる場合，不穏な場合には効果を期待できる．

3 CPAP

心原性肺水腫における水分過剰，心収縮力低下の状態に対し CPAP による人工呼吸を行うと胸腔内圧の増加が静脈還流の減少，左室後負荷の減少により血行動態に対し有益な影響を与える．CPAP の効果が最も期待できるのは，急激な血圧上昇に伴う非虚血性の心原性肺水腫（ク

リニカル・シナリオ-1)の患者である．CPAP の胸腔内圧上昇による肺うっ血の軽減，左室後負荷の軽減，相対的な交感神経緊張の緩和などにより治療効果が得られる．CPAP は肺動脈楔入圧（pulmonary artery wedge pressure：PAWP）が 12mmHg 以下の時は減少させるが，12mmHg 以上のときは心拍出量を増やすとされており，心不全状態に対し有利に働く[8]．また，CPAP は心不全状態において heart rate variability を増加させる[9]．つまり急性肺水腫に対し CPAP は生命維持治療であるとともに治療方法のひとつであるといえる．CPAP は高濃度酸素投与と比べ有意な呼吸数減少，PaO_2/FiO_2 上昇，血行動態の改善，気管挿管減少をもたらす[5,10〜17]．特に頻脈の改善が CPAP で早期に認められることは重要である[11]．心筋虚血後，気絶心筋の状態になっている心筋の機能回復は呼吸，循環系の機能回復によりもたらされる[18]．また，呼吸仕事量の増加は心臓への負担を増やす．呼吸仕事量を減少させるのは CPAP の優れた点のひとつである．CPAP は，より早い血管外肺水分量の減少と換気血流比の改善により酸素化能と肺胞換気量の増加をもたらし頻呼吸を改善する．呼吸困難感の軽減も，頻脈改善の理由のひとつである．現在，急性心原性肺水腫による呼吸不全に対しては NPPV（continuous positive airway pressure：CPAP および bilevel positive airway pressure：bilevel PAP）を第一選択とした呼吸管理をすべきであると推奨されている．

4 bilevel PAP

急性心原性肺水腫に対して bilevel PAP は包括的に CPAP 同様の有効性が認められている[14〜17]．CPAP と bilevel PAP のどちらがより効果的かと比較した研究では，ひとつは CPAP，bilevel PAP，マスク酸素投与の順に生存退院率が高いとしている[13]．もうひとつの研究では CPAP も bilevel PAP も同様の効果を持つとする報告されている[19]．しかし，生命予後に関しては，メタアナリシスでも bilevel PAP は死亡率を低下させる傾向にあったが症例数の少なさのため，有効性は確認できていない．しかし，CPAP と bilevel PAP との間には有意な差はなかった．

一方で CPAP が bilevel PAP よりも生存退院をさせる率が高く（$p=0.029$），より有効だとする報告もある[13]．いずれにせよ，CPAP は bilevel PAP よりも生命予後の点で有効性が明らかに証明されていて，より簡単な設定で，呼吸器との同調性も考慮しなくてよく，簡単に誰でも対応しやすい．CPAP モードを第一選択とすべきである．

5 心筋梗塞の合併

Mehta らは bilevel PAP は CPAP と比べ心筋梗塞の発症が多いと報告した[20]．この報告では bilevel PAP 14 例のうち 10 例が心筋梗塞に進展したとしているが，14 例中心電図上虚血性変化が 13 例に，10 例に胸痛発作が study entry 時に認められている．つまりはじめからこの 10 例は心筋梗塞だった可能性が高い．その後，同様の報告はなく bilevel PAP が心筋梗塞を引き起こすということは否定的である[14〜17]．最近の報告では CPAP と bilevel PAP とで心筋梗塞の発症率に差はなかった[21]．日本の報告では，心筋梗塞発症の有無に関係なく，低酸素性の急性呼吸不全に対し同様に NPPV は効果的であることが示された[22]．また，ショックを除いた心筋梗塞に合併する心原性肺水腫による低酸素性急性呼吸不全患者に対し，CPAP は血行動態，酸素化能を有意に早く改善し，気管挿管への移行，ICU 死亡率を減少させ有効な治療方法であることが報告されている[10]．

6 無効症例

NPPV 無効例となる症例として特に注意すべき状態は，①NPPV 開始後 1 時間でも低酸素血症が改善しない，②肺炎や気管支炎による喀痰の排出ができない，この 2 つである．低酸素血症が改善しない状態としては高度の心機能低下（左室駆出率 30％ 以下で腎機能低下など）状態が背景にある場合が多い．また，肺炎を契機として心不全が悪化することはよくみられるが，この場合は喀痰の量と排出が可能かどうかである．はじめから喀痰の排出ができない場合は気管挿管を推奨する．喀痰排出が可能であり NPPV により酸素化能が改善してくる場合でも，経過の途中で喀痰排出ができなくなってくる場合がある．この場合に肺炎の治療経過をよく検討し，まだ治療に時間がかかるようであれば PaO_2 が維持できていても気管挿管に移行することを推奨する．また，日本の報告で Acute Lung Injury での NPPV 無効症例の予測因子を示した報告もある[23]．ここでは，NPPV を 1 時間施行時点で APACHE Ⅱスコア 17 以上，呼吸回数 25 回以上で気管挿管が必要であった．このほか，pH 値を NPPV 成功の指標として提案する報告もある[24]．

7 生命予後

2005 年以降，多数のメタアナリシスが行われ，NPPV（特に CPAP モード）が生命予後を改善することが確認された[25〜32]．特に JAMA[27]，Lancet[26]，Cochrane Database of Systematic Reviews[25]，これら 3 つのメタアナリシスは非常に精度の高いものであり，十分に信頼できエ

ビデンスとなった．NPPV は気管挿管を減少させ，死亡率を減少させる．CPAP と bilevel PAP を分けて検討したメタアナリシスでは CPAP が，よりよい生命予後を提供できるとわかった[25]．CPAP は死亡率を 25％から 13％へと有意に減少させ，6 人に CPAP で治療をすれば 1 人の気管挿管を回避し，10 人に CPAP で治療をすれば 1 人の死亡を回避できることが確認された[26]．8 年間に ICU での NPPV 使用率が約 30％から 90％に増加したのに対し，死亡率は実に 21％から 7％へと 14 ポイント低下したとする報告がある[33]．NPPV 従来の治療方法に比べ生存退院を有意に改善する[13]．さらに 80 例の重症心原性肺水腫に対し行った研究では，NPPV は院内死亡率を有意に減少させた（死亡率：酸素 23％，CPAP 4％，bilevel PAP 7％）[19]．メタアナリシスでは NPPV（特に CPAP）は死亡率を改善させることが確認されている[27〜29]．NPPV は気管挿管を 32％から 16％へ減少させ，死亡率を 13％から 8％へ減少させる[29]．CPAP と bilevel PAP を分けて検討したメタアナリシスでは，CPAP は有意に死亡率を減少させることが確認され[27,28]，7 人に CPAP で治療をすれば 1 人の気管挿管を回避，8 人に CPAP で治療をすれば 1 人の死亡を回避できると報告されている[28]．一方，bilevel PAP は死亡率を低下させる傾向にあったが有意なものではなかった[27,28]．しかし CPAP と bilevel PAP との間には有意な差はなかった[27]．急性心原性肺水腫に対する CPAP の使用は，よりよい生命予後を提供できる．Nava らも，最も NPPV が効果を発揮する症例が心原性肺水腫であるとしている[34]．他にも，NPPV は急性心原性肺水腫に対し院内では first-line treatment とすべきであり，院外でも救急要請があったときにメディカル・ケア・チームが到着したときに，すぐに院外で NPPV を開始すると臨床症状の改善，気管挿管の回避，しいては院内死亡の減少をもたらすとの報告もある[35]．また，院外発症の急性心原性肺水腫を疑う呼吸不全患者を対象に，搬送中にヘルメット型 CPAP を使用するだけの治療を受けた群（59 人）と CPAP に加え従来の薬物療法を搬送時に追加治療として行った群（62 人）で比較検討も行われている[36]．結果は，全患者でヘルメット型 CPAP は忍容され院外挿管症例はなく，酸素化，呼吸数，血行動態の改善を認めた．両群間の比較では院内挿管症例，死亡数に差はなく，その他の臨床所見も同様に差はなかった．以上より，薬物療法の併用の有無にかかわらず，院外発症の急性心原性肺水腫にはヘルメット型 CPAP 導入が適応されるべきとの考えが示唆されている．21 の研究に対して行われたシステマティックレビューで，NPPV にて管理された急性心原性肺水腫において挿管率，院内死亡率，心筋梗塞，院内滞在日数，ICU 滞在日数も減少したとしている[37]．

しかし，一方で大規模 RCT でも NPPV が無効であったという報告が New England Journal of Medicine に掲載された[38]．それは，NPPV は生命予後を改善させることはないとする結果であった．しかし，この研究には多くの問題点がある．この報告では両群とも気管挿管率が低い．また，死亡率は standard oxygen treatment 群では低く，NPPV 群で高い．この研究に登録された多くの症例は軽症の肺水腫であり，この研究に登録された患者は人工呼吸が必要とされていない軽症の患者が多かったといわれている[39]．著者らも論文中の最後のまとめで次のように述べている．"NPPV は有効でない"と結論しているのではない．NPPV はより重症の肺水腫患者や通常の薬物治療に反応しない患者に使用することを考慮すべきである．

安全性に関しては ADHERE database から解析が報告された[40]．15 万人からなるデータベースで，呼吸管理が正確に確認された約 37,000 人の心不全患者で人工呼吸を必要としたのは 2,430 人（6.5％）．そのうち NPPV は 72％の患者に用いられ，有効率は 96％であった．また，NPPV から気管挿管へと移行した場合でも，はじめから気管挿管・人工呼吸をされて患者と比べ，まったく差はなく，NPPV は安全に用いられる治療方法であることが解る．つまり，適応さえ間違えなければ NPPV を first-line treatment とするほうが，治療成績がよいと考えられる．

8 NPPV の開始時期

急性心原性肺水腫の呼吸管理を成功させるためには，いたずらに酸素投与のみで様子をみるべきではなく NPPV を第一選択とし，積極的に早期に開始することである[41,42]．低酸素血症に呼吸困難を伴っていれば，直ちに開始すべきである．

Mebazza らは急性心不全の治療指針を提示している[43]．病院到着時，初期治療マネジメントのひとつに NPPV の適応があげられている．心原性ショックと右心不全以外は NPPV の適応であるとしている．

急性心原性肺水腫の呼吸管理は NPPV を第一選択とし，早期に開始する．モードは CPAP を第一選択とする．CPAP を行っても高二酸化炭素血症や呼吸困難が続くようなときに bilevel PAP に変更し，いたずらに酸素投与のみで様子をみるべきではなく積極的に NPPV を行う[44]．開始時期としては，低酸素血症（ルーム・エアで SpO_2 90％以下）に呼吸困難を伴っていれば，直ちに開始．また，SpO_2 90％以上でも起坐呼吸，あえぎ呼吸など臨床上，強い呼吸困難を伴う場合も使用する．呼吸苦を訴える肺水腫患者は，NPPV の開始により呼吸苦は改善する．

日本の報告で，Sato らは 4,842 名の Hospitalized Heart Failure について報告している．そのなかで，起坐呼吸の患者は 63.3％であったが，NPPV 使用例は 24.4％

で使用され，内訳はCPAP 15.4%, bilevel PAP 16%となっている[a]. 2007年から2011年の多施設研究であるので，本ガイドラインの普及・教育に努めなければならないであろう．より早期のNPPV開始を積極的に行う必要がある．

9 禁忌

NPPVの禁忌としてはショック，VT，Vf，意識消失があげられる．NPPVを行っても低酸素血症が改善しない状態のときには，気管挿管を行うことが必要になる．

10 おわりに

急性心原性肺水腫に対しNPPVは気管挿管による人工呼吸を有意に減少させる．特にCPAPは生命予後を有意に改善する．急性心原性肺水腫に対してはNPPV（特にCPAP）を第一選択とした呼吸管理を行うべきである．

文献

1) Light RW, George RB: Serial pulmonary function in patients with acute heart failure. Arch Intern Med 1983; 143: 429-433.
2) Sharp JT, Griffith GT, Bunnell IL, et al: Ventilatory mechanics in pulmonary edema in man. J Clin Invest 1958; 37: 111-117.
3) Aubier M, Trippenbach T, Roussos C: Respiratory muscle fatigue during cardiogenic shock. J Appl Physiol 1981; 51: 499-508.
4) Baratz DM, Westbrook PR, Shah PK, et al: Effect of nasal continuous positive airway pressure on cardiac output and oxygen delivery in patients with congestive heart failure. Chest 1992; 102: 1397-1401.
5) Rasanen J, Heikkila J, Downs J, et al: Continuous positive airway pressure by face mask in acute cardiogenic pulmonary edema. Am J Cardiol 1985; 55: 296-300.
6) Liesching T, Kwok H, Hill NS: Acute applications of noninvasive positive pressure ventilation. Chest 2003; 124: 699-713.
7) Nieminen MS, Bohm M, Cowie MR, et al: Executive summary of the guidelines on the diagnosis and treatment of acute heart failure: the Task Force on Acute Heart Failure of the European Society of Cardiology. Eur Heart J 2005; 26: 384-416.
8) Bradley TD, Holloway RM, McLaughlin PR, et al: Cardiac output response to continuous positive airway pressure in congestive heart failure. Am Rev Respir Dis 1992; 145 (2 Pt 1): 377-382.
9) Butler GC, Naughton MT, Rahman MA, et al: Continuous positive airway pressure increases heart rate variability in congestive heart failure. J Am Coll Cardiol 1995; 25: 672-679.
10) Takeda S, Nejima J, Takano T, et al: Effect of nasal continuous positive airway pressure on pulmonary edema complicating acute myocardial infarction. Jpn Circ J 1998; 62: 553-558.
11) Takeda S, Takano T, Ogawa R: The effect of nasal continuous positive airway pressure on plasma endothelin-1 concentrations in patients with severe cardiogenic pulmonary edema. Anesth Analg 1997; 84: 1091-1096.
12) Bersten AD, Holt AW, Vedig AE, et al: Treatment of severe cardiogenic pulmonary edema with continuous positive airway pressure delivered by face mask. N Engl J Med 1991; 325: 1825-1830.
13) Crane SD, Elliott MW, Gilligan P, et al: Randomised controlled comparison of continuous positive airways pressure, bilevel non-invasive ventilation, and standard treatment in emergency department patients with acute cardiogenic pulmonary oedema. Emerg Med J 2004; 21: 155-161.
14) Hoffmann B, Welte T: The use of noninvasive pressure support ventilation for severe respiratory insufficiency due to pulmonary oedema. Intensive Care Med 1999; 25: 15-20.
15) Masip J, Betbese AJ, Paez J, et al: Non-invasive pressure support ventilation versus conventional oxygen therapy in acute cardiogenic pulmonary oedema: a randomised trial. Lancet 2000; 356: 2126-2132.
16) Nava S, Carbone G, DiBattista N, et al: Noninvasive ventilation in cardiogenic pulmonary edema: a multicenter randomized trial. Am J Respir Crit Care Med 2003; 168: 1432-1437.
17) Rusterholtz T, Kempf J, Berton C, et al: Noninvasive pressure support ventilation (NIPSV) with face mask in patients with acute cardiogenic pulmonary edema (ACPE). Intensive Care Med 1999; 25: 21-28.
18) Brezins M, Benari B, Papo V, et al: Left ventricular function in patients with acute myocardial infarction, acute pulmonary edema, and mechanical ventilation: relationship to prognosis. Crit Care Med 1993; 21: 380-385.
19) Park M, Sangean MC, Volpe Mde S, et al: Randomized, prospective trial of oxygen, continuous positive airway pressure, and bilevel positive airway pressure by face mask in acute cardiogenic pulmonary edema. Crit Care Med 2004; 32: 2407-2415.
20) Mehta S, Jay GD, Woolard RH, et al: Randomized, prospective trial of bilevel versus continuous positive airway pressure in acute pulmonary edema. Crit Care Med 1997; 25: 620-628.
21) Bellone A, Monari A, Cortellaro F, et al: Myocardial infarction rate in acute pulmonary edema: noninvasive pressure support ventilation versus continuous positive airway pressure. Crit Care Med 2004; 32: 1860-1865.
22) Yamamoto T, Takeda S, Sato N, et al: Noninvasive venti-

lation in pulmonary edema complicating acute myocardial infarction. Circ J 2012; 76: 2586-2591.
23) Yoshida Y, Takeda S, Akada S, et al: Factors predicting successful noninvasive ventilation in acute lung injury. J Anesth 2008; .22: 201-206.
24) Shirakabe A, Hata N, Yokoyama S, et al: Predicting the success of noninvasive positive pressure ventilation in emergency room for patients with acute heart failure. J Cardiol 2011; 57: 107-114.
25) Vital FM, Saconato H, Ladeira MT, et al: Non-invasive positive pressure ventilation (CPAP or bilevel NPPV) for cardiogenic pulmonary edema. Cochrane Database Syst Rev 2008; (3): CD005351.
26) Peter JV, Moran JL, Phillips-Hughes J, et al: Effect of non-invasive positive pressure ventilation (NIPPV) on mortality in patients with acute cardiogenic pulmonary oedema: a meta-analysis. Lancet 2006; 367: 1155-1163.
27) Masip J, Roque M, Sanchez B, et al: Noninvasive ventilation in acute cardiogenic pulmonary edema: systematic review and meta-analysis. JAMA 2005; 294: 3124-3130.
28) Agarwal R, Aggarwal AN, Gupta D, et al: Non-invasive ventilation in acute cardiogenic pulmonary oedema. Postgrad Med J 2005; 81: 637-643.
29) Antonelli M, Pennisi MA, Montini L: Clinical review: Noninvasive ventilation in the clinical setting--experience from the past 10 years. Crit Care 2005; 9: 98-103.
30) Winck JC, Azevedo LF, Costa-Pereira A, et al: Efficacy and safety of non-invasive ventilation in the treatment of acute cardiogenic pulmonary edema--a systematic review and meta-analysis. Crit Care 2006; 10: R69.
31) Potts JM: Noninvasive positive pressure ventilation: effect on mortality in acute cardiogenic pulmonary edema: a pragmatic meta-analysis. Pol Arch Med Wewn 2009; 119: 349-353.
32) Weng CL, Zhao YT, Liu QH, et al: Meta-analysis: Noninvasive ventilation in acute cardiogenic pulmonary edema. Ann Intern Med 2010; 152: 590-600.
33) Girou E, Brun-Buisson C, Taille S, et al: Secular trends in nosocomial infections and mortality associated with noninvasive ventilation in patients with exacerbation of COPD and pulmonary edema. JAMA 2003; 290: 2985-2991.
34) Nava S, Hill N: Non-invasive ventilation in acute respiratory failure. Lancet 2009; 374: 250-259.
35) Plaisance P, Pirracchio R, Berton C, et al: A randomized study of out-of-hospital continuous positive airway pressure for acute cardiogenic pulmonary oedema: physiological and clinical effects. Eur Heart J 2007; 28: 2895-2901.
36) Foti G, Sangalli F, Berra L, et al: Is helmet CPAP first line pre-hospital treatment of presumed severe acute pulmonary edema? Intensive Care Med 2009; 35: 656-662.
37) Seupaul RA: Should I Consider Treating Patients With Acute Cardiogenic Pulmonary Edema With Noninvasive Positive-Pressure Ventilation? Annals of emergency medicine 2010; 55: 299-300.
38) Gray A, Goodacre S, Newby DE, et al: Noninvasive ventilation in acute cardiogenic pulmonary edema. N Engl J Med 2008; 359: 142-151.
39) Mehta S, Al-Hashim AH, Keenan SP: Noninvasive ventilation in patients with acute cardiogenic pulmonary edema. Respir Care 2009; 54: 186-195; discussion: 195-187.
40) Tallman TA, Peacock WF, Emerman CL, et al: Noninvasive ventilation outcomes in 2,430 acute decompensated heart failure patients: an ADHERE Registry Analysis. Acad Emerg Med 2008; 15: 355-362.
41) Mackway-Jones K: Towards evidence based emergency medicine: best BETs from the Manchester Royal Infirmary. Emerg Med J 2001; 18: 59-64.
42) Brochard L: Mechanical ventilation: invasive versus noninvasive. Eur Respir J Suppl 2003; 47: 31s-37s.
43) Mebazaa A, Gheorghiade M, Pina IL, et al: Practical recommendations for prehospital and early in-hospital management of patients presenting with acute heart failure syndromes. Crit Care Med 2008; 36 (1 Suppl): S129-S139.
44) Masip J: Non-invasive ventilation. Heart Fail Rev 2007; 12: 119-124.

【検索期間外文献】
a) Sato N, Kajimoto K, Keida T, et al: Clinical features and outcome in hospitalized heart failure in Japan (from the ATTEND Registry). Circ J 2013; 77: 944-951.

各論 A：急性呼吸不全

6 胸郭損傷

CQ 6 胸郭損傷を伴う急性呼吸不全症例の呼吸管理に NPPV を使用すべきか？

回答：外傷における NPPV には，1 つのシステマティックレビューと有効性を示す 3 つのランダム化比較試験やいくつかの症例集積研究が報告されているが，外傷は 1 例ごとに異なっており，軽症例から重症例，単独胸部外傷から多発外傷などさまざまである．NPPV に十分習熟し，かつ，外傷の管理にも慣れている施設では，症例ごとに適応を吟味して行えば，合併症を併発することなく呼吸機能の改善を早めることができ，挿管を回避して，経口摂取を早期に開始することができる．ただし，陽圧換気に伴う気胸の発生や進行には十分に注意を払うべきである．外傷症例に対する NPPV の使用に習熟していない施設の場合では，前者ほどは推奨し難い．NPPV 装着後 30〜60 分程度で治療効果を評価して，改善が得られない症例であれば，躊躇せずに気管挿管に切り換えるべきである．

CQ6 推奨：胸郭損傷を伴う急性呼吸不全に対して，NPPV を試みてもよい．【エビデンスレベル Ⅱ，推奨度 C1（経験があれば推奨度 B）】

1 はじめに

日本における胸部外傷は鈍的外傷が主（約 85％）であり，穿通性外傷の頻度は少ない．鈍的外傷の原因は 3/4 が交通外傷で，残りは高所からの墜落や重量物の下敷きなどさまざまな受傷機転が含まれている．

胸壁損傷は胸部軟部組織損傷と骨性胸郭損傷に分類され，肋骨骨折や気胸・血胸・肺挫傷などの占める割合が非常に多く（表 1），呼吸や循環に重大な影響を与える．したがって，胸部外傷では常に胸腔内臓器損傷の合併を考慮する必要があり，受傷早期から適切な処置が必要となる．治療の多く（約 85％）は，胸腔ドレナージを含めた呼吸循環管理と適切な鎮痛が主体である．

2 NPPV のエビデンス

1985 年，Branson ら[1] は 33 例の外傷患者に対して，急性の低酸素血症の治療に CPAP マスクを用いて 94％で改善し効果的であるかもしれないと報告した．その 33 例の外傷のうち肺挫傷が 21 例で，6 例のフレイルチェストが含まれていた レベルⅣ．

1990 年，Bolliger ら[2] は 2 本以上の肋骨骨折と低酸素血症を認める患者 69 例に対して，CPAP と局所麻酔による方法と，即時挿管後に PEEP による間欠的陽圧換気（IPPV）を実施する方法とを比較した．この研究ではランダム化の手法が説明されておらず，盲検は明らかに不可能であり，損傷の重症度スコアも挿管群で高かった．CPAP 群は，平均治療日数が少なく（4.5 日 vs. 7.3 日），ICU の平均滞在日数が少なく（5.3 日 vs. 9.5 日），入院日数も少なかった（8.4 日 vs. 14.6 日） レベルⅢ．2 例の死亡はとも

表 1　胸部外傷の頻度

○肋骨骨折	約 60％
○気胸・血胸	約 50％
○肺挫傷	約 30％
○鎖骨骨折	約 20％
○心臓損傷	約 10％
○肩甲骨骨折	約 10％
○フレイルチェスト	約 8％
○横隔膜損傷	約 8％
○大血管損傷	約 5％
○気管・気管支損傷	約 3％
○胸骨骨折	約 3％

（標準救急医学，第 3 版，医学書院，東京より引用改変）

に挿管群であった．注意しなければならないことは，FIO_2 が40％以上で $PaO_2<60mmHg$ と定義されるような中等度以上の肺損傷を有する症例は研究から除外されていることである．肋骨骨折患者に CPAP を実施する場合，侵襲的人工呼吸の場合と同様の気胸をきたすリスクを認識することが重要である．レベルⅢ．

1998年，Antonelli ら[3]は急性呼吸不全の64例の患者において NPPV 群32例と気管挿管群32例を比較したランダムコントロールスタディを行い，NPPV でも低酸素血症の回復は挿管に劣らず，ICU 滞在日数はむしろ短縮され（9日 vs. 16日），感染による合併症も少なかった（38％ vs. 66％）と報告した．多くの症例は内因性疾患であるが，胸部外傷症例がそれぞれの群に4例ずつ含まれている．レベルⅡ．

1998年 Gregoretti ら[4]は，22例の急性呼吸不全を伴う外傷患者を対象にほぼ同じ呼吸管理条件で，気管挿管から NPPV に変更（EPAP：5.8 vs. 5.2 cmH_2O，IPAP：13.5 vs. 12.8 cmH_2O）したところ，酸素分圧や呼吸パターンの改善に遜色なかったと報告した．レベルⅣ．

1999年，Beltrame ら[5]は急性呼吸不全を伴う46例の外傷に対して NPPV を行い，33例（72％）において成功したと報告した．外傷の内訳は胸部外傷11例，頭部外傷8例，腹部外傷6例，脊髄損傷6例，多発外傷8例，広範囲熱傷7例であった．観察項目は P/F 比，呼気の V_T（tidal volume），呼吸数であり，P/F 比は152.4から277.9に，V_T は356.1mL から648.1mL に，呼吸数は31.4回から20.4回に改善した．レベルⅣ．しかしながら，広範囲熱傷による急性呼吸不全の症例群では，失敗例が成功例を上回っていた．レベルⅣ．外傷症例の選択によっては，呼吸不全の治療がうまくいく可能性を示唆した．

1998年，Abisheganaden ら[6]は多発性骨髄腫に伴うフレイルチェストの1例に NPPV を施行し，侵襲的な呼吸管理を回避できたと報告した．レベルⅣ．また，2000年，Sivaloganathan[7] は交通外傷によるフレイルチェストの1例に対して，NPPV による呼吸管理によって，症例は順調に経過し侵襲的な呼吸管理を回避できたと報告した．レベルⅣ．さらに2000年，Garfield ら[8]は交通事故で重症な胸部外傷（左フレイルチェストと右肺挫傷）の35歳の症例に対して，第10病日まで気管挿管で管理を行い，その後は NPPV に移行した結果，早期に ICU から退室し，合併症の発生を予防できたと報告した．レベルⅣ．

2000年，長谷川ら[9]は，中等度の胸部外傷40例（APACHE Ⅱ スコア平均17点）に対して NPPV を施行し，挿管症例と比較した結果，有意に経口摂取開始までの日数が短く（2.1 vs. 7.3日），合併症の発生もなく，呼吸管理上遜色ないと報告した．症例には，頭頸部・腹部・骨盤・四肢の外傷を合併する多臓器損傷や多発外傷があり，胸部単独外傷も含んでいたが，コミュニケーションが容易で，受傷後しばらくして顕性化してくる症状の聴取や観察にも，挿管症例に比べ有利であった．レベルⅢ．

2002年，新井[10]は胸部外傷に対する NPPV の適応基準を以下のように示した．受傷機転あるいは他の検索などから胸部単独損傷であること，損傷の全体像の把握がある程度終了しており他に重大損傷がないこと，NPPV のための時間が確保できること，中等度以下の呼吸不全であることとした．そして，多発外傷の場合は，他の合併損傷が安定していることが絶対条件であると報告した．レベルⅣ．

2005年，Gunduz ら[11]は P/F 比300以下の胸部外傷・フレイルチェスト52例について，気管挿管群21例とマスク CPAP 群22例に分け比較検討した結果，マスク CPAP 群において，死亡率（33％ vs. 9％，$p=0.001$）と肺炎合併率（48％ vs. 9％，$p<0.01$）が有意に低かった．レベルⅡ．

2010年，Hernandez ら[12]はレベル1外傷 ICU において，胸部外傷のランダム・クリニカル・トライアルを行った．対象は受傷後48時間以内に酸素療法が開始され P/F 比200未満が8時間以上続く50例である．25症例ずつを高流量酸素群と NPPV 群とに割り付け，挿管頻度と在院日数を比較したところ，挿管頻度は NPPV 群で有意に低く（40％ vs. 12％，$p=0.02$），在院日数も少なかった（21日 vs. 14，$p=0.001$）．レベルⅡ．

2013年，Duggal ら[a]は鈍的な胸部外傷における非侵襲的陽圧換気の安全性と効果について，MEDLINE（1946～2012年6月），EMBASE（1980～2012年6月），Cochrane Central Register of Controlled Trials（CENTRAL）databases よりシステマティックレビューを行い3つの RCT と2つの後ろ向きコホート研究，4つの症例報告を報告している．その結果，エビデンスは強くないものの，非侵襲的換気（NPPV や CPAP）を早期に開始すれば，気管挿管を防ぎ，合併症と ICU 滞在期間を減少させるとした．レベルⅠ．

3 NPPV の治療方針

呼吸管理の目的は，換気障害の治療，低酸素血症の治療と無気肺の発生・進行予防である（表2）．骨折による疼痛のために呼吸運動制限，換気量減少，死腔増大，気

表2　胸部外傷における NPPV の使用目的

○肋骨骨折やフレイルチェストによる換気障害の治療（内固定），低酸素血症の治療と無気肺の発生・進行予防
○肺挫傷による低酸素血症の治療や無気肺の進行予防

表3 外傷によるNPPVの適応除外症例

○ 循環動態が不安定な症例
○ 高度の意識障害（JCSで20以下）を認める症例
○ 頭蓋亭骨折を有する症例
○ 顔面の変形が強い症例
○ 顔面熱傷の症例
○ 咽頭，喉頭損傷の症例
○ 胸腔ドレナージの効果が不十分な気胸症例

道内分泌物貯留などにより二次的に無気肺，低酸素血症，肺炎を併発する可能性があるため，鎮痛薬の内服，坐薬や静脈内投与薬の使用，さらには胸部硬膜外ブロックなどを症例ごとに考慮する．十分で適切な除痛を図り，喀痰のドレナージが十分に行える体位変換を組み合わせることで，酸素化障害の治療や無気肺の発症と進行予防に効果的である．一般的なNPPVの適応基準を満たしたうえで，表3にあげたような症例を除外すれば，多くの症例に適応可能と考えられる．特に，気胸についてはドレナージでコントロールされていれば禁忌ではない[13]．

欧米や日本において，胸部外傷に対するNPPVによる治療のランダムコントロールスタディはわずかであるため，使用条件を満たしていれば行っても構わないと考えるが，NPPVの使用に慣れている施設や部署で，十分に注意を払って行うべきである．

4 NPPVの導入の実際

長谷川ら[14]は外傷症例におけるNPPVの設定を，IPAP 10 cmH$_2$O，EPAP 5 cmH$_2$O，F$_IO_2$は症例ごとに適宜として開始し，IPAPは最大15 cmH$_2$O，EPAPは最大8 cmH$_2$O程度までとしている．マスクの選択は症例ごとにフィットするものを選択している．

NPPV開始時はベッドサイドで患者に治療の必要性をよく説明し，機器装着による恐怖心を取り除き，マスクの密着性を微調整している．

Mehtaら[15]やHoffmannら[16]の肺水腫症例に対するNPPV施行では，呼吸数，心拍数，血圧，PaO$_2$，PaCO$_2$をモニタリングし，挿管を回避した症例では，30～60分で有意に観察項目の改善を認めていた．長谷川ら[12]の外傷症例においてもこの報告を参考に，観察項目は，パルスオキシメーターによるSpO$_2$または，PaO$_2$，PaCO$_2$と呼吸数，心拍数，血圧で行い，装着後30～60分を経過して悪化するようであれば気管挿管を考慮している．

5 おわりに

胸郭損傷におけるNPPVの有用性に関して，RCTによる明確なエビデンスはわずかであるが，有用性を示唆する症例集積研究が報告されつつある．適応を吟味してNPPVに十分習熟した施設で管理すれば，合併症を併発することなく呼吸機能の改善を早めることができ，挿管を回避して，経口摂取を早期に開始することができる．しかしながら，装着後30～60分程度で改善が得られない症例であれば，躊躇せずに気管挿管に切り換えるべきである．

文献

1) Branson RD, Hurst JM, Dehaven CB: Mask CPAP: state of art. Respir Care 1985; 30: 846-857.
2) Bolliger CT, Hon BS, Eden SF: Treatment of multiple rib fractures: randomized controlled trial comparing ventilatory with nonventilatory management. Chest 1990; 97: 943-948.
3) Antonelli M, Conti G, Rocco M, et al: A comparison of noninvasive positive-pressure ventilation and conventional mechanical ventilation in patients with acute respiratory failure. N Engl J Med 1998; 339: 429-435.
4) Gregoretti C, Beltrame F, Lucangelo U, et al: Physiologic evaluation of non-invasive pressure support ventilation in trauma patients with acute respiratory failure. Intensive Care Med 1998; 24: 785-790.
5) Beltrame F, Lucangelo U, Gregori D, et al: Noninvasive positive pressure ventilation in trauma patients with acute respiratory failure. Monaldi Arch Chest Dis 1999; 54: 109-114.
6) Abisheganaden J, Chee CB, Wang WT: Use of bilevel positive airway pressure ventilatory support for pathological flail chest complicating multiple myeloma. Eur Respir J 1998; 12: 238-239.
7) Sivaloganathan M: Management of flail chest. Hosp Med 2000; 61: 811.
8) Garfield MJ, Howard-Grifffin M: Non-invasive positive pressure ventilation for severe thoracic trauma. Br J Anaesth 2000; 85: 788-790.
9) 長谷川伸之，鈴川正之：集中治療（救急領域患者）における非侵襲的陽圧換気療法―救急・集中治療における低侵襲診断法・治療法―．集中治療 2000; 12（臨増）: 235-239.
10) 新井正康：Ⅲ．非侵襲的陽圧換気法―急患室におけるNPPVの意義と外科的疾患，術後患者への応用―特集 呼吸管理：最新の知識とノウハウ．救急医学 2002; 26: 1595-1598.
11) Gunduz M, Unlugenc H, Ozalevli M, et al: A comparative study of continuous positive airway pressure (CPAP) and intermittent positive pressure ventilation (IPPV) in patients with flail chest. Emerg Med J 2005; 22: 325-329.
12) Hernandez G, Rafael F, Pilar LR, et al: Noninvasive ventilation reduces intubation in chest trauma-related hypoxemia: a randomized clinical trial free to view. Chest 2010; 137: 74-80.

13) BTS guideline: Non-invasive ventilation in acute respiratory failure. Thorax 2002; 57: 192-211.
14) 長谷川伸之, 鈴川正之：胸部外傷. 実践 NPPV—これでわかる NPPV の実際—, 竹田晋浩（編著）, 克誠堂出版, 東京, 2005; p56-68.
15) Mehta S, Gregory DJ, Robert HW, et al: Randomized, prospective trial of bilevel versus continuous positive airway pressure in acute pulmonary edema. Crit Care Med 1997; 25: 620-628.
16) Hoffmann B, Welte T: The use of noninvasive pressure support ventilation for severe respiratory insufficiency due to pulmonary oedema. Intensive Care Med 1999; 25: 15-20.

【検索期間外文献】
a) Duggal A, Perez P, Golan E, et al: Safety and efficacy of noninvasive ventilation in patients with blunt chest trauma: a systematic review. Crit Care 2013; 17: R142.

各論A：急性呼吸不全

7 人工呼吸離脱に際しての支援方法

CQ 7 侵襲的人工呼吸管理からの離脱支援としてNPPVは有用か？

回答：侵襲的人工呼吸管理（気管挿管を伴う）からの離脱支援では，基礎疾患によってNPPVの推奨レベルが異なる．メタアナリシスより，COPDの増悪に対して侵襲的人工呼吸管理されている患者の場合，NPPVは離脱支援に有効であり，死亡率ならびにICU滞在期間，入院期間，人工呼吸期間のすべてにおいて改善がみられる．ただし，これらのランダム化比較試験の約半数が入手不可能であることや，離脱支援のタイミングが一定でないことに留意が必要である．また，研究対象の大部分がCOPD増悪であるため，それ以外の病態におけるNPPVの人工呼吸器離脱支援としての有用性は不明である．

CQ7 推奨：COPDを合併する症例においては，侵襲的人工呼吸管理からの離脱支援としてNPPVは有用である．【エビデンスレベル I，推奨度B】

侵襲的陽圧換気（通常の人工呼吸管理）からの離脱をできる限り速めることは，人工呼吸（器）関連肺炎（ventilator-associated pneumonia：VAP）を防ぎ，気管挿管などに伴う合併症を軽減するために必須である．この離脱に際して，非侵襲的人工呼吸（noninvasive positive pressure ventilation：NPPV）が果たすべき役割を，どのように評価すべきであろうか．

さまざまな理由で人工呼吸が必要とされている状態で，あえて人工気道を外しマスクによる管理へと移行することは，気道管理が不十分となるリスクがあることから，その妥当性を評価することは難しい．そこで，過去のガイドラインにおいても，NPPVの果たすべき支援は，自発呼吸トライアル失敗例あるいは侵襲的人工呼吸からの離脱失敗例において，離脱支援（つまり再挿管の回避）が可能かという視点で検討されてきた．その結果，離脱支援としてのNPPVは非常に慎重なものに位置づけられてきたといえる[1]．

一方，限定された患者群ではNPPVは有用で，特にCOPD症例では離脱支援になること，抜管後の呼吸不全の予防になることが示され話題になっている．

1 Burns らのメタアナリシス

前回のガイドライン作成時には5つの臨床研究を対象として検討に加えた[2〜6]．その後，多くの臨床研究が行われた．本稿を興す時点では，2010年にBurnsらが著したメタアナリシスデータが最新であったが[7]，2014年に11の臨床研究を加えてメタアナリシスをアップデートした[a]．そこで，本ガイドラインの対象となる調査期間を超えてはいるものの，トータルで16の臨床研究を擁した最新の情報をもとに離脱におけるNIVの意義を紹介する[2〜6,8〜18]．

a. 臨床研究の選択（表1）

Burnsらは，Medline（1966〜2013），Embase（1980〜2013），ならびにCochrane Central Register of Controlled Trials（Cochrane Library, 2012, Issue 5, 2013）をデータベースとして，成人の呼吸不全症例を対象とした無作為化比較試験（RCT）を抽出した．抜管後直ちにNPPVを導入した群と，通常の侵襲的方法で離脱した群の比較研究で，死亡率，人工呼吸器関連肺炎（VAP），離脱失敗率，集中治療室滞在時間，入院期間のいずれかについて検討した臨床研究を検索した．その結果，前述の16研究を検討対象に選択した．

表1　各臨床研究の特徴

著者	問題点	患者数	患者条件	離脱条件	NIV群	対照群	COPDのみ
Nava [2], 1998		50	COPD増悪	1hr-SBTの失敗	NIV-PSV	PSV	○
Girault [3], 1999		33	COPD増悪＞50%, 拘束性障害25%, 混合性25%	2hr-SBTの失敗	NIV-PSV	PSV	
Hill [4], 2000	抄録のみ	21	ARDS	30min-SBTの失敗	NIV-VPAP	PSV	
Chen [5], 2001	中国語のみ	24	COPD増悪	人工呼吸3日目, 離脱条件あり	NIV-BIPAP	PSV	○
Ferrer [6], 2003		43	COPD増悪＞50%, 心不全＞20%, 呼吸器感染症	2hr-SBTの失敗を3日連続	NIV-BIPAP	AC/PSV	
Rabie Agmy [8], 2004	抄録のみ	37	COPD増悪	2hr-SBTの失敗	NIV-PAV	PSV	○
Wang [9], 2004	中国語のみ	28	COPD, 呼吸器感染症	PIC window	NIV-PSV	SIMV-PSV	○
Zheng [10], 2005	中国語のみ	33	COPD, 呼吸器感染症	PIC window	NIV-BIPAP	PSV	○
Group* [11], 2005		90	COPD増悪	PIC window	BIPAP	SIMV-PSV	○
Zou [12], 2006	中国語のみ	76	COPD, 呼吸器感染症	PIC window	NIV-BIPAP	SIMV-PSV	○
Trevisan [13], 2008		65	35% COPD, 心不全＞10%, 術後20%	30min-SBTの失敗	NIV-BIPAP	invasive	
Prasad [14], 2009		30	COPD + hypercapnia	2hr-SBTの失敗	NIV-BIPAP	PSV	○
Giault [15], 2011		138	chronic hypercapnic	2hr-SBTの失敗	NIV-BIPAP	PSV	
Rabie Agmy [16], 2012	access −	264	COPD増悪	2hr-SBTの失敗	NIV	PSV	○
Tawfeek [17], 2012	access −	42	侵襲的人工呼吸＞48 hr	2hr-SBTの失敗	NIV-PAC	SIMV	
Vaschetto [18], 2012	pilot RCT	20	hypoxic, 侵襲的人工呼吸＞48hr	離脱条件あり	Helmet NIV	PSV	

*：Collaborating Research Group for Noninvasive Mechanical Ventilation of Chinese Respiratory Society
COPD：chronic obstructive pulmonary disease（慢性閉塞性肺疾患），SBT：spontaneous breathing trial（自発呼吸トライアル），PSV：pressure support ventilation, BIPAP：bilevel positive airway pressure ventilation, PAV：proportional assist ventilation, PIC window：pulmonary infection control window（呼吸器感染症の症状が改善したタイミング）

1）RCT（表1）

抽出された16のRCTでは，994例の患者を対象としているが，いくつかの問題点がある．中国語で発表されているために，抄録以上の情報を入手できない点[5,9,10,12]．同様に，準無作為比較試験[5]が含まれていること，抄録のみの研究が2つ[4,8]，電子的に論文にアクセスできないものが2編[16,17]含まれている．その意味で，フル論文として英文で私たちが検証可能（アクセス可能）な研究は，9つしかないことになる．また，症例数は，100例を超えるものが2つあるものの，規模の小さな臨床研究に限られていることがわかる．

2）患者背景（表1）

すべての研究が成人症例を対象としているが，9研究はCOPD患者のみを対象としている[2,5,8~12,14,16]．GiraultとFerrerならびにTrevisanは複合的な症例とはいえ，主な疾患としてはCOPDの増悪である[3,6,13]．Hillは，ARDSを対象としているが抄録のみなので詳細は不明[4]．結論として，今までに行われてきた臨床研究はCOPDの増悪例を対象としたものが多いといえる．

b. 結果

1）第一のゴール：死亡率

検討対象とした16の臨床研究すべてが死亡率を明らかにしているが，30日死亡率，60日死亡率，90日死亡率[2,3,6,14,17]，あるいは退院時死亡率[3,8,10~13,15,16,18]など，さまざまなタイミングで評価されていた．あるいは，評価のタイミングを明らかにしてないものもあった[4,5,9]．その結果，NPPVを用いた離脱支援は，総合的に死亡率の低下に寄与するという強いエビデンスが示された（相対リスク0.53，95%信頼区間0.36~0.80，994例）．

サブグループ解析として，死亡率との関係は，COPDの有無に関連して検討されているが，特にCOPDの増悪に限定した研究において，相対リスクが0.36（95%CI 0.24~0.56）に減じている点が注目される[2,5,8~12,14,16]．

2）第2のゴール

①離脱失敗率

離脱の条件については，さまざまな定義が用いられてはいるものの，8つのRCTで605例を対象とした場合に，離脱失敗率が顕著に減少している（相対リスク0.63，95%CI 0.42~0.96）[2~4,8,15~18]．

②VAP発生率に関する影響

14の臨床研究で，NIVを用いた離脱を行うことで

表2　成人重症患者におけるNPPVの離脱支援に関する結果

項目	臨床研究数	対象患者数	結果（95%CI）	不均一性I2（%）
死亡率	16	994	0.53* (0.36〜0.80)	37
VAP	14	953	0.25* (0.15〜0.43)	38
離脱失敗	8	605	0.63* (0.42〜0.96)	39
滞在期間（日）				
集中治療室	13	907	−5.59† (−7.90〜−3.24)	77
入院	10	803	−6.04† (−9.22〜−2.87)	78
人工呼吸期間				
全人工呼吸期間（日）	7	385	−5.64† (−9.50〜−1.77)	86
離脱に関係した日数	9	645	−0.25† (−2.06〜1.56)	90
気管挿管を行った日数	12	717	−7.44† (−10.34〜−4.55)	87
イベント				
再挿管	10	789	0.65* (0.44〜0.97)	41
気管切開	7	572	0.19* (0.08〜0.47)	10
不整脈	3	201	0.89* (0.34〜2.34)	0

*：相対リスク，†：重み付き平均差

VAPが減少することが示されている（相対リスク0.25 (0.15〜0.43)）[2,3,5,6,8〜17]．なお，VAPの診断基準が明記されているのは10の臨床研究である[2,5,6,9〜13,14,17]．

③ICU入室期間，入院期間，人工呼吸期間など

表2にまとめたように，集中治療室入室期間（−5.59日）と入院期間（−6.04日）はNPPV支援で有意に短縮している．総人工呼吸期間（−5.64日），侵襲的人工呼吸期間（−7.44日）についても，短縮が確認されている．ただし，離脱に直接必要だった期間に有意差はみられていない．

④偶発症

不整脈の発生率には差がみられなかったが，再挿管率（相対リスク0.65，95%CI 0.44〜0.97）[3,4,6,11〜13,15〜18]や気管切開率（相対リスク0.19，95%CI 0.08〜0.47）[3,6,13,15〜18]は，有意に減少している．

2 メタアナリシス結果を踏まえた考察

気管挿管や気管切開を伴う人工呼吸管理は，VAPの併発や人工気道に伴う合併症，ならびに陽圧換気そのものによる影響（VILI：人工呼吸関連肺損傷）を考慮すると，できる限り短期間とすべきである．このため，VILIを軽減あるいは回避するために，『肺保護換気』戦略が導入され，一定の効果を挙げている．同時に，人工呼吸期間そのものを短縮する目的で，NPPVの積極的な導入が試みられてきたが，慎重な意見が主体を占めていた．最近になって，NPPVによる離脱支援の臨床研究が増えたため，その有用性について検討が可能になりつつある[19,20,b]．

人工気道を用いない陽圧換気であるNPPVでは，鎮静レベルを軽減可能であること，経口摂取が可能であること，人工呼吸器関連肺炎のリスクを軽減可能であること，などの理由から臨床的意義が期待されてきた．実際，前回のガイドライン作成後にも，こうしたアプローチを支持するデータが集積されたと判断した．

今回，紹介した994例を対象とした16の臨床研究では，死亡率の改善，人工呼吸期間の短縮，VAPの改善，総人工呼吸期間の短縮のすべてにおいてNPPVが有利であることを示している．離脱に直接関係した人工呼吸期間のみは短縮できずにいるが，気管切開率や再挿管率を有意に減少させている．ただし，結果の項でも指摘したように，994例にのぼる対象患者の多くがCOPD症例であることに注意が必要である．さらに，COPD以外の症例もほとんどが心不全患者であり，その意味ではNPPVガイドラインにおけるNPPV導入の第一選択の疾患が離脱に際しても共通していることが興味深い．メタアナリシスには含まれていないが，心不全のみを対象としたFerrerらによる検討でも，抜管時APACHE II >12を高リスク群として，抜管直後よりNPPVを開始することで，抜管後呼吸不全の発症とICU死亡率が低下したと報告している[21]．

2011年のカナダのガイドラインで示された急性呼吸不全でのNPPVの選択において，第一選択で強い推奨度（1A）にあるのはCOPD増悪と心原性肺水腫のみであり，喘息重責発作，ARDS，重症市中肺炎，胸部外傷，術後呼吸不全などにおいては，エビデンス不十分のため推奨度が設定されていない[22]．本項で紹介した16の臨床研究は，このNPPVを第一選択とする疾患について，離脱支援の効果があったとするものであり，妥当な結果であると考える．一方，他の病態については，今後の検討が必要であるが，少なくとも病態としてNPPVを第一選択とできないものについて，離脱促進のためにNPPVを導入することには困難が伴うものと考える．

以上，NPPVが侵襲的人工呼吸からの離脱に有用であるか否かについて厳密な結論を出すためには十分な臨床研究が不足することから，更なる臨床研究が必要である．

医療スタッフ必携。南江堂の好評書籍

今日の治療薬 2016 解説と便覧

- 編集　浦部晶夫・島田和幸・川合眞一

- 備考欄のマーキングを大きくして見やすく
- 尿中未変化体排泄率70%以上の薬剤に「腎排泄」マークをつけて注意喚起
- 大規模臨床試験などを「薬物療法のエビデンス」として掲載

■B6判・1,376頁　2016.1.　定価（本体4,600円＋税）

当直医実戦マニュアル 改訂第5版増補版

- 監修　山本保博・黒川顕
- 編集　亀岡信悟・梅田悦生・滝口 進・瀬下明良

- 実戦マニュアル編集委員会
- 今回補版では薬剤に関する情報・ガイドラインを最新のものに更新、入院させるか、他院に搬送するべきか、翌日まで外来でみるのかといったトリアージを懇切に記した一冊。

■A5判・286頁　2012.9.　定価（本体2,800円＋税）

アトラス応急処置マニュアル 原書第9版増補版

- 監訳　山本保博・黒川顕
- 翻訳主幹　横田裕行・大友康裕

- 日常診療現場で求められる応急処置の考え方を手順や応急処置の基本的事項をよりカラー写真で解説、病態生理や応急処置の基本的事項もよりフルに充実、増補版ではAHAガイドライン2010に基づいてCPRやケーススタディ別対応の記述を見直した。

■B6変型判・448頁　2014.4.　定価（本体4,900円＋税）

抗菌薬コンサルトブック

- 監修　大曲貴夫
- 編集　滝 久司・坂野昌志・望月敬浩

今日の臨床検査 2015-2016

- 監修　櫻林郁之介
- 編集　矢冨 裕・廣畑俊成・山田俊幸・石黒厚至

- 病院分類やローアップに必要な検査をまとめた「主要病態のプロフィール」に、新たに「リコンタクター・ゼロの感染症」「AKI」「肝硬変」を追加。

■B6判・700頁　2015.1.　定価（本体4,800円＋税）

実戦外科診療ハンドブック

- 監修　亀岡信悟
- 編集　瀬下明良・神尾孝子・板橋道朗・三宅智朗・世川 修・成田 徹

- 編集協力
- 東京女子医科大学第二外科の「一般外科（general surgeon）」の特色が活かされた外科、病棟から手術室まで一般外科領域における必須の基本知識、手技を網羅したハンドブック。

■B6変型判・312頁　2015.4.　定価（本体4,200円＋税）

赤ちゃんと子どもの応急処置マニュアル 原書第5版

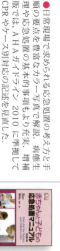

- 監訳　横田裕行
- 翻訳主幹　荒木 尚・植田育也

- 突然の思いがけない事故に遭遇しやすい乳・幼・小児にあって、親、保育者、教育者向けにビジュアルな紙面で対応法を簡潔に解説した英国赤十字社の翻訳書。

■B5変型判・128頁　2014.11.　定価（本体2,700円＋税）

研修医・指導医のための呼吸器疾患診断 Clinical Pearls

- 編著　宮城征四郎・藤田次郎

今日の処方 改訂第5版

- 編集　浦部晶夫・大田 健・川合眞一・島田和幸・菅野健太郎

- 各疾患ごとに、具体的な処方例を、薬剤の投与量、投与方法など段階的に解説、病型や病態、今日の「処方上の注意」や「専門医が知っておくべきミソ」が追加。

■B6判・1,220頁　2013.11.　定価（本体6,800円＋税）

臨床基本手技実戦マニュアル（DVD付）改訂第2版

- 監修　亀岡信悟
- 編集　滝口 進・板橋道朗・瀬下明良・神尾孝子・世川 修・荒直寿樹

- 臨床現場で必須の基本手技の実際を、感じあふれる写真をふんだんに用いて、ステップ・バイ・ステップでやさしく解説。インストを動画でみるDVD付き。手技の流れがみえる、実戦返却のマニュアル。

■B5判・174頁　2013.11.　定価（本体5,500円＋税）

正しい方法がわかる臨床基本手技 II from The NEW ENGLAND JOURNAL of MEDICINE

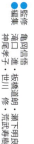

- 訳　北村 聖

＊本DVDはDVD-ROM形式（PCのみ）です。DVD-Videoが観られるプレーヤーでは使えません。

- NEJMの好評コンテンツ"Videos in Clinical Medicine"から基本の10手技を収録、テキストでポイントを要約、日本語版DVD-ROM付。

■A5判・116頁（DVD-ROM付）定価（本体7,500円＋税）2010.8.

外科学の原典への招待

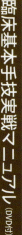

- 編集主幹　国土典宏
- 編著　臨床雑誌「外科」編集委員会

糖尿病

糖尿病療養指導の手びき（改訂第5版）

「糖尿病診療の手びき」を活用して患者指導を行う医師・医療スタッフのための"公式"ガイド。

- 編・著　日本糖尿病学会

■B5判・232頁　2015.5.　定価（本体2,800円＋税）

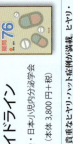

経口糖尿病治療薬の疑問76

SGLT2阻害薬を含め、近年新薬の登場で複雑になった糖尿病薬物治療について、臨床現場の疑問にQ&A形式で答えた。

- 編集　寺内康夫

■A5判・300頁　2015.10.　定価（本体3,400円＋税）

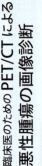

小児・思春期糖尿病コンセンサス・ガイドライン

小児・思春期発症糖尿病領域において蓄積されつつあるエビデンスを吟味し、診断・治療、患児・家族への支援について明確な指針を示す。

- 編・著　日本糖尿病学会・日本小児内分泌学会

■B5判・328頁　2015.6.　定価（本体3,800円＋税）

画像医学・超音波医学

臨床医のためのPET/CTによる悪性腫瘍の画像診断

PET/CT検査を対象とするすべての悪性腫瘍の鑑別診断に対応した、他の画像検査を用いた病期診断・病勢判定、診療に対応した、わかりやすく解説。

- 編集　高見元敞・畑澤順

■B5判・178頁　2014.11.　定価（本体8,000円＋税）

画像診断＋IVR ヒヤリ・ハット

貴重なヒヤリ・ハット症例が満載。ヒヤリ・ハットへ繋がった問題点・注意点を、会話形式でやさしく解説。

- 編集　放射線診療安全向上研究会

■B5判・296頁　2015.2.　定価（本体6,000円＋税）

聞きたかった！心房細動の抗凝固療法 ズバリ知りたいNOAC使用のポイント

心房細動の抗凝固療法、とくにNOACの選び方・使い方をQ&Aで解説。

- 著　池田隆徳

■A5判・188頁　2015.4.　定価（本体3,000円＋税）

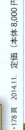

現場で使える！医療スタッフのための画像診断と薬物治療

カンファランスや病棟でよく目にする疾患の画像を解析、特徴的な所見と薬物治療の流れを見開きでまとめた。

- 編集　汲田伸一郎・片山志郎

■A5判・246頁　2015.8.　定価（本体3,500円＋税）

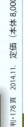

Dr.辻本の腹部超音波塾 未熟では済まされない！

超音波検査・診断の達人が実際の画像を提示しながら、検査と診断の思考を比較で解説。

- 著　辻本文雄

■B5判・286頁　2015.5.　定価（本体6,800円＋税）

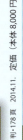

むかしの頭で診ていませんか？循環器診療をスッキリまとめました

①目頭に結論を掲載　②濾過する可能性が高い病態に絞った　③具体的にここがうろ覚えの頭で要点を解説。

- 編集　村川裕二

■A5判・248頁　2015.8.　定価（本体3,800円＋税）

総合診療

総合診療力を磨く「40」の症候・症例カンファレンス 臨床推論の達人を目指せ！

自治医科大学附属さいたま医療センターで実施されている"総合同診（カンファレンス）"で取り上げた症候・症例を精選。

- 監修　百村伸一
- 編集　加計正文　梅田善伸　小山信一郎

■A5判・280頁　2014.4.　定価（本体3,800円＋税）

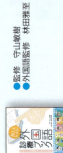

指して伝える！外国語診療ブック 問診から生活指導まで症状別に対応

外国人患者がやってきても慌てずに、適切な医療を提供する指して伝える会話ブック。

- 監修　守山敏樹
- 外国語監修　林田雅至

■A4判・432頁　2014.4.　定価（本体4,000円＋税）

麻酔・ペインクリニック

ホドナラ医療のぬちだ

「考え方がよくわかる」「難しい題材なのに気軽に読める」など、数々の反響があった連載「内科」を書籍化。

麻酔・ペインクリニック

あなたの頭痛診療

種類・原因が多岐にわたる頭痛の、診断や治療・予防のポイントを、多施設にわたる痛みの専門医が臨床に即して非専門医向けにやさしく解説。

麻酔・ペインクリニック

あなたの頭痛診療

大局的観点より「痛み」の発生・慢性化のメカニズムを捉え、多施設にわたる痛みの研究成果を実臨床に結びつけた。

から始めて学会発表までいきま〜す！

●著 中川義久

臨床雑誌『内科』
2015年12月増大号 (Vol.116 No.6)

いま知っておきたい!
内科
最新トピックス

■B5判・390頁　定価（本体4,500円+税）

日々目覚ましい進歩を遂げる医学・医療の世界では、様々なトピックスが生まれている。本特集では、そうした内科各領域の旬のトピックスを取り上げ、その分野におけるエキスパートに解説していただいた。近年関心が高まっているような品揃えや、今後注目されている視点で選び抜いた、内科領域全体のホットな一冊。

●著 丸山一男

自身の経験に基づいた「成功のポイント」・「失敗談」もふくめた解説が具体的

百戦錬磨のインターベンション医が教える
国際学会発表・英語論文作成
成功の秘訣

●編集 村松俊哉

■A5判・236頁　2015.7.　定価（本体2,900円+税）

ご購入・ご注文はお近くの書店で

●編集 小川節郎

■B5判・262頁　2015.3.　定価（本体6,000円+税）

実践的な研究発表のプレゼン・テクニックをビジュアルに解説。

あなたのプレゼン
誰も聞いてませんよ!
シンプルに伝える魔法のテクニック

●著 渡部欣忍

■A5判・226頁　2014.4.　定価（本体3,000円+税）

雑誌『がん看護』
2015年1-2月増刊号 (Vol.20 No.2)

特集

緩和・
サポーティブケア
最前線

●編集 荒尾晴惠・森田達也

■A4変型判・200頁　定価（本体3,200円+税）

緩和ケアの政策やケアの提供体制の変化にはまだまだ、現場の看護師は社会の変化に対応した情報を収集しながら、自施設での取り組みに対応していくのに、精一杯な状況にある。本号では、がんと診断されたときからの緩和ケアを看護師が提供していくために必要な最新の知識と技術がアップデートできるような項目を取り上げた。

●著 平田幸一

■A5判・130頁　2015.5.　定価（本体2,600円+税）

多彩な統計解析機能を組み込み、より使いやすくなった統計ソフト「EZR」の開発者自らが手ほどき。

初心者でもすぐにできる
フリー統計ソフトEZR (Easy R) で
誰でも簡単統計解析

●著 神田善伸

■B5判・214頁　2014.11.　定価（本体3,800円+税）

臨床雑誌『外科』
2015年11月増刊号 (Vol.77 No.12)

特集

外科修練医必修
新外科専門医到達
のための特別講義

■B5判・170頁　定価（本体6,400円+税）

日本専門医評価・認定機構から「専門医制度整備指針（第4版）」が公表され、新しい外科専門医制度による修練開始の方向で作業がすすめられている。本誌では、外科専門医研修プログラム整備基準の「2. 到達目標 I 専門知識」を網羅、外科専門医をめざす研修医を対象に「特別講義」形式で執筆をお願いした。（編集にあたって、より抜粋）

南江堂営業部　www.nankodo.co.jp

〒113-8410　東京都文京区本郷三丁目42-6
（営業）TEL 03-3811-7239　FAX 03-3811-7230

定価は消費税率の変更によって変動いたします。消費税は別途加算されます。

疾患・症状別

今日の治療と看護 改訂第3版

■総編集 永井良三・大田健

800項目の疾患・症状を網羅。病気の原因、症状と診断、治療の実際および看護のポイントを第一線の専門医がていねいに解説。臨床実践で、看護学習で、すぐに役立つ看護師・看護学生のための安心の一冊。

■A5判・1,494頁 2013.3. 定価（本体 9,000円＋税）

ゴールデンハンドブック

甲状腺・副甲状腺診療ゴールデンハンドブック
定価（本体 3,500円＋税） 2012.11.

肝臓病診療ゴールデンハンドブック（改訂第2版）
定価（本体 4,000円＋税） 2012.10.

神経内科ゴールデンハンドブック（改訂第2版）
定価（本体 4,000円＋税） 2014.4.

腫瘍内科ゴールデンハンドブック
定価（本体 3,800円＋税） 2010.8.

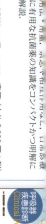

腎臓内科ゴールデンハンドブック
定価（本体 4,200円＋税） 2009.4.

呼吸器診療ゴールデンハンドブック
定価（本体 4,200円＋税） 2008.10.

糖尿病治療・療養指導ゴールデンハンドブック
定価（本体 3,000円＋税） 2013.2.

感染症診療ゴールデンハンドブック
定価（本体 3,800円＋税） 2007.7.

薬剤の"選び方と使い方"を具体的に解説

心房細動治療薬の選び方と使い方
小川聡 著
定価（本体 2,500円＋税） 2012.9.

脳卒中治療薬の選び方と使い方
棚橋紀夫 編著
定価（本体 2,500円＋税） 2011.3.

皮膚外用薬の選び方と使い方（改訂第4版）
西岡清 著
定価（本体 2,500円＋税） 2009.4.

エビデンスをもとに答える 妊産婦・授乳婦の疑問92

■総編集 堀内成子
■分担編集 飯田真理子・中村幸代・永森久美子・八重ゆかり

助産師や看護師に寄せられた、環境など、多数あるなかで、妊娠・授乳期の疑問92を集めQ&A形式での見開き頁で解説。

■B5判・276頁 2015.5. 定価（本体 3,000円＋税）

ゴールデンハンドブック

小児・新生児診療ゴールデンハンドブック
定価（本体 4,500円＋税） 2009.7.

透析療法ゴールデンハンドブック
定価（本体 3,200円＋税） 2007.11.

循環器内科ゴールデンハンドブック（改訂第2版）
定価（本体 4,800円＋税） 2013.3.

内分泌・代謝ゴールデンハンドブック
定価（本体 3,800円＋税） 2015.12.

皮膚科診療ゴールデンハンドブック
定価（本体 4,500円＋税） 2009.5.

血液内科ゴールデンハンドブック
定価（本体 4,500円＋税） 2011.11.

膠原病ケアゴールデンハンドブック（改訂第2版）
定価（本体 3,200円＋税） 2015.6.

アレルギー一診療ゴールデンハンドブック
定価（本体 3,800円＋税） 2013.6.

違いがわかる！同種・同効薬 改訂第2版

■編集 黒山政一・大谷道輝

同種・同効薬の違いをわかりやすく実践的に解説。今改訂では、新薬情報を追加し、親書をもつ要望の多かった「オキサイト情報」「抗不安薬」の章を新設した。

■B5判・262頁 2015.4. 定価（本体 5,000円＋税）

必須薬剤の臨床におけるポイントから後発医薬品、過敏反応、副作用、薬剤相互作用、薬剤併用薬まで網羅。禁忌・慎重投与を記載。新書判。

エッセンシャルドラッグ

循環器疾患エッセンシャルドラッグ 118（改訂第2版）
編集 増山理・大神明正
■348頁 定価（本体 3,800円＋税） 2010.3.

呼吸器疾患エッセンシャルドラッグ 108（改訂第2版）
編集 千田金吾
■346頁 定価（本体 3,800円＋税） 2009.6.

消化器疾患エッセンシャルドラッグ 123 プラス
編集 木下芳一
■422頁 定価（本体 3,800円＋税） 2012.4.

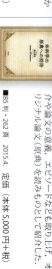

最新の治療 ― 年々進歩する専門領域の最新情報と治療方針を整理する。

*2016年は"感染症"が新たにラインナップ。

皮膚疾患 最新の治療 2015-2016
糖尿病 最新の治療 2016-2018
呼吸器疾患 最新の治療 2016-2018
循環器疾患 最新の治療 2016-2018
神経疾患 最新の治療 2015-2017
消化器疾患 最新の治療 2015-2016
腎疾患・透析 最新の治療 2014-2016
眼科疾患 最新の治療 2016-2017
感染症 最新の治療 2016-2018 (New)
産科婦人科疾患 最新の治療 2016-2018
血液疾患 最新の治療 2014-2016

■各 B5判 定価（本体 8,000円＋税）～定価（本体 10,000円＋税）
*刊行予定はホームページで確認ください

特に，その有用性を評価するにあたり，診療のゴールを明らかにする必要がある．現在，臨床研究のデザインとしては以下の3種類がある[22]．つまり，

① 自発呼吸トライアルでは侵襲的人工呼吸からの離脱適応なし，と診断された症例を抜管し，NPPVで管理するアプローチ

② 無事離脱した症例が，離脱後に再度呼吸不全を生じないように早期にNPPVを導入するアプローチ

③ 無事離脱した症例が，離脱後に発症した呼吸不全をNPPVで治療するアプローチ

今後，それぞれのアプローチについて臨床的妥当性を検討する必要があるものと考える．

3 結論

2012年までに蓄積された臨床研究(RCT)の結果を基に行われたBurnsらのメタアナリシス結果より，COPDの増悪に対して侵襲的人工呼吸を行っている成人患者の場合，離脱支援にNPPVは有効であり，死亡率ならびにICU滞在期間，入院期間，人工呼吸期間，のすべてで改善のみられることが確認された レベルI ．ただし，選択されたRCTの半数がアクセス不可能であり，離脱支援のタイミングについてもまったく異なるアプローチが混在しているため，離脱支援のためのNPPVの推奨度についてはBが妥当と考えた．

文献

1) Hess DR: The role of noninvasive ventilation in the ventilator discontinuation process. Respir Care 2012; 57: 1619-1625.
2) Nava S, Ambrosino N, Clini E, et al: Noninvasive mechanical ventilation in the weaning of patients with respiratory failure due to chronic obstructive pulmonary disease: a randomized, controlled trial. Ann Intern Med 1998; 128: 721-728.
3) Girault C, Daudenthun I, Chevron V, et al: Noninvasive ventilation as a systematic extubation and weaning technique in acuteon- chronic respiratory failure: a prospective, randomized controlled study. Am J Respir Crit Care Med 1999; 160: 86-92.
4) Hill NS, Lin D, Levy M, et al: Noninvasive positive pressure ventilation (NPPV) to facilitate extubation after acute respiratory failure: a feasibility study. Am J Respir Crit Care Med 2000; 161: B18.
5) Chen J, Qiu D, Tao D: Time for extubation and sequential noninvasive mechanical ventilation in COPD patients with acute exacerbated respiratory failure who received invasive ventilation [article in Chinese]. Zhonghua Jie He He Hu Xi Za Zhi 2001; 24: 99-100.
6) Ferrer M, Esquinas A, Arancibia F, et al: Noninvasive ventilation during persistent weaning failure. Am J Respir Crit Care Med 2003; 168: 70-76.
7) Burns KE, Adhikari NK, Keenan SP, Meade M: Use of non-invasive ventilation to wean critically ill adults off invasive ventilation: meta-analysis and systematic review. BMJ. 2009 May 21; 338: b1574.
8) Rabie Agmy GM, Mohamed AZ, Mohamed RN: Noninvasive ventilation in the weaning of patients with acute-on-chronic respiratory failure due to COPD. Chest 2004; 126 (Suppl 4): 755.
9) Wang X, Du X, Zhang W: Observation of the results and discussion on the timing of transition from invasive mechanical ventilation to noninvasive ventilation in COPD patients with concomitant acute respiratory failure. Shandong Med J 2004; 44: 4-6.
10) Zheng R, Liu L, Yang Y: Prospective randomized controlled clinical study of sequential non-invasive following invasive mechanical ventilation in patients with acute respiratory failure induced COPD. Chinese J Emerg Med 2005; 14: 21-25.
11) Collaborating Research Group for Noninvasive Mechanical Ventilation of the Chinese Respiratory Society: Pulmonary infection control window in the treatment of severe respiratory failure of chronic obstructive pulmonary diseases: a prospective, randomized controlled, multi-centre study. Chin Med J (Engl) 2005; 118: 1589-1594.
12) Zou SH, Zhou R, Chen P, et al: Application of sequential noninvasive following invasive mechanical ventilation in COPD patients with severe respiratory failure by investigating the appearance of pulmonary-infection-control-window [article in Chinese]. Zhong Nan Da Xue Xue Bao Yi Xue Ban 2006; 31: 120-124.
13) Trevisan CE, Viera SR; the Research Group in Mechanical Ventilation Weaning: Noninvasive mechanical ventilation may be useful in treating patients who fail weaning from invasive mechanical ventilation: a randomized clinical trial. Crit Care 2008; 12: R51.
14) Prasad SB, Chaudhry D, Khanna R: Role of noninvasive ventilation in weaning from mechanical ventilation in patients of chronic obstructive pulmonary disease: an Indian experience. Indian J Crit Care Med 2009; 13: 207-212.
15) Girault C, Bubenheim M, Abroug F, et al: Noninvasive ventilation and weaning in patients with chronic hypercapnic respiratory failure. Am J Respir Crit Care Med 2011; 184: 672-679.
16) Rabie Agmy GM, Metwally MM: Noninvasive ventilation in the weaning of patients with acute-on-chronic respiratory failure due to COPD. Egyptian J Chest Dis Tuberculosis 2012; 61: 84-91.
17) Tawfeek MM, Ali-Elnabtity AM: Noninvasive proportional assist ventilation may be useful in weaning

patients who failed a spontaneous breathing trial. Egyptian J Anaesthes 2012; 28: 89-94.
18) Vaschetto R, Turucz E, Dellapiazza F, et al: Noninvasive ventilation after early extubation in patients recovering from hypoxemic acute respiratory failure: a single-centre feasibility study. Intensive Care Med 2012; 38: 1599-1606.
19) Hess DR: The growing role of noninvasive ventilation in patients requiring prolonged mechanical ventilation. Respir Care 2012 Jun; 57: 900-920.
20) Archambault PM, St-Onge M: Invasive and noninvasive ventilation in the emergency department. Emerg Med Clin North Am 2012 May; 30: 421-449.
21) Ferrer M, Valencia M, Nicolas JM, Bernadich O, Badia JR, Torres A: Early noninvasive ventilation averts extubation failure in patients at risk: a randomized trial. Am J Respir Crit Care Med 2006 Jan 15; 173: 164-170.
22) Keenan SP, Sinuff T, Burns KE, Muscedere J, Kutsogiannis J, Mehta S, Cook DJ, Ayas N, Adhikari NK, Hand L, Scales DC, Pagnotta R, Lazosky L, Rocker G, Dial S, Laupland K, Sanders K, Dodek P; Canadian Critical Care Trials Group/Canadian Critical Care Society Noninvasive Ventilation Guidelines Group: Clinical practice guidelines for the use of noninvasive positive-pressure ventilation and noninvasive continuous positive airway pressure in the acute care setting. CMAJ 2011 Feb 22; 183: E195-E214.

【検索期間外文献】
a) Burns KE, Meade MO, Premji A, et al: Noninvasive ventilation as a weaning strategy for mechanical ventilation in adults with respiratory failure: a Cochrane systematic review. CMAJ 2014; 186: E112-E122.
b) Petrucci N, De Feo C: Lung protective ventilation strategy for the acute respiratory distress syndrome. Cochrane Database Syst Rev 2013; 2: CD003844.

各論 A：急性呼吸不全

 周術期の NPPV

CQ 8 周術期の呼吸器合併症の予防・治療に NPPV を用いた呼吸管理は有効か？

回答：周術期においては，麻酔・手術侵襲などで呼吸機能や横隔膜機能が障害され，無気肺・肺炎・低酸素血症などの呼吸器合併症がしばしば発生する．周術期の呼吸器合併症を予防・治療する目的で NPPV が使用され，腹部手術・胸部手術・心臓血管手術後の呼吸器合併症の予防・治療について複数のランダム化比較試験が行われ，術後の酸素化の改善・再挿管率の低下・肺炎の減少などの効果が認められている．適応を吟味し NPPV に習熟していれば，呼吸機能の改善を促進し呼吸器合併症を減らすことが期待できるが，そのエビデンスは十分ではない．

CQ8 推奨：周術期の呼吸器合併症の予防・治療に NPPV の有用性が期待できる．【エビデンスレベルⅡ，推奨度 B】

1 はじめに

周術期において，麻酔，手術侵襲，疼痛などによって呼吸機能や横隔膜機能が障害され，無気肺，肺炎，低酸素血症などの呼吸器合併症がしばしば発生する．これらの呼吸器合併症は術後早期から発生し，急性呼吸不全に進行することもあり，入院期間を延ばしたり死亡率を悪化させる可能性がある．周術期の呼吸器合併症を予防，治療する目的で NPPV が実施されている．しかし，周術期の NPPV の意義について，エビデンスは十分とはいえない[1,2]　レベルⅡ．周術期の NPPV について，手術部位別，目的別に検討する．

2 NPPV のエビデンス

a. 腹部手術

1) 予防

NPPV が腹部手術後の呼吸機能低下を予防することは小規模な RCT で示唆されている．重症肥満に対する減量手術の術後 12〜24 時間に，NPPV（BiPAP，IPAP 12 cmH$_2$O/EPAP 4 cmH$_2$O）を断続的に実施する群と通常の酸素療法を受ける群に振り分けると，NPPV 群で努力性肺活量，1 秒率，酸素化の悪化が軽度であった[3]．NPPV（CPAP 10 cmH$_2$O）と通常の酸素療法を比較した RCT でも，同様に NPPV 群で努力性肺活量，1 秒率，呼気流量の低下が少なかった[4]．これらは 20〜40 人の小規模な研究であり，入院日数短縮や呼吸器合併症減少には結びついていない．腹部大動脈瘤に対する開腹手術で，NPPV（CPAP 10 cmH$_2$O）に振り分けた群では通常の酸素療法に比べ，重篤な低酸素血症の頻度が減少したが，再挿管，ICU 滞在日数，院内死亡には差がなかった[5]．また，重症肥満患者に対する減量手術で挿管直前の pre-oxygenation を NPPV（PSV 8 cmH$_2$O/PEEP 6 cmH$_2$O）で施行すると，酸素マスクに比べ酸素化の改善が速やかで大きかった[6]．このように，重症肥満患者や腹部膨満を合併する手術では，術前後に無気肺ができやすいので，NPPV の陽圧が酸素化や呼吸機能の悪化防止に役立つと期待できる　レベルⅡ．

2) 治療

腹部手術後の低酸素血症に対する治療効果を調べた大規模 RCT はあまりない．腹部手術で抜管後に低酸素血症を呈した患者を，NPPV（CPAP）を実施する群と通常の酸素療法を受ける群に振り分けた RCT では，NPPV 群で再挿管（1% vs. 10%），肺炎（2% vs. 10%）の発生頻度が低かっただけでなく，感染症や敗血症の頻度が低く，ICU 滞在日数が短かった[7]．腹部手術後の低酸素血症には無気肺の関与が大きいので，NPPV が呼吸機能の改善に役立つと期待できる　レベルⅡ．挿管や手術に伴う無気肺

を改善し喀痰の排出を促したからだと考えられる．Jaber は，腹部外科術後の呼吸不全例に NPPV を実施し，NPPV 成否の決定因子を検討した．再挿管を回避できた群では NPPV 開始後に酸素化が改善し呼吸数が減少する一方，回避できなかった群では改善が認められなかった[8]．

b．胸部手術

1）予防

肺切除術後や食道癌術後での予防的効果が報告されている．肺切除術後，予防的に NPPV（PSV）を行う群と通常の酸素療法を行う群に振り分けた RCT では，NPPV 群で酸素化，努力性肺活量，1 秒率が高く，無気肺の発生頻度が減少し入院日数が短縮した[9] レベルⅡ．食道癌・噴門癌術後でも，NPPV（CPAP）を施行すると，再挿管を要する呼吸不全の発生頻度が減少した[10]．胸部手術後の患者で CT 所見を検討すると，NPPV 群のほうが通常治療よりも肺の再膨張が増加した[11]．

2）治療

Lefebvre は肺切除後に急性呼吸不全を併発した患者に NPPV（PSV）を施行したところ，85％の症例で挿管を回避できた．しかし，挿管となった患者の死亡率は 46％に及んだ[12]．高齢，循環器合併症，肺炎が再挿管と関連していた．Auriant らは，肺切除後に急性呼吸不全を合併した症例を，NPPV（PSV）と酸素マスク群に振り分けた．その結果，NPPV 群で再挿管率，院内死亡率が低かった[13] レベルⅡ．肺切除術後は挿管に関連した合併症のリスクが高いため，NPPV で再挿管を防ぐことができるとすればその意義は大きい．Michelet は食道癌術後の呼吸不全に対して NPPV（PSV）を施行した症例を，過去の症例と比較した．その結果，NPPV 群では 48 時間後の酸素化がよく，ARDS 発症率，吻合部リークの発生率が減り，ICU 滞在日数が短縮した[14]．

c．開心手術，大血管手術

1）予防

Zarbock らは心臓外科術後の患者 500 人を NPPV（CPAP）と標準治療群に振り分けた．NPPV 群で酸素化が改善し，肺炎や再挿管の合併症が減少し，ICU 再入室率が減少した[15] レベルⅡ．冠動脈バイパス術後の患者での検討では，NPPV 群では通常の酸素療法に比べ，酸素化が改善し，肺活量，1 秒率が改善した[16]．Kindgen-Milles は胸腹部大動脈瘤術後に NPPV（CPAP）を行うと，低酸素血症，無気肺，肺炎，再挿管などの呼吸器合併症が減少し，著明な低酸素血症の頻度も減少すると報告した[17]．心臓外科術後の患者で CPAP と PSV ともに同様の無気肺予防効果が認められた[18]．

表 1　周術期における NPPV の適応基準

選択基準
1．呼吸補助筋の使用，奇異性呼吸を伴う呼吸困難
2．呼吸性アシドーシス
3．呼吸数＞25 回／分
4．低酸素血症
除外基準
1．呼吸停止
2．不安定な循環動態
3．患者の協力が得られない
4．気道確保に問題がある
5．マスク装着ができない顔面損傷

3 NPPV の治療方針

NPPV を周術期に使用する利点は，①気道内に陽圧をかけることにより含気を改善する，②換気不全に陥っている場合 PSV で換気補助を行う，③無気肺・肺炎などの呼吸器合併症を予防する，④呼吸機能の回復を促進する，⑤再挿管を回避する，と考えられる．再挿管を回避できれば，挿管・侵襲的人工呼吸管理に伴う合併症を軽減することが期待できる．

4 NPPV 導入基準

周術期の NPPV の適応基準について，明確に検討されたものは見当たらないが，表 1 に導入基準の例を示す．努力呼吸，頻呼吸，呼吸性アシドーシス，低酸素血症が改善しない場合，早期に NPPV を導入してよいであろう．可能であればモニターが充実し FiO_2 設定可能な NPPV 専用機種を使用することが望ましいが，NPPV モードを搭載した ICU 人工呼吸器が近年増えてきている．

5 NPPV 導入の実際

導入の実際は COPD の増悪に準じて行う．初期設定として，CPAP で開始する方法と，PSV で開始する方法がある．CPAP では，CPAP 8〜10 cmH₂O で開始し，PSV では PS 6〜8 cmH₂O，PEEP 4〜6 cmH₂O で開始することが多い．患者の呼吸数，呼吸パターン，SpO_2 などを参考に増減していく．

NPPV に対する反応を迅速に評価し，反応が不良な場合，挿管人工呼吸管理への移行を躊躇しないことが大切である．

6 おわりに

周術期の呼吸管理において，呼吸器合併症の予防・治療目的に NPPV が使われつつある．適応を吟味し NPPV

に習熟すれば，呼吸機能の改善を早め，呼吸器合併症を減らすことが期待できる．有効性を示唆する報告が集まりつつあるが，エビデンスはまだ十分ではない．

文献

1) Chiumello D, Chevallard G, Gregoretti C, et al: Noninvasive ventilation in postoperative patients: a systematic review. Intensive Care Med 2011; 37: 918-929.
2) Jaber S, Michelet P, Chanques G: Role of non-invasive ventilation (NIV) in the perioperative period. Best Pract Res Clin Anaesthesiol 2010; 24: 253-265.
3) Ebeo CT, Benotti PN, Byrd RP, et al: The effect of bi-level positive airway pressure on postoperative pulmonary function following gastric surgery for obesity. Respir Med 2002; 96: 672-676.
4) Neligan PJ, Malhotra G, Fraser M, et al: Continuous positive airway pressure via the Boussignac system immediately after extubation improves lung function in morbidly obese patients with obstructive sleep apnea undergoing laparoscopic bariatric surgery. Anesthesiology 2009; 110: 878-884.
5) Böhner H, Kindgen-Milles D, Grust A, et al: Prophylactic nasal continuous positive airway pressure after major vascular surgery: results of a prospective randomized trial. Langenbeck's Arch Surg 2002; 387: 21-26.
6) Delay JM, Sebbane M, Jung B, et al: The effectiveness of noninvasive positive pressure ventilation to enhance preoxygenation in morbidly obese patients: a randomized controlled study. Anesth Analg 2008; 107: 1707-1713.
7) Squadrone V, Coha M, Cerutti E, et al: Continuous positive airway pressure for treatment of postoperative hypoxemia: a randomized controlled trial. JAMA 2005; 293: 589-595.
8) Jaber S, Delay JM, Chanques G, et al: Outcomes of patients with acute respiratory failure after abdominal surgery treated with noninvasive positive pressure ventilation. Chest 2005; 128: 2688-2695.
9) Perrin C, Jullien V, Vénissac N, et al: Prophylactic use of noninvasive ventilation in patients undergoing lung resectional surgery. Respir Med 2007; 101: 1572-1578.
10) Olsén MF, Wennberg E, Johnsson E, et al: Randomized clinical study of the prevention of pulmonary complications after thoracabdominal resection by two different breathing techniques. Br J Surg 2002; 89: 1228-1234.
11) Liao G, Chen R, He J: Prophylactic use of noninvasive positive pressure ventilation in post-thoracic surgery patients: a prospective randomized control study. J Thorac Dis 2010; 2: 205-209.
12) Lefebvre A, Lorut C, Alifano M, et al: Noninvasive ventilation for acute respiratory failure after lung resection: an observational study. Intensive Care Med 2009; 35: 663-670.
13) Auriant I, Jallot A, Hervé P, et al: Noninvasive ventilation reduces mortality in acute respiratory failure following lung resection. Am J Respir Crit Care Med 2001; 164: 1231-1235.
14) Michelet P, D'Journo XB, Seinaye F, et al: Non-invasive ventilation for treatment of postoperative respiratory failure after oesophagectomy. Br J Surg 2009; 96: 54-60.
15) Zarbock A, Mueller E, Netzer S, et al: Prophylactic nasal continuous positive airway pressure following cardiac surgery protects from postoperative pulmonary complications: a prospective, randomized, controlled trial in 500 patients. Chest 2009; 135: 1252-1259.
16) Matte P, Jacquet L, van Dyck M, et al: Effects of conventional physiotherapy, continuous positive airway pressure and non-invasive ventilatory support with bilevel positive airway pressure after coronary artery bypass grafting. Acta Anaesthesiol Scand 2000; 44: 75-81.
17) Kindgen-Milles D, Müller E, Buhl R, et al: Nasal-continuous positive airway pressure reduces pulmonary morbidity and length of hospital stay following thoracoabdominal aortic surgery. Chest 2005; 128: 821-828.
18) Pasquina P, Merlani P, Granier JM, et al: Continuous positive airway pressure versus noninvasive pressure support ventilation to treat atelectasis after cardiac surgery. Anesth Analg 2004; 99: 1001-1008.

各論 A：急性呼吸不全

9 免疫不全，免疫抑制下に伴う急性呼吸不全

> **CQ 9** 免疫不全を伴う急性呼吸不全の呼吸管理に NPPV を使用すべきか？
>
> 回答：血液悪性疾患・固形癌に対する強力な化学療法，あるいは骨髄移植・臓器移植・ステロイド使用中の免疫抑制下の急性呼吸不全に対して，NPPV の介入ランダム化比較試験が 2 つと大規模な後ろ向き検討が行われている．NPPV の使用は，挿管人工呼吸に移行する頻度を低下させることで感染症をはじめとする合併症の発生率を低下させ，予後の改善が期待できる．
>
> CQ9 推奨：免疫不全患者の急性呼吸不全に対し，NPPV を人工呼吸管理の第一選択とすることを推奨する．【エビデンスレベル Ⅱ，推奨度 A】

1 はじめに

血液悪性疾患，固形癌に対する強力な化学療法，また，骨髄移植，臓器移植，ステロイド，生物製剤使用患者の増加により，免疫不全（immnocompromised）・免疫抑制下（immunosuppressed）の患者は世界的に増加している．これら免疫不全患者の呼吸器合併症は患者の予後を左右する重大要因のひとつである．免疫不全・抑制下の患者の急性呼吸不全は重篤化しやすく，従来から挿管，人工呼吸管理になることが多かった．気管挿管にも多くの合併症があり，人工呼吸管理中に，人工呼吸器関連肺炎（ventilator-associated pneumonia：VAP）などの感染症を免疫不全・抑制下患者では起こしやすく予後の悪化を招くことが多いとされる．免疫不全・抑制下患者の急性呼吸不全患者に NPPV の介入 RCT が 2 つ行われ，従来の人工呼吸器関連肺炎などの重篤な合併症の回避，減少などにより，患者の予後改善が得られ，COPD の増悪，心原性肺水腫などとともにその有効性が確認されたが[1]　レベルⅡ ，その後，大規模な症例数の後ろ向き研究が行われ，若干の意見の追加が報告されつつある[2]．

2 免疫不全，免疫抑制下患者において行われた 2 つの RCT

40 例の臓器移植後患者を 20 例ずつ NPPV 有群と NPPV 無群で比較した RCT では P/F 比の改善率（60% vs. 25%，$p=0.03$），挿管率（20% vs. 70%，$p=0.002$），ICU 内での死亡率（20% vs. 50%，$p=0.05$）といずれも NPPV 有群のほうが無群より有意に治療成績が良好であった．ただし，院内死亡率は（35% vs. 55%，$p=0.17$）と有意差が出ていない[3]．臓器移植後の患者は急性呼吸不全状態からいったん回復しても退院までにさらに多くの合併症を起こす可能性を示唆している．

Hilbert らの 52 例を 26 例ずつの群に分けた RCT 報告の主な疾患は血液悪性腫瘍（30 例）であった．この報告では，挿管率（46% vs. 76%，$p=0.03$），重篤な合併症（50% vs. 80%，$p=0.02$），ICU 内での死亡率（38% vs. 69%，$p=0.03$），院内死亡率（50% vs. 81%，$p=0.02$）とも NPPV 有群の治療成績が有意に良好であった．なお，挿管された患者は NPPV 有群，無群ともすべてその後死亡していた[4]．

両報告とも患者の基本病態は免疫不全・免疫抑制下と共通しているが，急性呼吸不全の原因となった病態が肺炎，心原性肺水腫，急性呼吸窮迫症候群（acute respiratory distress syndrome：ARDS）などさまざまであるにもかかわらず NPPV が有効であったとのことは注目されるところである．

3 対象患者

免疫不全，抑制下の患者，肝臓，肺，腎臓などの臓器移植後，骨髄移植後，高用量化学療法後の血液悪性疾患，副腎皮質ステロイドなどの薬剤治療後，後天性免疫不全

症候群（acquired immunodeficiency syndrome：AIDS）患者などを対象に NPPV を加えた呼吸管理と従来の呼吸管理がなされた 2 つの報告[3,4] によると，対象患者は呼吸困難が強く，
　①呼吸数が 30〜35 回/分以上
　②ベンチュリーマスクを使用して $PaCO_2/FIO_2$ が 200 以下
　③呼吸時の呼吸補助筋の使用と腹部の奇異呼吸などとなっている．Hilbert らの報告では肺の浸潤影と発熱がつけ加えられている．早期の使用が NPPV の有効性を高め，患者の生存率の向上をもたらすとされている．日本の健康保険上では P/F 比 300 以下または $PaCO_2$ 45 mnHg 以上で使用可能なので，保険上の適応で使用開始可能が妥当と考えられる．不適応例は総論 1「NPPV からみた急性呼吸不全」の表 2 を参照されたい．

　使用マスクに関しては急性期には，口を閉じることが困難なことが多く，鼻口マスクを使用することが多く，状態が安定した後に鼻マスクに変更することも多い．また，鼻マスク使用時の睡眠中の口漏れが多いときには顎マスク（チンストラップ）使用によりある程度の改善が得られることもある．最近では，ヘルメット型のマスクが使用され，使用時間の延長など鼻口マスクに比し患者のアドヒアランスが良好との報告がある[6〜10]．

4 NPPV の設定条件

　報告された RCT[3,4] では，従量式人工呼吸器が使用され心電図と酸素飽和度の持続モニター下で，以下のような条件としている．
　①一回換気量が 7〜10 mL/kg になるように換気量を調節
　②呼吸数を 25 回/分以下
　③胸鎖乳突筋を触れながら，呼吸補助筋使用呼吸の消失
　④患者の呼吸困難などの軽減・解消
　⑤吸入気酸素濃度が 60〜65% 以下になるように呼気終末圧を最高 10 cmH$_2$O まで 2〜3 cmH$_2$O ずつ上昇させる．血液ガスをみて設定の変更
　⑥鎮静薬は投与しない
　2 つの RCT とも従量式人工呼吸器を使用して，NPPV を行っているが，現状では bilevel PAP (bilevel positive airway pressure) を使用して NPPV が行われることが多い．通常，NPPV で呼吸管理中には換気量の測定は正確に行えないことが多いが，NPPV 開始時には少し低い設定圧，たとえば，吸気圧（IPAP）8 cmH$_2$O，呼気圧（EPAP）4 cmH$_2$O くらいから開始し，酸素飽和度，血液ガスの値をみながら，徐々に設定圧を変えるほうが患者のアドヒアランスがよいことが多い．

5 離脱条件

　Antonelli らの方法[3] による離脱条件は以下のとおりである．
　①当初 24 時間は，酸素化と臨床症状が改善するまで，NPPV は継続使用．
　②その後毎日，患者は NPPV を停止して，酸素投与下で 15 分間，自発呼吸を行った状態で評価され，FIO_2 0.5 以下で PaO_2 が 75 mmHg 以上を維持し，呼吸数が 30 回/分以下なら，徐々に NPPV の時間を減らして離脱する

　Hilbert らの方法[4] による離脱条件は，少なくとも 3 時間中 45 分間は NPPV を施行して，3 時間間隔で評価する．3 時間間隔の評価時に SpO_2 を連続測定して，SpO_2 が 85% を切るか，呼吸数が 30 回以上になれば NPPV を再開する．呼吸数が 25 回/分以下になり，かつ PaO_2/FIO_2 が 24 時間 200 を超えれば NPPV は中止となる．

6 挿管の条件

　2 つの RCT では，NPPV 有，無群とも従来の酸素，薬物，理学療法などは継続して行われている．NPPV 有，無群とも FIO_2 が 0.6 で PaO_2 が 65 mmHg を維持できない，あるいは P/F 比が 85 を超えることができない，昏睡，痙攣のため気道確保が必要，喀痰が大量で喀出が困難，循環動態が不安定（たとえば血圧が 70 mmHg 以下）NPPV 群の患者で鼻口マスクが耐えられないなどであれば，挿管の適応となっている．

7 その他の報告

　両側肺移植後の患者で術後急性呼吸不全になった 21 例（嚢胞線維症が 18 例）に NPPV が使用され，18 例（86%）が挿管を回避でき，挿管された 3 例中 2 例は敗血症ショックで死亡している．この報告は RCT ではないが，両側肺移植後の急性呼吸不全には NPPV 使用で対応可能であることを示している[5]．

　また，AIDS 患者におけるニューモシスチス肺炎による急性呼吸不全おいても，従来の呼吸管理に NPPV を追加した呼吸管理法で管理された患者（各群 24 名）の ICU および院内死亡率が有意に低下している[6]．

8 検討されるべき問題点[2]

　近年，血液悪性疾患に関連した NPPV 使用の報告では，①Adda ら[7] の 99 名の患者では 53 名（54%）が NPPV で管理困難で挿管人工呼吸を受け，NPPV 成功群の死亡率は 41% に比較して NPPV 後挿管された群の死亡率は

79％であった．NPPV後挿管群はNPPV下の呼吸数が多く，ICU入室からNPPVまでの時間が長く，昇圧剤および腎置換療法群が多く，NPPV使用時の診断がARDSが多かったとされ，さらにNPPV後挿管群のICU滞在日数は長く，ICU内感染が多かったとしている．②Gristinaら[8]のイタリアで158施設の5年間の後ろ向き共同研究では血液悪性疾患患者中1,302名が挿管人工呼吸，274名がNPPV治療を受けた．NPPV成功患者のICU滞在日数の短縮，高い生存率がみられたが，46％の患者が挿管され，その致死率は65％に達しており，挿管人工呼吸群58％より有意差（$p=0.12$）はないものの高くなっている．ここでもNPPV後挿管群ではALI/ARDSが多かったとされている．③Wermkeらは，ⅰ）呼吸数25回/分以上，ⅱ）P/F比＜300，ⅲ）空気呼吸下で継続してSpO$_2$＜92％の3つのうち2つ以上を満たせば呼吸不全として，同種幹細胞移植526名中86名の患者に酸素と酸素＋NPPVのRCTを行った．患者は当初一般血液病棟で管理されたが，ICU入室，挿管率，生存率に差がなかった[9]．

これらの知見より，通常NPPVを施行されている免疫不全患者の約50％はその後（特に開始時重症例が）挿管され予後が悪く，特に施行時にALI/ARDS患者の挿管率，予後が悪い傾向にある．また，呼吸管理の方法ではなく，基礎疾患の重症度が予後に影響したとの報告もみられる[10]．いまだ免疫不全患者においてNPPVと人工呼吸管理とのRCTの研究がない．したがって，適用患者の基準を設け，重症例のNPPV管理は困難であることを認識し，開始後は挿管にならない医療側の管理が重要であるが，回復傾向がなければ，早期に挿管下での人工呼吸管理を行う決断も必要である．

9 小児例

Panceraら[11]は血液，固形腫瘍小児コホート研究で当初の人工呼吸管理として24時間以上NPPVを使用した小児120名と挿管人工呼吸管理を行った119名の比較を行っている．P/F比に両群に差はないが，挿管人工呼吸群に重症例が多く，両群の比較は困難であるが，NPPV群では挿管せずに呼吸管理が行えた症例が74.2％であった．それゆえ，NPPVは小児免疫不全患者の呼吸管理に使用可能でないかとしている．10.2±4.7（平均年齢±標準偏差）歳の小児23例のP/F比127.7±51.9のARDS23名にNPPVが使用され13名が挿管回避されている[12]．日本からも生体肝移植後15例の小児症例報告[13]に次いで，NPPV使用47名とNPPV非使用の47名の平均年齢10ヵ月の両群において，再挿管率の低下とICU退出日数の短縮を認めている[14] レベルⅣ．

10 日本からの報告

文献12，13以外に，周術期の報告[a]，熱中症後の生体肝移植に対するNPPVの症例報告[参考文献1]，NPPVを重症肝肺症候群の周術期に使用したケース・シリーズが報告されている[参考文献2]．

文献

1) Nava S, Hill N: Non-invasive ventilation in acute respiratory failure. Lancet 2009; 374: 250-259.
2) Bello G, De Pascale G, Antonelli M: Noninvasive ventilation for the immunocompromised patient: always appropriate? Curr Opin Crit Care 2012; 18: 54-60.
3) Antonelli M, Conti G, Bufi M, et al: Noninvasive ventilation for treatment of acute respiratory failure in patients undergoing solid organ transplantation: a randomized trial. JAMA 2000; 283: 235-241.
4) Hilbert G, Gruson D, Vargas F, et al: Noninvasive ventilation in immunosuppressed patients with pulmonary infiltrates, fever, and acute respiratory failure. N Engl J Med 2001; 344: 481-487.
5) Rocco M, Conti G, Antonelli M, et al: Non-invasive pressure support ventilation in patients with acute respiratory failure after bilateral lung transplantation. Intensive Care Med 2001; 27: 1622-1626.
6) Confalonieri M, Calderini E, Terraciano S, et al: Noninvasive ventilation for treating acute respiratory failure in AIDS patients with Pneumocystis carinii pneumonia. Intensive Care Med 2002; 28: 1233-1238.
7) Adda M, Coquet I, Darmon M, et al: Predictors of noninvasive ventilation failure in patients with hematologic malignancy and acute respiratory failure. Crit Care Med 2008; 36: 2766-2772.
8) Gristina GR, Antonelli M, Conti G, et al; GiViTI (Italian Group for the Evaluation of Interventions in Intensive Care Medicine): Noninvasive versus invasive ventilation for acute respiratory failure in patients with hematologic malignancies: a 5-year multicenter observational survey. Crit Care Med 2011; 39: 2232-2239.
9) Wermke M, Schiemanck S, Höffken G, et al: Respiratory failure in patients undergoing allogeneic hematopoietic SCT: a randomized trial on early non-invasive ventilation based on standard care hematology wards. Bone Marrow Transplant 2012; 47: 574-580.
10) Depuydt PO, Benoit DD, Roosens CD, et al: The impact of the initial ventilatory strategy on survival in hematological patients with acute hypoxemic respiratory failure. J Crit Care 2010; 25: 30-36.
11) Pancera CF, Hayashi M, Fregnani JH, et al: Noninvasive ventilation in immunocompromised pediatric patients: eight years of experience in a pediatric oncology intensive care unit. J Pediatr Hematolo Oncol 2008; 30: 533-

538.
12) Piastra M, De Luca D, Pietrini D, et al: Noninvasive pressure-support ventilation in immunocompromised children with ARDS: a feasibility study. Intensive Care Med 2009; 35: 1420-1427.
13) Chin K, Uemoto S, Takahashi K, et al: Noninvasive ventilation for pediatric patients including those under 1-year-old undergoing liver transplantation. Liver Transpl 2005; 11: 188-195.
14) Murase K, Chihara Y, Takahashi K, et al: Use of noninvasive ventilation for pediatric patients after liver transplantation: decrease in the need for reintubation. Liver Transpl 2012; 18: 1217-1225.

【検索期間外文献】
a) Chihara Y, Egawa H, Oga T, et al: Predictive factors for reintubation following noninvasive ventilation in patients with respiratory complications after living donor liver transplantation. PLoS One 2013; 8: e81417.

【参考文献】
1) Takahashi K, Chin K, Ogawa K, et al: Living donor liver transplantation with noninvasive ventilation for exertional heat stroke and severe rhabdomyolysis. Liver Transpl 2005; 11: 570-572.
2) Chihara Y, Egawa H, Tsuboi T, et al: Immediate noninvasive ventilation may improve mortality in patients with hepatopulmonary syndrome after liver transplantation. Liver Transpl 2011; 17: 144-148.

各論 A：急性呼吸不全

10 ARDS，重症肺炎

CQ 10 ARDS 患者の呼吸管理に NPPV を使用すべきか？
CQ 11 重症肺炎患者に対して NPPV を使用すべきか？

回答：急性呼吸窮迫症候群（acute respiratory distress syndrome：ARDS）の呼吸管理として NPPV の有効性も報告されているが，気管挿管下の陽圧人工呼吸が基本である．メタアナリシスによれば約 50％の症例で NPPV が失敗しており，ARDS 症例での NPPV 施行に際しては慎重であるべきである．特に，全身状態が不良な患者や NPPV 開始後 1 時間で P/F 比に改善がない場合には，挿管を検討すべきである．

重症肺炎（免疫不全に合併した症例を除く）では，基礎疾患によって NPPV の推奨レベルが異なる．慢性閉塞性肺疾患（COPD）に合併した重症肺炎においては，NPPV が集中治療室滞在期間を短縮し，挿管率および死亡率を低下させることから，NPPV の使用が推奨される．一方，基礎疾患として COPD を持たない患者の重症肺炎に対する NPPV の有効性は明らかでなく，積極的に推奨する根拠がない．インフルエンザ感染後の急性呼吸不全に関しては，NPPV の失敗率が高く，軽症例を除いて NPPV は推奨されない．

CQ10 推奨：
①ARDS 症例での NPPV 施行については慎重であるべきである．【エビデンスレベル I，推奨度 C1】
②他臓器の障害が少ない軽症 ARDS に対しては，NPPV の使用が推奨される．【エビデンスレベル II，推奨度 B】
CQ11 推奨：
①COPD 患者に合併した重症肺炎に対しては，NPPV の使用が推奨される．【エビデンスレベル II，推奨度 B】
②非 COPD 患者に合併した重症肺炎に対しては，NPPV の有用性は明らかではない．【エビデンスレベル IV，推奨度 C2】
③インフルエンザ感染後の重症肺炎に対しては，軽症例を除いて NPPV は推奨されない．【エビデンスレベル IV，推奨度 C2】

1 ARDS

a. 定義・病態生理

ARDS は，肺への直接的あるいは間接的な侵襲を契機とし，好中球主体の炎症によって肺胞隔壁（血管内皮，肺胞上皮）の透過性が亢進することによる非心原性肺水腫である[1]．肺への直接的侵襲としては重症肺炎や胃内容物の誤嚥などがあり，間接的侵襲としては敗血症が代表的である[1]．病理像は硝子膜形成を伴うびまん性肺胞傷害（diffuse alveolar damage：DAD）であり，臨床的には表 1 のように定義される急性呼吸不全である[2]．ARDS では，肺胞腔内への水腫液の貯留とサーファクタント機能不全により肺胞が虚脱し，ガス交換が障害される．このような換気のない肺領域へも血流が保たれるため，シャント血流が増加する．ARDS における酸素化障害には拡散障害や換気血流比の不均等分布も寄与しているが，主たる原因は肺内シャントの増加である[3]．このため高濃度酸素を吸入させても ARDS の低酸素血症は改善が乏

表1 ARDSの新しい診断基準（The Berlin Definition）

急性発症	明らかな誘因または呼吸器症状の出現または悪化から1週間以内
胸部画像（単純X線/CT）	両側性陰影（bilateral opacities）（胸水，無気肺，結節のみでは説明できない）
肺水腫の原因	心不全や輸液過量のみでは説明できない（可能なら心エコーなどの客観的評価が必要）
酸素化障害 　軽　症　$200mmHg < PaO_2/FIO_2 \leq 300mmHg$（$PEEP/CPAP \geq 5cmH_2O$） 　中等症　$100mmHg < PaO_2/FIO_2 \leq 200mmHg$（$PEEP \geq 5cmH_2O$） 　重　症　$PaO_2/FIO_2 \leq 100mmHg$（$PEEP \geq 5cmH_2O$）	

（文献2より引用）

しく，陽圧換気により虚脱した肺胞を開放させることが重要になる．

b. ARDSにおける呼吸管理

日本では2004年に日本呼吸療法医学会が「ARDSに対するClinical Practice Guideline（第2版）」[4]を発表し，2010年には日本呼吸器学会から「ALI/ARDS診療のためのガイドライン第2版」[5]が刊行されているが，呼吸管理に関する両者の記述はほぼ同様である．両ガイドラインとも，気管挿管下での陽圧人工呼吸をARDS患者に対する呼吸管理の基本としている．換気設定にあたっては，肺胞の過伸展や虚脱・再開放の反復による人工呼吸器関連肺損傷（ventilator-associated lung injury：VALI）を予防するための肺保護戦略が重視されている．これは，一回換気量を10mL/kg以下，吸気終末のプラトー圧を30cmH₂O以下になるよう設定するもので，その結果として肺胞低換気による高二酸化炭素血症が生じても許容する．また，肺胞の虚脱を防ぐためにPEEPを用いるが，至適レベルは動脈血酸素分圧，最高気道内圧，循環抑制の程度などを参考に決定される．

c. ARDSにおけるNPPVの適応

ARDS患者においてNPPVは酸素化を改善し，呼吸困難や呼吸筋への負荷を軽減することが示されている[6]が，その有効性についてはエビデンスが乏しい．CPAPのみでもガス交換は改善するが，呼吸筋への負荷の軽減は図れない[6]．

AgarwalらはARDS患者におけるNPPVの有効性を評価するためにメタアナリシスを行った[7]．1995年から2009年までに行われ，NPPVを施行されたARDS患者の挿管率や死亡率を検討した13件（計540症例）の臨床研究をデータベースから抽出した[8〜20]．挿管率は30%から86%であり，ランダム効果モデルを用いたプール解析では挿管率48%（95%信頼区間39〜58%）であった（図1）[7]．死亡率は15%から71%であり，プール解析では死亡率35%（95%信頼区間26〜45%）であった（図2）[7]．挿管率，死亡率とも統計学的不均一性を認めたものの，ほぼ50%の症例でNPPVが失敗していることから，ARDS患者に対するNPPVの施行にあたっては慎重であるべきと結論されている[7] レベルI ．一方，軽症（200Torr＜$PaO_2/FIO_2 \leq 300Torr$）の患者40名を対象とした多施設共同ランダム化比較試験では，NPPV群で挿管率が5%と有意に低く，他臓器の障害が少ないうえ，院内死亡率も低い傾向にあった．酸素化障害が比較的軽度の患者に対してNPPVを早期から用いることは有効かもしれない[21] レベルII ．

Antonelliらによる多施設共同コホート研究では，147名のARDS患者にNPPVが施行され，79名（54%）で挿管が回避されるとともに，人工呼吸器関連肺炎（ventilator-associated pneumonia：VAP）の発現率の有意な減少やICU滞在日数の短縮が報告された[22]．しかし，重症度スコア（SAPS II）が高い場合や，NPPV開始後1時間でP/F比に改善がない場合は，NPPV失敗の可能性が高いことが示された[22] レベルIV ．また，NPPVの成功率は各施設のNPPVの使用経験に左右されるため，ARDS患者にNPPVを実施するにあたっては，随時挿管に移行できる管理体制や経験あるスタッフが求められる[22]．

岡原らはARDSに対してNPPVを導入した57例を検討し，NPPVで生存に至った38例と挿管または死亡に至った19例とを比較した[23]．NPPV成否についての多変量解析の結果，呼吸回数はオッズ比0.82（95%信頼区間0.72〜0.94），重症度スコア（APACHE II）はオッズ比0.82（95%信頼区間0.67〜0.99）であり，いずれもNPPVの成否に関連する可能性が考えられた[23]．NPPV成功率の目標を60%とした場合，呼吸回数30回/分以上やAPACHE IIスコア17以上の患者では達成困難と考えられ，そのような症例では挿管を検討すべきと結論されている[23] レベルIV ．

d. ARDSにおけるNPPVの実際

ARDSにおけるNPPVの適応は他疾患による呼吸不全の場合と同様であるが，できるだけ呼吸不全の初期治療

各論 A：急性呼吸不全

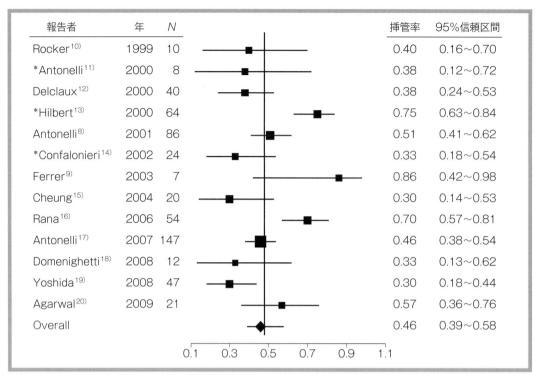

図1　NPPV 管理を受けた ARDS 患者の挿管率（ランダム効果モデル）

個々の研究における挿管率（%）を四角で，95%信頼区間を線で表している．
最下段の菱形は，すべての研究からプールされた挿管率を表す．
＊：免疫不全患者を対象とした研究
（文献7より引用）

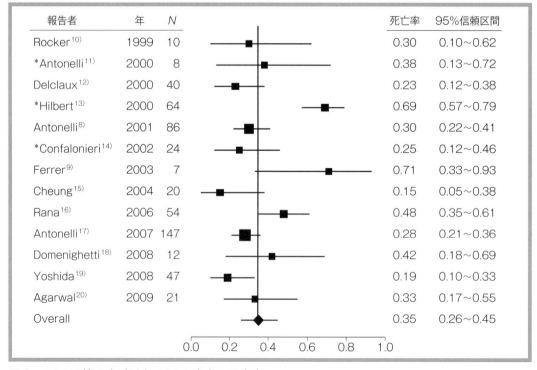

図2　NPPV 管理を受けた ARDS 患者の死亡率

個々の研究における死亡率（%）を四角で，95%信頼区間を線で表している．
最下段の菱形は，すべての研究からプールされた死亡率を表す．
＊：免疫不全患者を対象とした研究
（文献7より引用）

として使用すべきである．NPPVの初期設定としては，COPDなどと同様に，低めの圧設定から開始するのが原則である．EPAP 5cmH₂O前後から開始し，酸素飽和度などをみながら4cmH₂O程度ずつ漸増するのが一般的である．胸部CTで肺胞の虚脱を伴う領域が広範であるなど，肺胞のリクルートメントが必要な場合には，EPAPを高めに設定する．

NPPVのサポート圧は，呼吸数25〜30回/分以下，一回換気量5〜6mL/kg以上を目標にすることが多い．ただ食道入口部の静止圧が20〜30cmH₂O程度であるため，誤嚥防止の観点から最大気道内圧が20cmH₂Oを超えないことが望ましい．初期治療としては吸入気酸素濃度（FIO₂）1.0，もしくはSpO₂＞90％を達成できるFIO₂が用いられることが多い．

2 重症肺炎

重症肺炎の患者でNPPVが試みられることがあるが，一般に喀痰分泌の多い状態ではマスク装着に伴う喀出困難が問題となる．このため気道確保が優先される状況では，患者の安全のために挿管ないし気管切開を行うべきである．免疫能が正常な患者の重症肺炎に対してNPPVの適応を検討する場合，基礎疾患を考慮する必要がある．重症肺炎のためICUに入室し，NPPVが施行された連続症例184名に関するコホート研究では，116例（63％）で挿管を回避できたが，基礎疾患として心肺疾患を持たない患者のほうがNPPVの失敗率が有意に高かった[24] レベルⅣ．また，臓器障害からみた重症度スコア（SOFAスコア）や画像上の浸潤影の増悪傾向，NPPV開始1時間後の酸素化の改善が不十分，などがNPPVの失敗と関連した[24]．

a. 基礎に心肺疾患を持つ肺炎患者に対するNPPVの有効性

前述のコホート研究では，基礎疾患として心肺疾患を持つ肺炎患者82名にNPPVを施行し，61例（74％）で成功した[24]．院内死亡率はNPPV成功例で8％であったのに対し，失敗例では67％と高率であった[24] レベルⅣ．また，肺炎に起因する急性呼吸不全に対するNPPVの有効性を検討した前向きランダム化比較試験[25]によれば，基礎にCOPDを有する症例においては，NPPV非使用群と比べてNPPV使用群で有意に挿管率が低く（55％ vs. 0％），集中治療室の滞在期間が短く（8日 vs. 0.3日），2ヵ月後の死亡率が低値であった（63％ vs. 11％）[25] レベルⅡ．一方，急性呼吸不全に対してNPPVを導入したCOPD症例のうち，NPPV失敗例（死亡あるいは気管挿管）の39％が肺炎による急性呼吸不全であり，成功例における肺炎の割合はわずかに9％であったとする報告もある[26] レベルⅣ．研究のエビデンスの質を考慮すると，COPDに合併した肺炎に起因する急性呼吸不全にはNPPVを行うことが推奨される．

b. 基礎に心肺疾患を持たない肺炎患者に対するNPPVの有効性

心肺疾患の既往のない患者では，NPPV失敗率が高く，挿管の遅れが予後を悪化させることが報告されている[24] レベルⅣ．肺炎に起因する急性呼吸不全に対するNPPVの有効性を検討した前向きランダム化比較試験によれば，非COPD症例ではNPPVの有効性が認められなかった[25] レベルⅡ．また，基礎肺疾患のない重症肺炎症例に対するNPPVの有効性についての検討では，24例中22例でNPPV導入初期に酸素化の改善と呼吸回数の減少が認められたものの，最終的には16例（66％）で気管挿管を必要とした[27] レベルⅣ．これらの成績から，基礎疾患として心肺疾患，特にCOPDを持たない患者の重症肺炎に対するNPPVの有効性は明らかではなく，積極的に推奨する根拠がない．ただし，市中肺炎患者に対するヘルメットによるCPAPの有効性を検討したランダム化比較試験[28]では，CPAPにより酸素化の有意な改善がもたらされることが示されており，状況によっては有効と考えられる[28] レベルⅡ．

c. インフルエンザ感染後の重症肺炎に対するNPPVの有効性

2009年の新型インフルエンザ（A（H1N1）pdm09）のパンデミックでは，重症肺炎による死亡例が欧米を中心に多数みられた．NPPVが施行された177名を対象としたコホート研究では成功率が40.6％で，成功例で入院期間が短縮したことが報告されている[a] レベルⅣ．同様に急性呼吸不全のためNPPVを開始した12名のうち5名（42％）で挿管を回避できたとの報告がある[29] レベルⅤ．一方，20施設のICUによるコホート研究では，NPPVを施行された49例のうち，最終的に46例（94％）が挿管されており，NPPVは推奨されないと結論されている[30] レベルⅣ．ただし，挿管が必要になった症例は，APACHE Ⅱスコアや P/F比が不良であり，NPPVが成功した例の重症度は，他の2報にある患者背景とほぼ同等であった．このことから，インフルエンザに伴う急性呼吸不全では，軽症例を除いてNPPVは推奨されない．

インフルエンザ患者のNPPV管理にあたっては周囲への伝播が問題になるが，シミュレーターを用いた検討ではマスクから半径0.5〜1mに飛散がみられ，IPAPが高いと拡がりが大きくなる傾向にあった[31]．

文献

1) Ware LB, Matthay MA: The acute respiratory distress syndrome. N Engl J Med 2000; 342: 1334-1349.

2) The ARDS definition task force: Acute respiratory distress syndrome: The Berlin definition. JAMA 2012; 307: 2526-2533.
3) Piantadosi CA, Schwartz DA: The acute respiratory distress syndrome. Ann Intern Med 2004; 141: 460-470.
4) 日本呼吸療法医学会・多施設共同研究委員会：ARDS に対する Clinical Practice Guideline 第 2 版．人工呼吸 2004; 21: 44-61.
5) 社団法人日本呼吸器学会 ARDS ガイドライン作成委員会：ALI/ARDS 診療のためのガイドライン，第 2 版，秀潤社，東京，2010.
6) L'Her E, Deye N, Lellouche F, et al: Physiologic effects of noninvasive ventilation during acute lung injury. Am J Respir Crit Care Med 2005; 172: 1112-1118.
7) Agarwal R, Aggarwal AN, Gupta D: Role of noninvasive ventilation in acute lung injury/acute respiratory distress syndrome: a proportion meta-analysis. Respir Care 2010; 55: 1653-1660.
8) Antonelli M, Conti G, Moro ML, et al: Predictors of failure of noninvasive positive pressure ventilation in patients with acute hypoxemic respiratory failure: a multicenter study. Intensive Care Med 2001; 27: 1718-1728.
9) Ferrer M, Esquinas A, Leon M, et al: Noninvasive ventilation in severe hypoxemic respiratory failure: a randomized clinical trial. Am J Respir Crit Care Med 2003; 168: 1438-1444.
10) Rocker GM, Mackenzie MG, Williams B, et al: Noninvasive positive pressure ventilation: successful outcome in patients with acute lung injury/ARDS. Chest 1999; 115: 173-177.
11) Antonelli M, Conti G, Bufi M, et al: Noninvasive ventilation for treatment of acute respiratory failure in patients undergoing solid organ transplantation: a randomized trial. JAMA 2000; 283: 235-241.
12) Delclaux C, L'Her E, Alberti C, et al: Treatment of acute hypoxemic nonhypercapnic respiratory insufficiency with continuous positive airway pressure delivered by a face mask: a randomized controlled trial. JAMA 2000; 284: 2352-2360.
13) Hilbert G, Gruson D, Vargas F, et al: Noninvasive continuous positive airway pressure in neutropenic patients with acute respiratory failure requiring intensive care unit admission. Crit Care Med 2000; 28: 3185-3190.
14) Confalonieri M, Calderini E, Terraciano S, et al: Noninvasive ventilation for treating acute respiratory failure in AIDS patients with Pneumocystis carinii pneumonia. Intensive Care Med 2002; 28: 1233-1238.
15) Cheung TM, Yam LY, So LK, et al: Effectiveness of noninvasive positive pressure ventilation in the treatment of acute respiratory failure in severe acute respiratory syndrome. Chest 2004; 126: 845-850.
16) Rana S, Jenad H, Gay PC, et al: Failure of non-invasive ventilation in patients with acute lung injury: observational cohort study. Crit Care 2006; 10: R79.
17) Antonelli M, Conti G, Esquinas A, et al: A multiple-center survey on the use in clinical practice of noninvasive ventilation as a first-line intervention for acute respiratory distress syndrome. Crit Care Med 2007; 35: 18-25.
18) Domenighetti G, Moccia A, Gayer R: Observational case-control study of non-invasive ventilation in patients with ARDS. Monaldi Arch Chest Dis 2008; 69: 5-10.
19) Yoshida Y, Takeda S, Akada S, et al: Factors predicting successful noninvasive ventilation in acute lung injury. J Anesth 2008; 22: 201-206.
20) Agarwal R, Handa A, Aggarwal AN, et al: Outcomes of noninvasive ventilation in acute hypoxemic respiratory failure in a respiratory intensive care unit in north India. Respir Care 2009; 54: 1679-1687.
21) Zhan Q, Sun B, Liang L, et al: Early use of noninvasive positive pressure ventilation for acute lung injury: a multicenter randomized controlled trial. Crit Care Med 2012; 40: 455-460.
22) Antonelli M, Conti G, Esquinas A, et al: A multiple-center survey on the use in clinical practice of noninvasive ventilation as a first-line intervention for acute respiratory distress syndrome. Crit Care Med 2007; 35: 18-25.
23) 岡原修司，内藤宏道，萩岡信吾，ほか：ALI/ARDS に対する NPPV 成功の予測因子の検討．日救急医会誌 2012; 23: 768-774.
24) Carrillo A, Gonzalez-Diaz G, Ferrer M, et al: Non-invasive ventilation in community-acquired pneumonia and severe acute respiratory failure. Intensive Care Med 2012; 38: 458-466.
25) Confalonieri M, Potena A, Carbone G, et al: Acute respiratory failure in patients with severe community-acquired pneumonia: a prospective randomized evaluation of noninvasive ventilation. Am J Respir Crit Care Med 1999; 160: 1585-1591.
26) Ambrosino N, Foglio K, Rubini F, et al: Non-invasive mechanical ventilation in acute respiratory failure due to chronic obstructive pulmonary disease: correlates for success. Thorax 1995; 50: 755-757.
27) Jolliet P, Abajo B, Pasquina P, et al: Non-invasive pressure support ventilation in severe community-acquired pneumonia. Intensive Care Med 2001; 27: 812-821.
28) Cosentini R, Brambilla AM, Aliberti S, et al: Helmet continuous positive airway pressure vs oxygen therapy to improve oxygenation in community-acquired pneumonia: a randomized, controlled trial. Chest 2010; 138: 114-120.
29) Timenetsky KT, Aquino SH, Saghabi C, et al: High success and low mortality rates with non-invasive ventilation in influenza A H1N1 patients in a tertiary hospital. BMC Res Notes 2011; 4: 375.

30) Ríos FG, Estenssoro E, Villarejo F, et al: Lung function and organ dysfunctions in 178 patients requiring mechanical ventilation during the 2009 influenza A (H1N1) pandemic. Crit Care 2011; 15: R201.
31) Hui DS, Chow BK, Ng SS, et al: Exhaled air dispersion distances during noninvasive ventilation via different Respironics face masks. Chest 2009; 136: 998-1005.

【検索期間外文献】
a) Masclans JR, Pérez M, Almirall J, et al: Early non-invasive ventilation treatment for severe influenza pneumonia. Clin Microbiol Infect 2013; 19: 249-256.

各論A：急性呼吸不全

11 終末期，do not intubate，悪性腫瘍，高齢者

CQ 12 DNI（do not intubate）患者あるいは高齢者の急性呼吸不全に対して，NPPVは有効か？
CQ 13 終末期や悪性腫瘍に伴う呼吸不全に対する緩和ケアとして，NPPVは有効か？

回答：挿管拒否患者や高齢者といった特殊な状況にある急性呼吸不全に対して，通常の酸素投与のみで状態が安定しない場合，実臨床では挿管人工呼吸の代用としてNPPVが実施される場合が多い．COPDや心不全などNPPVが強く推奨される疾患とそれを背景に持つ症例においては，これらの条件下であっても十分に推奨でき，また生存できればNPPVによる後遺症としてのQOL低下はあまり問題とならない．一方でその他の病態では，NPPVの有効性を示す根拠は乏しく，NPPVを実施しても呼吸不全が改善しない場合は，呼吸困難を緩和する目的で実施することに視点を切り替え，不必要な苦痛を与えないことへの配慮が必要である．
　終末期患者全体や悪性腫瘍患者に対する急性期NPPVのエビデンスは乏しいが，固形癌患者の終末期において緩和ケアの一環としてNPPVを用いることは，酸素療法単独と比べて呼吸困難の緩和に有効であることが示されている．ケアに対する自己決定権の確保を前提としたうえで，NPPVを行うことを考慮してもよい．

CQ12推奨：
①COPDあるいは心不全の合併がある場合，DNI患者あるいは高齢者の急性呼吸不全に対してNPPVが推奨される．【エビデンスレベルⅣ，推奨度B】
②COPD/心不全を合併しない場合，DNI患者あるいは高齢者の急性呼吸不全に対して，NPPVの有効性を示す根拠は乏しい．改善しない場合は呼吸困難の緩和に目標を切り替える．【エビデンスレベルⅣ，推奨度C1】
CQ13推奨：終末期や悪性腫瘍に伴う呼吸不全に対する緩和ケアとして，NPPVを使用してもよい．【エビデンスレベルⅡ，推奨度C1】

1 はじめに

　NPPVは開始と終了が簡便で，一般に自発呼吸を維持しつつ患者とのコミュニケーション可能な状態で継続するため，心肺蘇生や挿管人工呼吸を望まないいわゆるdo not intubate（DNI）の患者に対しても，通常の酸素療法では低酸素血症や高二酸化炭素血症，呼吸困難の改善が得られない場合に実施されている．特に救急では細かい病態や患者の意思確認の前に早期から開始することで病態改善を図るメリットもあるため，これらの患者にも応急処置としてまず実施される可能性は高い．しかし，このような条件の患者に対する臨床試験は乏しくかつ実施困難であることから，何らかのアウトカムを改善させるというエビデンスは乏しい．

2 NPPVの目標設定（表1）

　このような患者へのNPPV実施にあたって，まず考慮すべきことは目標設定である．あらかじめ予測できる場合は呼吸不全が重篤になる前に患者と十分話し合っておくべきである．CurtisらはNPPVの目標によって対象患者を3つのカテゴリーに分類している[1]．カテゴリー1は

表1 病態別のNPPVの目標設定

	カテゴリー1（制限なし）	カテゴリー2（DNI）	カテゴリー3（症状緩和）
定義	○制限なし	○DNI（挿管しない）	○症状（呼吸困難）緩和のみ
目標	○挿管リスクを減らす ○死亡率を減らす	○挿管しない範囲で1と同じ ○特定の目的（家族の到着までなど）のためにわずかでも生存期間を延ばす	○オピオイドの副作用を最低限にしつつ安楽を最大限にする
NPPVの終了	○補助換気なしで生命維持が得られる ○NPPVに耐えられない	○1と同じ	○NPPVをするほうがもっと苦痛，本人がNPPV中止希望 ○コミュニケーションがとれなくなる
失敗時の対応	○挿管人工換気	○緩和ケアに変更し，NPPVなしによる症状緩和のみとする	○NPPVなしによる症状緩和
NPPV実施場所	○ICUもしくは十分なモニターや慣れたスタッフのいる急性期病床	○ICUを含むさまざまな急性期病床	○急性期病床．適切に訓練されたスタッフがいればホスピスでも可

（文献1より一部改変）

まったく治療法に制限を設けないなかで実施されるNPPVであり，改善しない場合は挿管人工呼吸への移行となる．カテゴリー2は挿管をしないDNIの範囲で最大限の努力をする場合である．病状が悪化して改善が望めない場合は，家族が来るまでとか，別れの挨拶までといった期間を限定し，その後は呼吸困難緩和目的のカテゴリー3に変更する．カテゴリー3ではNPPVに伴う苦痛を与えない，コミュニケーションが取れなくなった人にはやらない，NPPVで呼吸困難がとれなければオピオイドを使用するといった原則のもとに行う，とされている．

3 DNI

広くDNI全体を対象としたNPPVの分析疫学的研究は10年以上前からいくつか報告されている．まず1999年に米国で行われた前向き多施設コホート研究では，急性呼吸不全でNPPVを受けたDNI患者114例中全体で43％が生存退院でき，$PaCO_2$高値が生存退院の良好な予測因子となった．疾患別では心不全とCOPDが癌，肺炎，その他より予後良好であった[2]．また，MGHでの2001年1年間の前向き観察研究では，DNIにてNPPVを受けた全例137エピソードで，死亡率はCOPD 37.5％，心原性肺水腫39％，non-COPDのII型呼吸不全68％，抜管後呼吸不全77％，I型呼吸不全86％，進行がん85％でLevyらの報告とほぼ同様で，予後予測因子としてはSAPS II，血清アルブミン値が有用としている[3]．また，医療者の側でICU管理が適切でないと判断したDNI患者に対するスペインの調査では，NPPVを上限として一般病棟で管理した患者のうちCOPD 55％と心不全56％で軽快退院していた[4]．これらの報告からもともとNPPVが強く推奨されるCOPD，心不全に対しては，DNIの状態であっても良好な予後が示唆され十分に推奨されるものと考えられる．最近の報告としては2010〜2011年に行われたフランスとベルギーのICUでのNPPVに関する前向きコホート研究がある．NPPVを受けた全780人のうち治療制限なしの574人の死亡率は12％で，DNI 134人の死亡率は44％であり，これまでの報告同様DNI患者の死亡率はCOPDが他と比べて最も低かった（34 vs. 51％）．注目されるのは90日目も生存したDNI患者はベースラインと比べてQOLの悪化はなく，患者や家族の不安，抑うつ，PTSD関連症状もフルサポートの患者と同程度であった点である[a]．つまりDNIの状態でNPPVを受けて生存した場合は，特にNPPVを受けたことによる後遺症としてのQOL低下はあまりなかったと考えられる レベルIV．

4 高齢者

高齢者に対するNPPVの成績も最近いくつか報告されている．まず2007年から2008年にかけてフランスのICUで登録を行った前向きコホート研究では，換気補助を要した1,019人のうち全体で37％（376人）がNPPVであったが，80歳以上の超高齢者163人（16％）では60％がNPPV，80歳以下は32％（$p<0.0001$）と超高齢者ではDNIのためにNPPVとなりやすかった（40％ vs. 8％）が，DNIの死亡率は若年者と差がなかった．DNIを除くと死亡率は超高齢者のほうが全体で高いが，心原性肺水腫，慢性呼吸不全急性悪化，抜管後におけるNPPVにおいては差がなかった[5]．さらにNavaらによる75歳以上（平均81.3歳）の急性II型呼吸不全82例のRCTでは，NPPVと標準的治療法を比較して挿管実施基準に至った割合は（7.3％ vs. 63.4％, $p<0.001$）で，死亡のオッズ比0.40（CI：0.19〜0.83, $p=0.014$）であった．さらにABG，RR，Dyspnea scoreいずれもNPPVで有意に早く改善している[6]．これらの結果からは高齢者においてはもともとDNIとしてNPPVが多く実施される傾向にあるが，特に急性II型

呼吸不全においては挿管回避や死亡率減少目的で，特に治療制限を設けない Curtis ら[1]のカテゴリー1としてもNPPV は推奨できるものである レベルⅡ．

5 終末期

各種疾患の終末期患者に対しては Curtis ら[1]のカテゴリー2もしくは3に相当するNPPV が実施されている[7]が，終末期患者全体を対象としてNPPV の有効性を示すデータは乏しい．カテゴリー2に相当するものについては上記 DNI や高齢者の項で示されたとおり，COPD，心原性肺水腫の患者で有効と考えられる．現実にカナダにおける Sinuff らの医師と呼吸療法士への郵送による意識調査[8]では，回答した104名の医師の2/3がカテゴリー2の終末期患者に対して生命維持のために NPPV を検討すると答え，290名の呼吸療法士の87%がNPPV を検討されるべきとした．一方緩和手段のみのカテゴリー3の患者については，NPPV をするかどうかの意見は大きく分かれるところであり，Sinuff らの報告で医師のほぼ半数はNPPV を検討するとしたが，呼吸療法士ですべきとしたのは半数以下であった．しかし，2008年ATSから出た呼吸器疾患患者の緩和医療に関する公式ステートメント[9]では，NPPV は呼吸困難緩和目的でも使用可能で，そのような場合に使用場所を ICU などに制限するのは適切でないとし，また2010年のACCP ステートメント[10]でも NPPV は呼吸筋の負荷を減らし呼吸仕事量を減少させることで呼吸困難を緩和できる非薬物治療法であるとされている レベルⅣ．

6 悪性腫瘍

悪性腫瘍患者に対するNPPV の成績はほとんど皆無で，Meertらによる癌患者の急性呼吸不全におけるNPPV 18例の報告[11]を認めるのみであった．これによるとⅠ型呼吸不全11例，Ⅱ型呼吸不全7例のICU 滞在日数は中間値7日，ICU 退室が14例，退院が10例と比較的予後良好で，おそらく緩和ケアが主体となる悪性腫瘍による終末期呼吸不全ではなく通常のDNI と同様のカテゴリー2の状況だったと考えられる．最近カテゴリー3としての固形癌患者の終末期における緩和的 NPPV のデータが Nava らにより報告された[b]．NPPV と通常の酸素療法を呼吸困難の減弱と必要としたオピオイドの量で比較したランダム化 feasibility 試験である．対象は固形腫瘍と急性呼吸不全で予後6ヵ月以内と予測される患者で，呼吸困難はNPPV 群で急速に減少し（hypercapnic 患者で最初の1時間で最も効果大），最初48時間でのモルヒネ総使用量はNPPV 群で低かった（26.9 mg vs. 59.4 mg）．NPPV 中止に至る副作用は主としてマスクの不耐と不安であった．この研究結果は予備的検討でNPPV の使用を癌や緩和施設に広めることを推奨できるものではないが，注目に値する成績と考えられる．カテゴリー3の患者で最も重要なのはインフォームド・コンセントであり，ケアへの自己決定が達成されるならNPPV は適切とする考えが一般的である[12] レベルⅡ．

文献

1) Curtis JR, Cook DJ, Sinuff T, et al: Noninvasive positive pressure ventilation in critical and palliative care settings: Understanding the goals of therapy. Crit Care Med 2007; 35: 932-939.
2) Levy M, Tanios MA, Nelson D, et al: Outcomes of patients with do-not-intubate orders treated with noninvasive ventilation*. Crit Care Med 2004; 32: 2002-2007.
3) Schettino G, Altobelli N, Kacmarek R: Noninvasive positive pressure ventilation reverses acute respiratory failure in select "do-not-intubate" patients. Crit Care Med 2005; 33: 1976-1982.
4) Corral-Gudino L, Jorge-Sánchez RJ, García-Aparicio J, et al: Use of noninvasive ventilation on internal wards for elderly patients with limitations to respiratory care: a cohort study. Eur J Clin Invest 2011; 41: 59-69.
5) Schortgen F, Follin A, Piccari L, et al: Results of noninvasive ventilation in very old patients. Ann Intensive Care 2012; 2: 5.
6) Nava S, Grassi M, Fanfulla F, et al: Non-invasive ventilation in elderly patients with acute hypercapnic respiratory failure: a randomised controlled trial. Age Ageing 2011; 40: 444-450.
7) Azoulay E, Demoule A, Jaber S, et al: Palliative noninvasive ventilation in patients with acute respiratory failure. Intensive Care Med 2011; 37: 1250-1257.
8) Sinuff T, Cook DJ, Keenan SP, et al: Noninvasive ventilation for acute respiratory failure near the end of life. Crit Care Med 2008; 36: 789-794.
9) Lanken PN, Terry PB, Delisser HM, et al: An official American Thoracic Society clinical policy statement: palliative care for patients with respiratory diseases and critical illnesses. Am J Respir Crit Care Med 2008; 177: 912-927.
10) Mahler DA, Selecky PA, Harrod CG, et al: American College of Chest Physicians consensus statement on the management of dyspnea in patients with advanced lung or heart disease. 2010; 137: 674-691.
11) Meert A-P, Berghmans T, Hardy M, et al: Non-invasive ventilation for cancer patients with life-support techniques limitation. Support Care Cancer 2005; 14: 167-171.
12) Kacmarek RM: Should noninvasive ventilation be used with the do-not-intubate patient? Respir Care 2009; 54: 223-229.

【検索期間外文献】

a) Azoulay E, Kouatchet A, Jaber S, et al: Noninvasive mechanical ventilation in patients having declined tracheal intubation. Intensive Care Med 2013; 39: 292-301.

b) Nava S, Ferrer M, Esquinas A, et al: Palliative use of non-invasive ventilation in end-of-life patients with solid tumours: a randomised feasibility trial. Lancet Oncol 2013; 14: 219-227.

各論 A：急性呼吸不全

12 小 児

CQ 14 小児急性呼吸不全の呼吸管理に NPPV は有効か？
CQ 15 小児の急性期 NPPV の設定，および治療効果の確認はいかにすべきか？

回答：小児の急性期病態を対象とした NPPV の有効性に関する検討は少なく，患者転帰を評価したランダム化比較試験は小規模研究が 3 件あるに過ぎない．数少ない知見からは，ウイルス性肺炎/下気道感染に対する挿管回避・短期間の症状改善・バイタルサイン安定効果が示唆され，これらの病態に対しては NPPV の使用を推奨する．急性喘息患者に対しても短期間の症状改善・バイタルサイン安定効果が示唆され，この目的で NPPV の使用を考慮してもよい．その他の病態については症例集積報告レベルにとどまるが，抜管後呼吸不全・心原性肺水腫・免疫不全患者の呼吸不全においては，NPPV による挿管回避や死亡率低下が示唆されており，個々の臨床判断による使用は可能と考えられる．

過去のランダム化比較試験の使用状況や治療効果などから判断して，使用モードは bilevel positive airway pressure (bilevel PAP) を基本とし，IPAP 10cmH$_2$O，EPAP 5cmH$_2$O を初期設定の目安とすることが可能である．NPPV の治療効果は，遅くとも開始 1 時間後に，臨床所見・バイタルサインおよび血液ガス分析値を用いて総合的に判断するのがよい．

CQ14 推奨：
①小児の急性ウイルス性下気道炎・肺炎に対して，NPPV の使用を推奨する．【エビデンスレベル Ⅱ，推奨度 B】
②小児の喘息発作に対して，NPPV の使用を考慮してもよい．【エビデンスレベル Ⅱ，推奨度 C1】
③上記以外の小児急性呼吸不全に対しては，有用性は確立されていないが，個々の臨床判断による使用が可能である．【エビデンスレベル Ⅳ，推奨度 C2】

CQ15 推奨：
①使用モードは bilevel positive airway pressure (bilevel PAP) を基本とし，IPAP 10cmH$_2$O，EPAP 5cmH$_2$O を初期設定の目安としてよい．【エビデンスレベル Ⅱ，推奨度 C1】
②NPPV の初期効果は，遅くとも 1 時間後に，臨床所見・バイタルサイン・および血液ガス分析値を用いて総合的に判断する．【エビデンスレベル Ⅱ，推奨度 C2】

1 はじめに

Medline search を用い，「noninvasive」「ventilation」「child」のキーワードを用いて検索すると 368 件がヒットし，「randomized controlled trials」でフィルターしたところ，12 件の文献が抽出できた．これらの抄録を確認し，小児において非侵襲的換気の臨床的有効性を評価したランダム化比較試験 (RCT) を絞り込んだところ 3 件のみが該当した (表 1)．同様に医中誌データベースを用い，「非侵襲的」「換気」「小児」のキーワードを用いて，原著論文を検索すると 61 件がヒットし，「ランダム化比較試験」でフィルターしたところ，1 件の英語文献が抽出できたが，これは，小児において非侵襲的換気の臨床的有効性を評価した研究ではなかった．つまり，当該領域における臨床的エビデンスは圧倒的に不足していることが示唆される．したがって本項では，上記の 3 RCT を中心に，これらの関連文献なども含めて検索範囲を広げ，症例集積研究をも含めて検討したうえで推奨を作成した．

表1 小児NPPVのランダム化比較試験

著者	対象患者	介入	主要評価項目と結果	その他の評価項目と結果
Thill, 2004 RCT, クロスオーバー	2ヵ月～14歳, n＝16 気管支喘息	BiPAP vs. 標準ケア IPAP/EPAP 10/5	2時間後の臨床的喘息スコアの有意な減少	
Yanez, 2008 RCT	1ヵ月～13歳, n＝50 ウイルス性肺炎, 下気道炎	BiPAP vs. 標準ケア IPAP/EPAP 12～18/6～12	挿管率の有意な減少：28% vs. 60%	1および6時間後のバイタルサイン改善
Basnet, 2012 RCT	1～18歳, n＝20 気管支喘息	BiPAP vs. 標準ケア IPAP/EPAP 8/5	24時間までの酸素需要, 臨床的喘息スコアの有意な減少	

2 推奨内容

a. 適用病態/疾患

小児の急性ウイルス性下気道炎・肺炎の挿管回避, および短期間の症状緩和やバイタルサイン安定を目的としてNPPVの適用を推奨する レベルⅡ.

小児の急性喘息に対して, 短期間の喘息症状改善やバイタルサイン安定を目的としてNPPVの適用を考慮してもよい レベルⅡ.

上記以外の病態における有用性は確立されていないが, 個々の臨床判断による使用が可能である レベルⅣ.

b. 使用モード

使用モードはbilevel positive airway pressure (bilevel PAP) を基本とし, IPAP 10 cmH₂O, EPAP 5 cmH₂Oを初期設定の目安にしてよい レベルⅡ. 病態により, より高い補助圧の適用が考慮可能である.

c. 効果判定

NPPVの初期効果は, 遅くとも開始1時間後に, 臨床所見, バイタルサインおよび血液ガス分析値を用いて総合的に判定するほうがよい レベルⅡ.

3 推奨の説明

a. 小児ウイルス性肺炎・下気道炎

2008年Yanezらは, チリと米国の2つの小児集中治療室 (PICU) において, ウイルス性 (最頻の病因はRSウイルス) 肺炎・下気道炎患者50名を, 標準治療 (＝酸素療法) と, NPPVとにランダム化割り付けし, 予後を評価するRCTを行った[1]. NPPV群において, 1時間後の呼吸数, 6時間後の心拍数が有意に低下し, 挿管率が有意に低かった (28% vs. 60%). 乳児の重症細気管支炎症例に関しては, NPPVの適用により挿管率, 人工呼吸器関連肺炎発生率, あるいは酸素療法の必要期間がいずれも減少したとの後方視的検討も存在する[2]. 以上より, 病態の早期改善が見込めるウイルス性の急性呼吸不全では, NPPVを適用することで重症化を防ぎうる可能性が示唆される.

b. 小児の喘息

2004年Thillらは, 2ヵ月～14歳の下気道閉塞病変 (喘息) 患者を対象に, NPPVの短期的効果を評価するクロスオーバー研究を行った[3]. NPPV 2時間後に, 臨床的喘息スコア (表2) や呼吸数の有意な改善を認めた. これを受けて2012年Basnetらは, 1～18歳の喘息患者を, 標準ケアとNPPV＋標準ケア群に分類し, NPPVによる臨床症状の改善効果を24時間まで観察評価した[4]. NPPV適用により臨床的喘息スコア (表3) の有意な改善および酸素需要量の改善を認めた. β刺激薬やステロイドなどの標準的な喘息治療に加えて, NPPVを適用することが症状の早期改善に寄与することが示唆された. あわせると, 小児の急性喘息患者において, NPPVの適用は臨床症状改善やバイタルサイン安定に有用であると示唆される.

c. その他の病態

過去の小児の急性期NPPVに関する最大の観察研究は, 2006年のEssouriらによる単施設, 5年間114例の症例集積報告である[5]. この報告では, 小児NPPVの最大の適応は抜管後呼吸不全であり, 肺炎, 急性呼吸促迫症候群, 免疫不全患者 (の呼吸不全), 急性冠症候群 (による肺水腫) がこれに続く. 成人領域でその有用性が確立されている急性冠症候群 (による肺水腫) のサブグループ (n＝9) での気管挿管回避率は100%であることが示されている[5].

日本で行われた小児NPPVの診療実態調査において, NPPVの最大の適用病態は抜管後の呼吸不全である[6]. 抜管後呼吸不全に対するNPPVの適用は, 呼吸状態悪化後の治療的使用と, 呼吸不全リスク群に対する予防的適用による呼吸不全/再挿管回避効果に分類される[7]. Essouriらの後方視的検討では抜管後呼吸不全におけるNPPVの治療的適用による挿管回避率は73% (41/61) であった[5]. Muraseらは肝移植後の小児患者におけるNPPVの治療的適用が再挿管率を下げる可能性を後方視的検討により報告している[8].

表2 臨床的喘息スコア（Thill ら）

指標	点数			
	0	1	2	3
呼吸補助筋の使用	なし	肋間あるいは肋骨下の陥凹	肋間あるいは肋骨下の陥凹	鼻のひくつき
呼吸困難	なし	活動性や会話は正常，軽度の呼吸困難	活動性低下，短い会話可能，中等度の呼吸困難	呼吸するのに精一杯で，会話はごくわずかのみ，重度の呼吸困難
喘鳴	なし	呼気終末のみ	全呼気時±全吸気時	聴診器なしでも聴取可能

当てはまる点数を合計する

表3 臨床的喘息スコア（Basnet ら）

指標	点数		
	0	1	2
呼吸数	正常	1～5歳：40rpm ＞5歳：20rpm	
呼吸補助筋の使用	なし	肋間あるいは肋骨下の陥凹	頸部あるいは腹筋の使用
呼吸音	正常	局所的減少	全般的減少
喘鳴	呼気終末のみ	全呼気時	全吸呼気時
吸呼気比	≦1：2	≧1：3（呼気延長）	全呼気時±全吸気時

当てはまる点数を合計する

成人領域で免疫不全患者ではNPPVにより挿管人工呼吸に関連した肺炎の危険性が減じる可能性が指摘されている．小児領域では，2008年Panceraらが小児免疫不全患者の急性呼吸不全に関する単施設8年間の症例集積報告を行っている[9]．機械的人工呼吸を必要とした239名の内約半数の119症例においてNPPVが第一選択とされ，その3/4は，気管挿管が回避でき，NPPVにより管理できた患者群では死亡率が有意に低かった．日本の肝臓移植後患者を対象とした後方視的検討や症例集積報告における良好な転帰も含め[8,10]，免疫不全患者に対する治療効果が支持される．以上より，エビデンスには乏しいものの，抜管後呼吸不全，心原性肺水腫，免疫不全患者の呼吸不全などにおいてはNPPVの適用を考慮してもよいと考えられる．

d．小児例でのNPPV治療モード

小児のNPPVの治療モードとしては持続呼気終末陽圧（continuous positive airway pressure：CPAP）および二相式気道内陽圧（bilevel airway pressure：BiPAP）が存在する．どのモードが優れているかを比較した検討として，Essouri らによるランダム化クロスオーバー試験がある[11]．本研究は10名の上気道閉塞患者を対象とした検討で，CPAPとBiPAPの呼吸補助効果を比較した．呼吸仕事量の各指標は同等に改善したが，BiPAPでの同調不良が多かった．一方，NPPVの臨床効果を評価した上記3つのRCTにおいては，いずれもBiPAPモードが使用されている．BiPAPモードにはCPAPモードで得られる肺胞拡張・機能的残気量増加による酸素化能改善効果の他に一回換気量増加，呼吸筋補助による炭酸ガス排泄効果が理論的には期待できる[10,12-14]．ただし，圧設定の適正値を評価した報告はない．YanezらはEPAPの初期設定を$4cmH_2O$とし，必要に応じて$8～12cmH_2O$まで増加させ，サポート圧は$4～6cmH_2O$で使用している[1]．Taegueは専門家による意見として，PEEPを$4～10cmH_2O$とし，サポート圧を最低$2～4cmH_2O$維持し，最高気道内圧を$<20cmH_2O$とするのがよいと述べている[15]．その他の文献での使用状況なども含めまとめると，おおむねEPAP $5cmH_2O$，IPAP $10cmH_2O$（サポート圧$5cmH_2O$）付近を初期設定の目安として，患者年齢，呼吸状態やガス交換能に応じて調節していくことに大きな誤りはないと推論できる．

e．気管挿管への移行判断

過去のRCT[1,3,4]や，観察研究[5,11-13,15-17]では，一般的にNPPV有効例では装着後1～2時間以内に心拍数，呼吸数，呼吸様式やガス交換指標（pH，$PaCO_2$あるいはSpO_2/FiO_2）の改善，酸素需要の減少，呼吸仕事量減少など患者呼吸状態の改善・安定が認められている．逆にいえば，開始初期1～2時間は上記指標を十分に観察し，この時間単位で改善をみないあるいは悪化する場合には気管挿管への移行を考慮するほうがよいとも示唆される．

4 おわりに

小児急性期呼吸不全に対するNPPVの治療効果に関するエビデンスは多くない．また，日本発の研究は極めて

少ない．日本の臨床家は，数少ないエビデンスや，専門家の経験に基づく意見などを参考に[18]，個々の症例ごとに慎重にNPPVを適用し評価することが求められる．一方で，日本発のエビデンスを創出する努力が今後必要であろう．

文献

1) Yanez LJ, Yunge M, Emilfork M, et al: A prospective, randomized controlled trial of noninvasive ventilation in pediatric respiratory failure. Pediatr Crit Care Med 2008; 9: 484-489.
2) Javouhey E, Barats A, Richard N, et al: Non-invasive ventilation as primary ventilatory support for infants with severe bronchiolitis. Intensive Care Med 2008; 34: 1608-1614.
3) Thill PJ, McGuire JK, Baden HP, et al: Noninvasive positive-pressure ventilation in children with lower airway obstruction. Pediatr Crit Care Med 2004; 4: 337-342.
4) Basnet S, Mander G, Andoh J, et al: Safety, efficacy, and tolerability of early initiation of noninvasive positive pressure ventilation in pediatric patients admitted with status asthmaticus: a pilot study. Pediatr Crit Care Med 2012; 13: 393-398.
5) Essouri S, Chevret L, Durand P, et al: Noninvasive positive pressure ventilation: five years of experience in a pediatric intensive care unit. Pediatr Crit Care Med 2006; 7; 329-334.
6) 志馬伸朗，丸川征四郎，鈴川正之．我が国の小児呼吸不全急性期に対する非侵襲的陽圧換気（NPPV）の現状—全国施設調査の結果—．人工呼吸 2010; 27: 283-286.
7) Gupta P, Kuperstock JE, Hashmi S, et al: Efficacy and predictors of success of noninvasive ventilation for prevention of extubation failure in critically ill children with heart disease. Pediatr Cardiol 2013; 34: 964-977.
8) Murase K, Chihara Y, Takahashi K, et al: Use of noninvasive ventilation for pediatric patients after liver transplantation: decrease in the need for reintubation. Liver Transpl 2012; 18: 1217-1225.
9) Pancera CF, Hayashi M, Fregnani JH, et al: Noninvasive ventilation in immunocompromised pediatric patients: eight years of experience in a pediatric oncology intensive care unit. J Pediatr Hematol Oncol 2008; 30: 533-538.
10) Chin K, Uemoto S, Takahashi K, et al: Noninvasive ventilation for pediatric patients including those under 1-year-old undergoing liver transplantation. Liver Transpl 2005; 11: 188-195.
11) Essouri S, Durand P, Chevert L, et al: Physiological effects of noninvasive positive ventilation during acute moderate hypercapnic respiratory insufficiency in children. Intensive Care Med 2008; 34: 2248-2255.
12) Fortenberry JD, Del Toro J, Jefferson LS, et al: Management of pediatric acute hypoxemic respiratory insufficiency with bilevel positive pressure (BiPAP) nasal mask ventilation. Chest 1995; 108: 1059-1064.
13) Padman R, Lawless ST, Kettrick RG: Noninvasive ventilation via bilevel positive airway pressure support in pediatric practice. Crit Care Med 1998; 26: 169-173.
14) Teague WG: Non-invasive positive pressure ventilation: current status in paediatric patients. Paediatr Respir Rev 2005; 6: 52-60.
15) Bernet V, Hug MI, Frey B: Predictive factors for the success of noninvasive mask ventilation in infants and children with acute respiratory failure. Pediatr Crit Care Med 2005; 6: 660-664.
16) Dohna-Schwake C, Stehling F, Tschiedel E, et al: Noninvasive ventilation on a pediatric intensive care unit: feasibility, efficacy, and predictors of success. Pediatr Pulmonol 2011; 46: 1114-1120.
17) Mayordomo-Colunga J, Pons M, López Y, et al: Predictive factors of non invasive ventilation failure in critically ill children: a prospective epidemiological study. Intensive Care Med 2009; 35: 527-536.
18) 志馬伸朗（編著），鈴川正之（監修）：小児NPPVの手引き～私はこうしている．メジカルレビュー社，東京，2011.

各論 B

慢性呼吸不全

各論B：慢性呼吸不全

拘束性換気障害

> **CQ 16** 拘束性胸郭疾患による慢性呼吸不全に対し，長期NPPVを使用すべきか？
>
> 回答：肺結核後遺症や脊椎後側彎症などの拘束性胸郭疾患（restrictive thoracic disease：RTD）による慢性Ⅱ型呼吸不全に対する長期NPPVのエビデンスは，欧米および日本の比較的大規模なレトロスペクティブな調査を含むコホート研究に基づく．そのすべてにおいてNPPVが生命予後やQOLを改善させることが報告されており，今日すでに広く用いられて良好な治療成績が得られているため，比較対照試験を行うことは倫理的に困難となっている．本ガイドラインでは，適応のあるRTD症例に対して長期NPPVを導入することを推奨する．
>
> CQ16推奨：適応のあるRTD症例では，長期NPPVの導入を行うべきである．【エビデンスレベルⅣ，推奨度A】

1 肺結核後遺症の成り立ち

RTDの主たる疾患である肺結核後遺症について説明する．肺結核後遺症による慢性呼吸不全は，外科的治療群と内科的治療群に分けることができる．有効な化学療法がなかった時代の治療は，胸郭成形術・肺切除術や人工気胸術などのいわゆる外科的治療が主体であった．胸郭成形術は数本の肋骨を切除し胸郭を縮める手術であり，人工気胸術は胸腔内に空気を繰り返し注入する手技であり（結果として慢性膿胸になることが多かった），ともに空洞を含む肺を虚脱させ病巣の換気と血流を減らして病勢を抑制することを目的とした．また，肺切除術は病巣を含む肺部分を切除するものであり，胸郭成形術を併用することが多かった．INH，RFPを中心とした強力な抗結核薬が導入されてからは，多剤耐性結核以外は化学療法が治療の主体となった．しかし，広範で重篤な肺病変を有し，強力な化学療法により結核感染は治癒したものの，数年以上を経て瘢痕化に伴って気道や肺実質が破壊され，呼吸不全を生じるケースもある（内科的治療群）．一般的に，内科的治療群は，外科的治療群に比べて拘束性換気障害の程度が軽度で高二酸化炭素血症を伴う頻度は低く，気道や肺実質の損傷が著しいため，閉塞性換気障害の程度が重度で，気道感染を生じやすく，喀痰量が多く，去痰困難を呈することが多い[1]．

2 RTDの病態生理

a．換気障害

RTDの呼吸機能障害の特徴は拘束性換気障害である．肺結核後遺症では，人工気胸術・横隔神経捻除術・胸郭成形術・肺切除術などの外科的治療後30〜40年して拘束性換気障害を生じることが多い[2]．人工気胸術後に生じる胸膜の肥厚・強度な癒着や慢性膿胸および胸郭成形後に生じる胸郭の硬化や変形による胸郭コンプライアンスの低下，肺切除後の肺容量の亡失および人工気胸術・胸郭成形術後の肺容量の圧排減量などによる肺コンプライアンスの低下，手術による直接の障害や横隔神経麻痺のため生じる呼吸筋筋力の低下に，胸郭の左右非対称性が不利に働き，拘束性換気障害を生じる．なお，高率に閉塞性換気障害を合併するが，その程度は軽度なことが多い．閉塞性換気障害を生じる原因として，繰り返す気道感染や喫煙による気道の炎症性リモデリング，手術例における過伸展気管支の影響，胸郭変形に伴う脊椎や大血管に挟まれることによる太い気管支（左主気管支など）の狭窄，喫煙による気腫性変化や術後残存肺の過膨張が考えられている．脊椎後側彎症は，肺内病変がさらに少ない点を除けば，病態生理は肺結核後遺症とほぼ同様である．RTDでは，平均で肺コンプライアンスは1/2に，胸郭コンプライアンスは1/4以下にまで低下し，肺活量・

全肺気量・機能的残気量は減少し，正常な呼吸パターンでは呼吸仕事量が5倍以上になるので，呼吸筋疲労を防ぐために「速く浅い」呼吸パターンをとるが，死腔換気が増加し分時換気量のさらなる増加が必要となる[3]．

b. 夜間睡眠時低換気（高二酸化炭素血症に至る機序）

慢性呼吸不全，特に高二酸化炭素血症は，夢と関連したREM（rapid eye movement）睡眠期の低換気に端を発すると考えられている[4]．健常人では，すべての睡眠ステージで，覚醒時に比べて，換気が低下する．non-REM睡眠期には，換気の低下は比較的少ないが，REM睡眠期には顕著となる．覚醒時と比べて，REM睡眠期には，換気量が約40%低下する．同様な現象が，呼吸不全患者にも生じている．睡眠中の低換気の原因として，①呼吸中枢出力の低下，②補助呼吸筋を含む骨格筋緊張の低下，③上気道抵抗の増加と閉塞型睡眠時無呼吸の合併，④低酸素換気応答・高二酸化炭素換気応答の鈍化，が考えられている．慢性呼吸不全患者では，安静覚醒時においてさえ，横隔膜と補助呼吸筋を総動員して換気をかろうじて維持している．ところが，REM睡眠期に補助呼吸筋の筋緊張が低下し働かなくなると，睡眠の影響をあまり受けない横隔膜のみでは換気を維持することができなくなり，著しい低換気を生じ，低酸素血症と高二酸化炭素血症を呈することになる．特に，RTDでは覚醒時より一回換気量（V_T）が小さく肺胞換気量（V_A）も小さい．死腔を考慮すると，わずかなV_Tの低下が著しいV_Aの低下を招く．このため，RTDではCOPDと比べ昼間覚醒時のPaO_2（SpO_2）から予測できないほど夜間睡眠時に低酸素状態となり[5]，そうした症例のほとんどが昼間覚醒時に高二酸化炭素血症を呈することが知られている[6]．

一方，高二酸化炭素血症は，慢性呼吸不全患者における，呼吸筋不全を防ぐための一種の戦略あるいは生理学的適応とみなすこともできる．つまり，呼吸中枢が高二酸化炭素血症を許容する（呼吸中枢のCO_2感受性が高い値にセッティングされる）ことにより，高い$PaCO_2$下でも換気ドライブが亢進せず呼吸困難が発生し難くなり，かつ，少ない肺胞換気量でより多くのCO_2を体外に排出することができるため，セッティングされた$PaCO_2$レベルを維持することが呼吸筋にとって容易になる．しかも，呼吸筋でのエネルギー消費が少なくて済むため全身の栄養状態も改善することが期待できる．こうして，$PaCO_2$レベルが患者自身の呼吸筋の実力に見合ったものに調整され，過度の呼吸筋疲労と全身の呼吸器悪液質（pulmonary cahexia）は防止されることになる．しかし，この低換気による高二酸化炭素血症は必然的に低酸素血症を伴うので，長期酸素療法（LTOT）の導入以前は高二酸化炭素血症は一般的に予後不良の徴候と考えられていた．ところが，LTOT下では低酸素血症をきたすことなく高二酸化炭素血症が許容されるため，高二酸化炭素血症は呼吸不全患者にとって必ずしも不利とはいえなくなった．実際，肺結核後遺症においては，LTOT導入時に$PaCO_2$が45mmHg以上の群がそれ以下の群に比べて，栄養状態がよく[7]生命予後もよいことが報告されている[8]．このため，LTOT中の高二酸化炭素血症は必ずしも治療の対象にならないとする意見もあった．しかし，LTOT施行下に，夜間の，特にREM睡眠期の低換気が助長され高二酸化炭素血症がさらに増悪することになり，重炭酸イオンの蓄積などを介して，CO_2に対する呼吸中枢の化学感受性が鈍化する．こうして，LTOT施行下に年余を経て，昼間覚醒時の高二酸化炭素血症が進行し[9]，起床時の頭痛・昼間の眠気・疲労感・不眠・昼間のイライラ感・性格変化・知能の低下・夜間頻尿などのさまざまな臨床症状を生ずるようになる．また，高二酸化炭素血症が進行すると，増悪による入院をきたしやすいことが知られている[10,11]．

c. 肺高血圧

肺血管床の減少，低酸素血症に伴う肺血管の攣縮，多血症による血液粘性度の増加により肺高血圧となり肺性心を生じやすい．労作時呼吸困難・体重増加・頸静脈の怒張や下肢の浮腫の急速な出現があれば，肺性心の合併を疑う．

高二酸化炭素血症を呈するRTDにおいては，安静時血液ガスでPaO_2が60〜70mmHgの準呼吸不全状態でもほぼ全例が肺高血圧を合併し，肺高血圧の程度もCOPDと比べ強いことが報告されている[12]．また，肺高血圧症例，特に肺小動脈抵抗が高値であるほど，生命予後が悪い傾向にある．

3 長期NPPVの効果

NPPVによる換気補助は肺内病変の少ないRTDに対して極めて有効に働く．現在までのすべての報告で，長期NPPV導入後，臨床症状・生活の質・生存率の改善が得られている[13〜17]．倫理的観点からエビデンスの評価に必要な対照群を置いた比較試験が困難なため，長期NPPV導入後の症例に対して一時的にNPPVを中断して睡眠時低換気の再出現やそれに伴う自覚症状の増悪を示すことにより，長期NPPVの効果が実証され[18]，長期間の中断の危険性が指摘されている[19]．また，脊椎後側弯症[20]や肺結核後遺症[21]では，慢性換気不全を生じたときの治療として酸素療法よりまずNPPVを導入すべきとする報告があり，また酸素療法を用いる場合にはNPPVを併用すべきとの見解もある[22]．さらに，慢性呼吸不全状態に至る以前の夜間の睡眠呼吸障害を呈した時点で酸素療法で

はなくNPPVを導入すべきとの意見もある[23].

a. 生活の質の改善 レベルIV

　長期NPPVは自覚症状を改善する．労作時の息切れの減少や，睡眠時間の延長や睡眠効率の改善，中途覚醒の減少，夜間の排尿回数の減少，起床時の頭痛の消失，日中の眠気と疲労感の軽減などが報告されている[13~17,23~25]．また，下肢の浮腫などの肺性心の徴候も改善する．自覚症状の改善に伴い，掃除・洗濯・炊事・買い物などの日常活動能力が回復したり，再就業が可能になる症例もある．その結果，RTD症例では長期NPPVに対する満足度が高い．

b. 入院日数および生存率の改善 レベルIV

　Legerらの報告では，入院日数が，結核後遺症においてNPPV導入前の31日/年から導入1年後10日/年，導入2年後9日/年に減少し，脊椎後側彎症において34日/年から1年後6日/年，2年後5日/年に減少していた[13]．生存率の代用として継続率を調査した研究で，Legerらの3年後の継続率が結核後遺症・後側彎症でともに約76%[13]，Simondsらの5年後の継続率が結核後遺症で94%，後側彎症で79%であった[14]．$PaCO_2 \geq 45$mmHgを呈する日本の肺結核後遺症でのLTOT単独治療症例の3，5年生存率が74%，58%であり[26]，また日本のNPPV症例がLTOTからの移行例を多く含むことから，長期NPPVの継続率は優れていると結論できる．多くのコホート研究から，脊椎後側彎症[13~15,20,27]や肺結核後遺症[13~15,27,28]では生命予後が改善されることは明白と考えられる．

　生命予後を予測する因子として，導入前パラメーターとして夜間高二酸化炭素血症の程度，base excess，Hbが候補としてあげられているが[29]，RTD症例では長期NPPV後に極めて呼吸状態が安定することから，最近では，予後予測として，導入数ヵ月後の改善した時点での血液ガス（$PaCO_2$）が最も重要とする報告が相次いでいる[30~32]．さらに，NPPV導入後の$PaCO_2$の経年的変化率が予後に影響するかどうか検討され，COPDと同様に，導入後の$PaCO_2$の上昇が抑えられている症例ほど予後のよいことが報告された[a]．

c. 生理学的指標の改善 レベルIV

　RTDにおけるNPPV導入後の昼間の血液ガスの改善に関しては，夜間の著しい高二酸化炭素血症がNPPVにより是正されることで，高二酸化炭素換気応答（HCVR）が回復する機序が最も有力である[33,34]．昼間の高二酸化炭素血症や高二酸化炭素血症に伴う諸症状（眠気など）の改善には，夜間にNPPVを最低4時間使用する必要のあることが示唆されているが[34]．一方，夜間の使用時間より使用中のIPAPを高くしV_Eを大きくする（NPPV中の$PaCO_2$をより下げる）ことのほうが重要とする意見もある[35]．また，必ずしも夜間にNPPVを行わなくても同じ8時間ほどを昼間に施行しても覚醒時の$PaCO_2$の同等の改善が得られることも報告されている[36]．さらに，NPPVを昼間に2時間という短時間行うだけで$PaCO_2$・肺機能・運動耐容能・呼吸困難感が改善したとする報告もある[37]．

　血液ガス所見は長期NPPV導入後数週間で改善し約5年間はその値を維持する[13~15,31]．そのため，LTOTを中止できる症例もある．夜間の低換気が改善し，全睡眠時間と全睡眠時間に占める深睡眠時間の割合が増加し，夜間覚醒回数が減少する[38]．また，最大吸気圧，最大呼気圧，肺活量が増加する場合がある．夜間のNPPVを継続することで，安静時および最大運動時の平均肺動脈圧が低下する[39]．

d. 呼吸リハビリテーションへの応用 レベルII

　NPPVの呼吸リハビリテーションへの応用には，①運動中の換気補助，②夜間のNPPVによる呼吸筋の休息と昼間の運動リハビリテーションの組み合わせ，が試みられている[40]．詳細に関しては，各論B-7「リハビリテーション」を参照いただきたい．

4 RTDにおける長期NPPVの適応 レベルIV

　RTDにおける長期NPPVの適応を考えるうえで，自覚症状の有無，睡眠時の低換気の有無，覚醒時自発呼吸下の高二酸化炭素血症の有無，が重要である．適応条件を表1に示す．自覚症状を呈する場合，昼間覚醒時の低換気がある場合はもちろんのこと，昼間覚醒時の低換気がなくても夜間睡眠時の低換気があれば，長期NPPVを導入する．自覚症状はないが，覚醒時あるいは睡眠時に低換気となる症例には，患者を取り巻く環境を考慮に入れ

表1　RTDにおける長期NPPVの適応基準

(A) 自・他覚症状として，起床時の頭痛，昼間の眠気，疲労感，不眠，昼間のイライラ感，性格変化，知能の低下，夜間頻尿，労作時呼吸困難，体重増加・頸静脈の怒張・下肢の浮腫などの肺性心の徴候のいずれかがある場合，以下の(a)，(b)の両方あるいはどちらか一方を満たせば長期NPPVの適応となる
　(a) 昼間覚醒時低換気（$PaCO_2 \geq 45$mmHg）
　(b) 夜間睡眠時低換気（室内気吸入下の睡眠で$SpO_2 < 90\%$が5分間以上継続するか，あるいは全体の10%以上を占める）
(B) 上記の自・他覚症状のない場合でも，著しい昼間覚醒時低換気（$PaCO_2 \geq 60$mmHg）があれば，長期NPPVの適応となる
(C) 高二酸化炭素血症を伴う急性増悪入院を繰り返す場合には長期NPPVの適応となる

たうえで，長期 NPPV の導入を検討する．ただし，安定期の昼間覚醒時自発呼吸下において PaCO₂≧60 mmHg となる症例に対しては，長期 NPPV の導入を強く勧める[11]．長期 NPPV を導入して血液ガス所見が改善したあとに，もともとあった自覚症状に気づく症例が多い．自覚症状がなく，睡眠時および覚醒時の低換気がない症例に対しては，予防的に長期 NPPV を導入する必要はない．ただし，基礎病変が重度で，肺活量の低いハイリスク群に対しては厳重な経過観察が必要となる．高二酸化炭素血症を伴う呼吸器系増悪入院を繰り返す症例や急性期を脱したあとも高二酸化炭素血症が続く症例は，長期 NPPV の対象となる．

5 RTD における NPPV の機種および設定

RTD では，従量式と従圧式人工呼吸器（bilevel PAP）との間で，数ヵ月間の使用では睡眠の質や血液ガスおよび QOL に与える影響はほぼ同様であった[41]．NPPV 導入にかかる日数にも変化がなかった[42]．ただし，従量式に耐えられず従圧式に変更する患者は多い[43]．長期間の多施設研究でも年が進むにつれ，使用される機器の割合が従量式から従圧式に変わってきていることも報告されている[27]．

使用する換気モードは症例ごとに選択することが望ましいが，Pressure Support mode（PS モード）や Assist Control mode（AC モード）あるいは Spontaneous mode（S モード）や Spontaneous Timed mode（ST モード）のように主として人工呼吸器が患者の呼吸に合わせるタイプの換気形式と，Control mode（C モード）や Timed mode（T モード）のように患者が人工呼吸器の送気に合わせる換気形式がある．呼吸筋の休息のためには C や T モードのほうが優れている可能性が報告されている[43]．従量式人工呼吸器で，C モードと AC モードを比較して，6・12 ヵ月後の評価では血液ガス・肺機能・使用時間・患者の満足度に差がないことが示されている[44]．一方，長期 NPPV を導入した肺結核後遺症 182 症例に関して，選択したモード別に比較し，両群に血液ガスの改善には差はなかったが，10 年後の継続率で C，T モード群（106 症例）41.4％ に対して AC，ST モード群（76 症例）12.7％ であったとの報告がある[28]．RTD 症例では，長期 NPPV 導入時には C，T モードと AC，ST モードの両方の換気モードを試し，患者が C，T モードを好めば C，T モードを選択すべきものと思われる レベルⅣ．

患者の自発呼吸をできるだけ忠実に増強しようとする発想でつくられた Proportional Assist Ventilation mode（PAV モード）が RTD 症例にも試みられている．PS モードと同等とする報告[45,46]もあるが PS モードに劣るとする報告[47]もある．呼吸調整が正常でない換気不全患者におけるこうしたモードの限界が示されたものと解釈される．

最新のモードとして，肺胞換気量を一定に保つように設定されたモードである AutoVPAP の RTD 症例における臨床的評価も行われているが，夜間の PaCO₂ のコントロールが不良とする結果が報告されている[48]．

S モードや ST モードにおける，吸気トリガー感度は auto triggering（患者が吸気努力していないのに器械が勝手に吸気圧を開始すること）しない程度に鋭敏に設定し，呼気トリガー感度は RTD のように吸気流速の減弱しやすい症例ではやや鈍く設定する．rise time（吸気開始から設定圧に達するのに要する時間）は患者が快適に感じるように設定するが，RTD では圧の立ち上がりを強く感じる症例が多いため，やや長めの 0.1～0.3 秒程度に設定する．吸気の最大時間は患者が自発呼吸で行う最も長い吸気時間に設定するが，もともと吸気時間の短い RTD では 1.2 秒程度に設定する．吸気の最小時間は吸気トリガーのかかったあとの最低限の吸気時間を確保するために用いる．吸気の最小時間が長過ぎると患者が呼気努力を開始した後も吸気圧がかかり続けることになるが，RTD では ST モードを T モードに近い換気様式にするためにも，やや長めの 0.8 秒程度に設定する．

T モードを用いる場合，IPAP が低過ぎると人工呼吸器との同調が悪くなるので ST モードより 2～4 cmH₂O 程度高めに設定し，換気回数は患者の自発呼吸を抑制するように多めの 24 回/分前後に，吸気時間率（I％）は 40％ 前後に設定する．

一般に，入院での十分な評価を繰り返したうえでの長期 NPPV 導入が好ましいとされてきたが，医療者が NPPV に精通するにつれて外来での導入も可能となってきた[49]．また，患者，医療者ともに在宅で NPPV を十分な時間行っていると感じていても，実際は思っているほどには使用できていないことが指摘されている[50]．機器に内蔵されたデータの解析などが長期の管理には必要と考えられる．

RTD における，bilevel PAP 型人工呼吸器の代表的な設定例を表 2 に示す．

文献

1) 毛利昌史，町田和子，川辺芳子，ほか：肺結核後遺症による在宅酸素療法症例の検討―内科的治療群と外科的治療群の比較―．結核 1996; 71: 597-601.
2) Bredin CP: Pulmonary function in long-term survivors of thoracoplasty. Chest 1989; 85: 18-20.
3) Pehrsson K, Bake B, Larsson S, et al: A lung function in adult idiopathic scoliosis: a 20 year follow up. Thorax 1991; 46: 474-478.
4) McNicholas WT: Impact of sleep in respiratory failure.

表2 肺結核後遺症における代表的な設定条件

方法1
① モード：Tモード
② IPAP：16cmH$_2$O
③ EPAP：2〜4cmH$_2$O
④ 換気回数：24回/分
⑤ 吸気時間率(I%)：40%
⑥ 吸入酸素量：酸素ポートより1L/分（鼻口マスクのときは2L/分）
⑦ マスク：鼻マスクが主，開口が著しいときのみ鼻口マスク

方法2
① モード：STモード
② IPAP：14cmH$_2$O
③ EPAP：2〜4cmH$_2$O
④ 最大吸気時間：1.2秒，最小吸気時間：0.8秒
⑤ バックアップの換気回数：20回/分
⑥ バックアップの吸気時間率(I%)：40%
⑦ 吸入酸素量：酸素ポートより1L/分（鼻口マスクのときは2L/分）
⑧ マスク：鼻マスクが主，開口が著しいときのみ鼻口マスク

Eur Respir J 1997; 10: 920-933.

5) Kimura H, Suda A, Sakuma T, et al: Nocturnal oxyhemoglobin desaturation and prognosis in chronic obstructive pulmonary disease and late sequelae of pulmonary tuberculosis: Respiratory Failure Group in Japan. Intern Med 1998; 37: 354-359.

6) 花田伸英，阿部 直，高田信和，ほか：在宅酸素療法中の慢性呼吸器疾患患者における睡眠時低酸素血症．日胸疾会誌 2000; 38: 17-23.

7) 斉藤拓志，西村正治，宮本顕二，ほか：高炭酸ガス血症と肺高血圧の有無からみた肺結核後遺症と慢性閉塞性肺疾患の比較．日胸疾会誌 1999; 37: 790-795.

8) Aida A, Miyamoto K, Nishimura M, et al: Prognostic value of hypercapnia in patients with chronic respiratory failure during long-term oxygen therapy. Am J Respir Crit Care Med 1998; 158: 188-193.

9) 坪井知正，青山紀之，町田和子：特集 非侵襲的陽圧換気法（NPPV）の汎用性をめぐって―呼吸器系慢性呼吸不全の長期療法―．呼吸と循環 2000; 48: 17-25.

10) 平本雄彦，中野喜久雄，熊谷利彦，ほか：本院の在宅酸素療法患者の急性増悪に関する検討．厚生省特定疾患「呼吸不全」調査研究班平成6年度報告書，1995: p65.

11) 坪井知正：特集 非侵襲的換気療法―ガイドラインの作成に向けて；NPPVの予後への影響のEvidence―．呼吸と循環 2003; 51: 47-56.

12) 佐々木結花，山岸文雄，鈴木公典，ほか：高炭酸ガス血症を呈した結核後遺症患者における肺循環諸量の検討．厚生省特定疾患「呼吸不全」調査研究班平成4年度報告書，1993: p79.

13) Leger P, Bedicam JM, Cornette A, et al: Nasal intermittent positive pressure ventilation: long-term follow-up in patients with severe chronic respiratory insufficiency. Chest 1994; 105: 100-105.

14) Simonds AK, Elliott MW: Outcome of domiciliary nasal intermittent positive pressure ventilation in restrictive and obstructive disorders. Thorax 1995; 50: 604-609.

15) 坪井知正，大井元晴，陳 和夫，ほか：鼻マスク陽圧換気法を長期人工呼吸療法として導入した慢性呼吸不全41症例の検討．日胸疾会誌 1996; 34: 959-967.

16) Clinical indication for noninvasive positive pressure ventilation in chronic respiratory failure due to restrictive lung disease, COPD, and nocturnal hypoventilation: a consensus conference report. Chest 1999; 116: 521-534.

17) Mehta S, Hill NS: State of the art: noninvasive ventilation. Am J Respir Crit Care Med 2001; 163: 540-577.

18) Hill NS, Eveloff SE, Carlisle CC, et al: Efficacy of nocturnal nasal ventilation in patients with restrictive thoracic disease. Am Rev Respir Dis 1992; 145: 365-371.

19) Petitjean T, Philit F, Germain-Pastenne M, et al: Sleep and respiratory function after withdrawal of noninvasive ventilation in patients with chronic respiratory failure. Respir Care 2008; 53: 1316-1323.

20) Gustafson T, Franklin KA, Midgren B, et al: Survival of patients with kyphoscoliosis receiving mechanical ventilation or oxygen at home. Chest 2006; 130: 1828-1833.

21) Jäger L, Franklin KA, Midgren B, et al: Increased survival with mechanical ventilation in posttuberculosis patients with the combination of respiratory failure and chest wall deformity. Chest 2008; 133: 156-160.

22) Buyse B, Meersseman W, Demedts M: Treatment of chronic respiratory failure in kyphoscoliosis: oxygen or ventilation? Eur Respir J 2003; 22: 525-528.

23) Masa JF, Celli BR, Riesco JA, et al: Noninvasive positive pressure ventilation and not oxygen may prevent overt ventilatory failure in patients with chest wall diseases. Chest 1997; 112: 207-213.

24) Euteneuer S, Windisch W, Suchi S, et al: Health-related quality of life in patients with chronic respiratory failure after long-term mechanical ventilation. Respir Med 2006; 100: 477-486.

25) Tsolaki V, Pastaka C, Kostikas K, et al: Noninvasive ventilation in chronic respiratory failure: effects on quality of life. Respiration 2011; 81: 402-410.

26) 川上義和，ほか：在宅酸素量法実施症例（全国）の調査結果について．厚生省特定疾患呼吸不全調査研究班平成4年度研究報告書，1992: p15-20.

27) Janssens JP, Derivaz S, Breitenstein E, et al: Changing patterns in long-term noninvasive ventilation: a 7-year prospective study in the Geneva Lake area. Chest 2003; 123: 67-79.

28) Tsuboi T, Oga T, Machida K, et al: Importance of ventilator mode in long-term noninvasive positive pressure ventilation. Respir Med 2009; 103: 1854-1861.

29) Budweiser S, Mürbeth RE, Jörres RA, et al: Predictors of long-term survival in patients with restrictive thoracic disorders and chronic respiratory failure undergoing

29) non-invasive home ventilation. Respirology 2007; 12: 551-559.
30) Martí S, Pallero M, Ferrer J, et al: Predictors of mortality in chest wall disease treated with noninvasive home mechanical ventilation. Respir Med 2010; 104: 1843-1849.
31) Tsuboi T, Ohi M, Oga T, et al: Importance of the $PaCO_2$ from 3 to 6 months after initiation of long-term non-invasive ventilation. Respir Med 2010; 104: 1850-1857.
32) Midgren B: Home mechanical ventilation in chest wall disease should aim at full correction of $PaCO_2$. Respir Med 2010; 104: 1765-1766.
33) Dellborg C, Olofson J, Hamnegård CH, et al: Ventilatory response to CO_2 re-breathing before and after nocturnal nasal intermittent positive pressure ventilation in patients with chronic alveolar hypoventilation. Respir Med 2000; 94: 1154-1160.
34) Nickol AH, Hart N, Hopkinson NS, et al: Mechanisms of improvement of respiratory failure in patients with restrictive thoracic disease treated with non-invasive ventilation. Thorax 2005; 60: 754-760.
35) Budweiser S, Heinemann F, Fischer W, et al: Impact of ventilation parameters and duration of ventilator use on non-invasive home ventilation in restrictive thoracic disorders. Respiration 2006; 73: 488-494.
36) Schönhofer B, Geibel M, Sonneborn M, et al: Daytime mechanical ventilation in chronic respiratory insufficiency. Eur Respir J 1997; 10: 2840-2846.
37) Ergün P, Aydin G, Turay UY, et al: Short-term effect of nasal intermittent positive-pressure ventilation in patients with restrictive thoracic disease. Respiration 2002; 69: 303-308.
38) Schonhofer B, Kohler D: Effect of non-invasive mechanical ventilation on sleep and nocturnal ventilation in patients with chronic respiratory failure. Thorax 2000; 55: 308-313.
39) Schonhofer B, Barchfeld T, Wenzel M, et al: Long term effects of non-invasive mechanical ventilation on pulmonary haemodynamics in patients with chronic respiratory failure. Thorax 2001; 56: 524-528.
40) Borel JC, Verges S, Pepin JL, et al: Home exercise training with non-invasive ventilation in thoracic restrictive respiratory disorders: a randomised study. Respir Physiol Neurobiol 2009; 167: 168-173.
41) Tuggey JM, Elliott MW: Randomised crossover study of pressure and volume non-invasive ventilation in chest wall deformity. Thorax 2005; 60: 859-864.
42) Struik FM, Duiverman ML, Meijer PM, et al: Volume-targeted versus pressure-targeted noninvasive ventilation in patients with chest-wall deformity: a pilot study. Respir Care 2011; 56: 1522-1525.
43) Rice AJ, Nakayama HC, Haverkamp HC, et al: Controlled versus assisted mechanical ventilation effects on respiratory motor output in sleeping humans. Am J Respir Crit Care Med 2003; 168: 92-101.
44) Muñoz X, Crespo A, Marti S, et al: Comparative study of two different modes of noninvasive home mechanical ventilation in chronic respiratory failure. Respir Med 2006; 100: 673-681.
45) Porta R, Appendini L, Vitacca M, et al: Mask proportional assist vs pressure support ventilation in patients in clinically stable condition with chronic ventilatory failure. Chest 2002; 122: 479-488.
46) Winck JC, Vitacca M, Morais A, et al: Tolerance and physiologic effects of nocturnal mask pressure support vs proportional assist ventilation in chronic ventilatory failure. Chest 2004; 126: 382-388.
47) Hart N, Hunt A, Polkey MI, et al: Comparison of proportional assist ventilation and pressure support ventilation in chronic respiratory failure due to neuromuscular and chest wall deformity. Thorax 2002; 57: 979-981.
48) Jaye J, Chatwin M, Dayer M, et al: Autotitrating versus standard noninvasive ventilation: a randomised crossover trial. Eur Respir J 2009; 33: 566-571.
49) Chatwin M, Nickol AH, Morrell MJ, et al: Randomised trial of inpatient versus outpatient initiation of home mechanical ventilation in patients with nocturnal hypoventilation. Respir Med 2008; 102: 1528-1535.
50) Criner GJ, Brennan K, Travaline JM, et al: Efficacy and compliance with noninvasive positive pressure ventilation in patients with chronic respiratory failure. Chest 1999; 116: 667-675.

【検索期間外文献】
a) Tsuboi T, Oga T, Sumi K, et al: The importance of controlling $PaCO_2$ throughout long-term noninvasive ventilation. Respir Care 2014; 59: 1671-1678.

各論 B：慢性呼吸不全

2 COPD（慢性期）

CQ 17　COPDによる慢性呼吸不全に対し，長期NPPVを行うべきか？

回答：COPDに伴う慢性Ⅱ型呼吸不全に対する長期NPPVにより，生存率の改善，呼吸筋の休息，呼吸調節系のリセッティングの効果が示唆されている．また，COPDに伴う睡眠呼吸障害がNPPVで改善するという報告もあり，健康関連QOLの改善や再入院・増悪頻度の減少につながると考えられている．少数のランダム化比較試験とコホート研究によってこれらの有効性が示唆されているものの，現状ではNPPVの有用性が確立されているとは言い難い．NPPVの導入にあたっては，包括的内科治療を行ったうえで必要性を判断することが望ましく，また導入3〜4ヵ月後に血液ガス検査・睡眠呼吸状態・QOL・NPPVのアドヒアランス評価を行い，継続の必要性を評価する必要がある．

CQ17推奨：適応のあるCOPD症例では，NPPVは試みてよい．【エビデンスレベル Ⅰ，推奨度 C1】

1 在宅NPPVの現状

近年，高二酸化炭素血症を伴う患者に対する換気補助療法として非侵襲的陽圧換気療法（NPPV）が普及しつつある[1〜4]．これまでは，Ⅱ型呼吸不全患者の低酸素血症に対する治療は，酸素療法を中心に行われてきたが，肺胞低換気を認める患者には，酸素療法だけではなく，何らかの換気補助療法の必要性が指摘されていた．しかし，NPPVが普及するまでは，換気補助療法の選択肢としては気管切開下陽圧換気療法（TPPV）が中心であったため，在宅症例数はかなり限られていた．しかし，NPPVの普及とともに，在宅NPPV症例は加速度的に増加傾向にある（図1）．全国調査では，在宅NPPV症例の約30%がCOPD症例である（総論5「慢性呼吸不全におけるNPPVの導入方法」の表1参照）[4]．

2 メカニズム

COPD患者では肺の過膨張に伴う一回換気量の制限，横隔膜平低化に伴う収縮効率の低下，内因性PEEPに伴う呼吸仕事量増大などが原因で呼吸筋に負担がかかり，呼吸筋疲労・換気不全をきたすと考えられている．換気補助により疲労した呼吸筋の負担を軽減し，呼吸筋の休息効果や呼吸調節系のリセッティングの可能性が示唆されている[5]．呼吸筋休息が呼吸筋の回復につながり，NPPV時のみならず，日中の肺機能・血液ガス所見の改善につながると考えられている．

3 有効性

慢性安定期のNPPV療法に関しては，小規模な検討でその有効性が示唆されていた[6〜10]　レベルⅢ．長期酸素療法単独と長期酸素療法とNPPVの併用とを比較すると，NPPVを加えることで，二酸化炭素の蓄積に対して効果があり，呼吸困難感が改善すると報告されており[7,9]　レベルⅢ．最近になり生存率が改善されるとの報告もある[11,12]　レベルⅡ．さらにNPPVがリハビリテーション効果を維持するとの報告があり[13]，呼吸リハビリテーションにNPPVを併用することで，QOL，呼吸機能，呼吸困難や運動耐容能改善などの効果が期待できる．

また，COPDに合併する睡眠時無呼吸症候群や低換気による睡眠呼吸障害の合併（REM睡眠に伴う低換気）がよく知られており，無呼吸・低換気に伴う酸素飽和度の低下が認められる．このような，夜間の無呼吸・低換気に伴う低酸素血症は夜間の肺高血圧も招く．これらの睡眠呼吸障害（睡眠の質も含めて）がNPPVで改善するという報告もある[9,14]　レベルⅢ．再入院の減少や増悪の頻

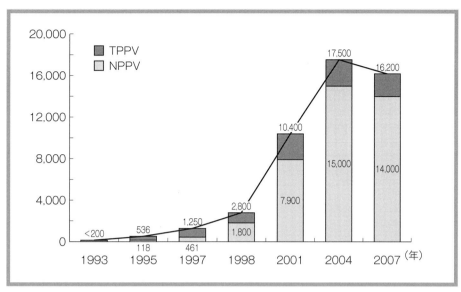

図1 在宅人工呼吸症例数の変遷

度の減少の可能性を示唆する報告もある[9]　レベルⅢ．

しかしながら、慢性安定期COPDにおけるNPPV併用治療と標準的治療を比較した7つのRCTのメタアナリシスでは、$PaCO_2$, PaO_2, 6分間歩行距離、健康関連QOL, 肺機能検査、呼吸筋力、睡眠効率のいずれにおいても、少なくとも3ヵ月の治療期間ではNPPVの有効性は認められなかった[a,b]　レベルⅠ．したがって、現在のエビデンスでは、安定期COPDに対する長期NPPVは、一律に有効性が期待できる治療とは言い難いが、小規模研究が多いため、今後のさらなる検討が必要である．

最近、高IPAPが、ガス交換の改善に有効であり、死亡率・入院率が低下するとの報告がある[15,16]．メタアナリシスにおいても、高いIPAP群（18 cmH_2O以上）、アドヒアランス良好群（1日5時間以上使用）、ベースラインのCO_2高値群（55 mmHg以上）において、対照群と比較して有意なCO_2低下が認められた[b]．日本でのCOPD患者は欧米と比べ痩せ型が多く、高IPAPの有効性や忍容性については、今後の検討が必要である．

CO_2貯留を伴うCOPD増悪後の在宅NPPV導入についても、その有効性を示唆する報告がある一方で[c]、RCTでは再増悪予防や生存期間延長効果は認められなかった[d]．したがって、CO_2貯留を伴う増悪に対してNPPVを必要とした場合も、その後にNPPVを一律に導入する根拠は明確でなく、症例ごとにその適応を吟味する必要がある．

4 必要性

慢性安定期COPDに対するNPPVの有用性はいまだ確立されているとは言い難い．しかし、何らかの換気補助療法を必要としている症例に対して、NPPVはその簡便性と侵襲度の低さから必要であると考える　推奨度B．

これまでは、高二酸化炭素血症を伴う症例に対する換気補助療法はTPPVが中心であったため、多くの施設で躊躇しているのが現状であった．NPPVは、安定期COPDに対する治療に新たなひとつの選択肢が増えたことになる．

筆者の施設の検討では、NPPV患者の在宅率は92％と良好であり、導入前後で、1年あたりの平均入院回数・日数を比較すると、いずれもそれぞれ有意に減少しており、NPPVの費用効果が示唆された．今後はさらに、客観的なQOL評価・経済効果などについての検証が必要と考える．

5 導入基準（表1）

慢性閉塞性肺疾患（COPD）の慢性呼吸不全患者の在宅呼吸ケアには、酸素療法を含めた薬物療法のみならず、包括的なアプローチが必要になる．NPPVの導入にあたっては、これらの薬物療法・酸素療法・呼吸リハビリテーションなど（いわゆる包括的内科治療）を行ったうえで、必要性を判断することが望ましい．最大限の包括的内科治療を行っているにもかかわらず、表1に示すような自覚症状あるいは他覚症状があり、高二酸化炭素血症、夜間の低換気をはじめとする睡眠呼吸障害を認める症例および増悪を繰り返す症例が主な適応になる．

また、導入3～4ヵ月後に血液ガス検査、睡眠時呼吸状態・QOL・NPPVのアドヒアランス評価を行い、継続の必要性を評価する必要がある．

表1 導入基準

1. あるいは2. に示すような自・他覚症状があり，3. の①～③いずれかを満たす場合．
1. 呼吸困難感，起床時の頭痛・頭重感，過度の眠気などの自覚症状がある．
2. 体重増加・頸静脈の怒張・下肢の浮腫などの肺性心の徴候
3.
   ① $PaCO_2 \geqq 55mmHg$
      $PaCO_2$ の評価は，酸素吸入症例では，処方流量下の酸素吸入時の $PaCO_2$，酸素吸入をしていない症例の場合，室内空気下で評価する．
   ② $PaCO_2 < 55mmHg$ であるが，夜間の低換気による低酸素血症を認める症例．夜間の酸素処方流量下に終夜睡眠ポリグラフ（PSG）あるいは SpO_2 モニターを実施し，$SpO_2 < 90\%$ が5分間以上継続するか，あるいは全体の10％以上を占める症例．
      また，OSAS合併症例で，nCPAPのみでは，夜間の無呼吸，自覚症状が改善しない症例．
   ③ 安定期の $PaCO_2 < 55mmHg$ であるが，高二酸化炭素血症を伴う増悪入院を繰り返す症例．

6 条件設定

COPDの場合，換気補助を目的に導入することが多いため，bilevel PAPを使用する．換気モードは，S/Tモードを第一選択とするが，トリガーエラーが起こる場合には，Timedモードへの変更を考慮する．また使用時間帯は，夜間睡眠時の使用が望ましいが，睡眠時の使用が困難な場合は，日中4時間以上の使用を指導する．

7 導入時のポイント

NPPVの導入・継続において，アドヒアランスの不良が問題となることが指摘されている[17]．そのため，導入時の機器・マスクの選択，マスクフィッティング，圧の設定，酸素吸入量の設定，加温加湿の必要性の検討，患者・家族への説明・教育が重要であり，専門多職種が参加した医療チームの習熟と連携が必要である．

8 在宅NPPVの診療体制

まず，在宅で適切に本療法が行われているかどうかが重要である．在宅開始後の主なチェックポイントは，アドヒアランスの確認，トラブルの早期発見，機器の設定の確認，機器の設定変更の必要性などである．

NPPV患者の診療体制は，ほとんどの患者が外来受診可能であるため，月1～2回の外来受診が基本となる．そのため，先述のポイントに関しては患者からの情報が唯一である．そこでできるだけ，かかりつけ医（ホームドクター），訪問看護体制を確保し，訪問時にアドヒアランスの確認，マスクトラブルなどマイナートラブルのチェックを行う必要がある．

9 今後の課題

安定期COPDに対するNPPVに関しては，いまだ有用であるというエビデンスは確立しておらず，今後，生存予後に関する検討だけではなく，客観的なQOL・ADL評価も含めた，大規模な検討が必要であると思われる．

また，在宅移行後の継続のためには，地域医療連携を始めとする地域のネットワークづくりが喫緊の課題である．

本ガイドライン文献検索期間以降に多くの報告がなされた．特に，慢性COPDに対するNPPV療法において大幅な予後改善がみられたとの報告もあり[e]，今後の動向が特に注目される領域である．

文献

1) Leger P, Bedicam JM, Cornetto A, et al: Nasal inermittent positive pressure ventilation: long-term follow-up in patients with severe chronic respiratory insufficiency. Chest 1994; 105: 100-105.
2) Simonds AK, Elliott MW: Outcome of domiciliary nasal inermittent positive pressure ventilation in restrictive and obstructive disorders. Thorax 1995; 50: 604-609.
3) Consensus Conference: Clinical Indications for Noninvasive Positive Pressure Ventilation in Chronic Respiratory Failure Due to Restrictive Lung Disease, COPD, and Nocturnal Hypoventilation: A Consensus Conference Report. Chest 1999; 116: 521-534.
4) 石原英樹，木村謙太郎，縣 俊彦：在宅呼吸ケアの現状と課題—平成13年度全国アンケート調査報告—．厚生省特定疾患呼吸不全調査研究班平成13年度研究報告書，2002: p68-71.
5) Appendini L, Patessio A, Zanaboni S, et al: Physiologic effects of positive end-expiratory pressure and mask pressure support during exacerbations of chronic obstructive pulmonary disease. Am J Respir Crit Care Med 1994; 149: 1069-1076.
6) Strumpf DA, Millman RP, Carlisle CC, et al: Nocturnal positive-pressure ventilation via nasal mask in patients with severe chronic obstructive pulmonary disease. Am Rev Respir Dis 1991; 144: 1234-1239.
7) Meecham Jones DJ, Paul EA, Jones PW, et al: Nasal pressure support ventilation plus oxygen compared with oxygen therapy alone in hypercapnic COPD. Am J Respir Crit Care Med 1995; 152: 538-544.
8) Clini E, Sturani C, Porta R, et al: Outcome of COPD patients performing nocturnal non-invasive mechanical ventilation. Respir Med 1998; 92: 1215-1222.
9) Wedzicha JA: Long-term oxygen therapy vs long-term ventilatory assistance. Respir Care 2000; 45: 178-185.
10) Casanova C, Celli BR, Tost L, et al: Long-term controlled trial of nocturnal nasal positive pressure ventilation in

11) Clini E, Sturani C, Rossi A, et al: The Italian multi-centre study on noninvasive ventilation in chronic obstructive pulmonary disease patients. Eur Respir J 2002; 20: 529-538.
12) McEvoy RD, Pierce RJ, Hillman D, et al: Nocturnal non-invasive nasal ventilation in stable hypercapnic COPD: a randomized controlled trial. Thorax 2009; 64: 561-566.
13) Duiverman ML, Wempe JB, Bladder G, et al: Nocturnal noninvasive ventilation in addition to rehabilitation in hypercapnic patients with COPD. Thorax 2008; 63: 1052-1057.
14) Marin JM, Soriano JB, Carrizo SJ, et al: Outcomes in patients with chronic obstructive pulmonary disease and obstructive sleep apnea: the overlap syndrome. Am J Respir Crit Care Med 2010; 182: 325-331.
15) Chen H, Liang BM, Xu ZB, et al: Meta analysis long-term non-invasive positive pressure ventilation in severe stable chronic obstructive pulmonary disease: a meta-analysis. Chin Med J (Engl) 2011; 124: 4063-4070.
16) Windisch W, Haenel M, Storre JH, et al: High-intensity non-invasive positive pressure ventilation for stable hypercapnic COPD. Int J Med Sci 2009; 6: 72-76.
17) Hill NS: Noninvasive ventilation for chronic obstructive pulmonary disease. Respir Care. 2004; 49: 72-87.

【検索期間外文献】

a) Struik FM, Lacasse Y, Goldstein R, et al: Nocturnal non-invasive positive pressure ventilation for stable chronic obstructive pulmonary disease. Cochrane Database Syst Rev 2013; (6): CD002878.
b) Struik FM, Lacasse Y, Goldstein RS, et al: Nocturnal noninvasive positive pressure ventilation in stable COPD: a systematic review and individual patient data meta-analysis. Respir Med 2014; 108: 329-337.
c) Galli JA, Krahnke JS, James Mamary A, et al: Home non-invasive ventilation use following acute hypercapnic respiratory failure in COPD. Respir Med 2014; 108: 722-728.
d) Struik FM, Sprooten RT, Kerstjens HA, et al: Nocturnal non-invasive ventilation in COPD patients with prolonged hypercapnia after ventilatory support for acute respiratory failure: a randomised, controlled, parallel-group study. Thorax 2014. doi: 10.1136/thoraxjnl-2014-205126. [Epub ahead of print]
e) Köhnlein T, Windisch W, Köhler D, et al: Non-invasive positive pressure ventilation for the treatment of severe stable chronic obstructive pulmonary disease: a prospective, multicentre, randomised, controlled clinical trial. Lancet Respir Med 2014; 2: 698-705.

各論B：慢性呼吸不全

慢性心不全におけるチェーン・ストークス呼吸

> **CQ 18** 慢性心不全患者のチェーン・ストークス呼吸に対してNPPVを行うべきか？また，どの機種を選択すべきか？
>
> 回答：慢性心不全（chronic heart failure：CHF）では，チェーン・ストーク呼吸（Cheyne-Stokes respiration：CSR）を合併し，そのようなCHF患者の予後は不良であることが知られている．CSR患者を対象としたランダム化比較試験でのNPPVによる死亡率改善は示されていないが，CSRを抑制する治療により短期的な心機能の改善が得られることが知られている．治療としては，CSRの原因がCHFそのものであるため，CHF治療の適正化をまず行う必要がある．次に，CSRをターゲットとしたCHF治療としてまずCPAPを考慮するが，無呼吸低呼吸指数（AHI）の抑制効果が十分に得られない場合，または忍容性が悪い場合は，bilevel PAPやASV（adaptive servo ventilation）への切り替えを行う．陽圧換気の使用が困難な場合では，酸素吸入療法を検討する．
>
> CQ18 推奨：
> ①慢性心不全患者のCSRに対しては，適応があればまずCPAPを行う．【エビデンスレベルⅠ，推奨度B】
> ②CPAPの治療効果が不十分であれば，ASVへ切り替える．【エビデンスレベルⅡ，推奨度B】
> ③CPAPの治療効果が不十分であれば，bilevel PAPへ切り替える．【エビデンスレベルⅢ，推奨度C1】
> ④陽圧換気の使用が困難であれば，酸素吸入療法を検討する．【エビデンスレベルⅡ，推奨度C1】

慢性心不全（CHF）はあらゆる心疾患において最終転帰となりうる共通の病態であり，近年，日本でも国民の高齢化や，急性心筋梗塞など致死率の高い心疾患に対する治療の進歩に伴う生存率の向上と関連して有病率は非常に高くなっている．CHFに対する治療も目覚ましい進歩を遂げているもののその予後はいまだに不良である．したがって，CHFを悪化せしめる病態および疾患を同定し，それらに対する介入によってCHF自体の改善も期待できるような新たな治療を見出すことが重要と考えられている．

CHFではチェーン・ストークス呼吸（CSR）を高頻度に合併し，CSRを合併したCHFの予後は不良であることが数多く報告されている[1]．さらには，CHFに合併したCSRに対する治療により，短期的な心機能の改善や生活の質の改善が報告されており[2,3]，最近では，CSRの改善を介したCHFそのものへの治療のひとつとして臨床の現場でも広く普及してきている．

一般的にCSRは中枢性睡眠時無呼吸低呼吸と一回換気量が漸増漸減する過呼吸のサイクルを繰り返す周期性異常呼吸であり，同様にCHF患者で高頻度に合併する中枢性睡眠時無呼吸のほとんどがCSRのパターンを呈しているため，これまでの研究ではCSRと中枢性睡眠時無呼吸を明確に区別しているものは少ない．本項でも特に断りのない限りCSRと中枢性睡眠時無呼吸を同義に扱うものとする．

1 疫学

CHFにおけるCSRの合併は，CSRを睡眠1時間あたりの無呼吸ないし低呼吸の頻度を表す無呼吸低呼吸指数（AHI）≧15でかつ無呼吸および低呼吸イベントの＞50％が中枢性であると定義した研究の結果から21～37％と報告されている[4,5]．

CHFにおいてCSRは男性で2～3倍多いということが

知られており，これに加え，高齢，低 $PaCO_2$ 血症，心房細動の合併，利尿薬の使用が CSR の独立した関連因子と報告されている[5]．また，CSR が CHF の予後悪化因子であることを示すデータがこれまでにも多数報告されている[1]．

CHF では CSR は睡眠中のみならず日中覚醒時にも出現することが報告されており，その頻度は 60% ともいわれている[6,7]．さらには，そのような日中 CSR の合併も睡眠中の CSR と同様にその後の予後悪化因子であることも報告されている[8,9]．

2 病態生理

CSR は基本的に CHF によって生ずるものであり，$PaCO_2$ が無呼吸閾値を下回り中枢性無呼吸低呼吸が生じることから始まることが多い．一般的に CHF 患者は，肺うっ血に伴う irritant receptor の刺激，中枢および末梢の化学受容体感受性の亢進から慢性的に過換気になりがちである[1,3]．無呼吸閾値が上昇する覚醒状態から睡眠状態への移行期，覚醒反応の後に続く大きな換気によって $PaCO_2$ が無呼吸閾値を下回ると中枢性無呼吸が発生する[1,3]．その後，$PaCO_2$ が無呼吸閾値を上回ると換気が再開するが，化学受容体感受性の亢進により換気のオーバーシュートが起こり，$PaCO_2$ が再び無呼吸閾値を下回るため，再度無呼吸が出現し CSR サイクルを形成する．中枢性睡眠時無呼吸のあとの過換気の持続時間が肺から化学受容体までの循環時間や心拍出量の低下と関係しており，CHF 患者で CSR サイクルが継続する原因と考えられている[1,3]．

このように CSR は CHF の結果で引き起こされるものであるが，CSR が合併することによって心機能へ悪影響を及ぼす．特に CSR による睡眠障害と一過性低酸素血症などよって生じる交感神経活性の亢進により心機能や予後がさらに悪化するものと考えられている（図1）．

3 CHF における CSR の治療

a．心不全治療による CSR への影響

CSR は CHF の結果で引き起こされるものであるため，CHF の治療を適正化ないしは強化することが CSR を抑制する治療としてまず検討される．実際に日本の非ランダム化試験にて心不全治療薬である β 遮断薬や心臓リハビリテーションの一環としての運動療法により CSR が抑制されたと報告されている[10,11]．また，両室ペーシングによる心臓再同期療法に関するメタアナリシスでは，非ランダム化試験を中心にした結果ではあるが CSR の AHI の低下効果が報告されている[12]．さらには心臓移植の前後で CSR が抑制されたという報告もある[13]．これらの結果のほとんどがランダム化試験による結果ではないため，

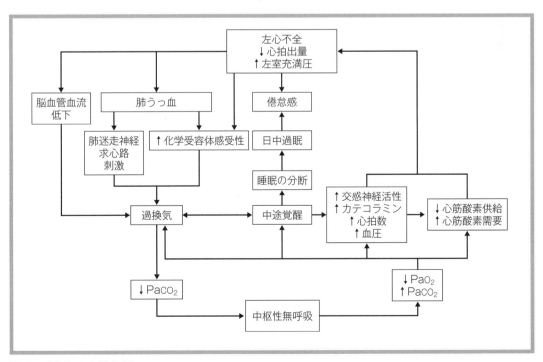

図1　CSR の病態生理
中枢性無呼吸＝CSR とする．
（文献1より引用）

CSRをターゲットにしてCSRの合併のみを理由にこれらの治療を考慮すべきとまではいえないが，いずれもCHF治療としてのエビデンスが確立されており，CHF治療として必要性や可能性がある症例ではCSRに対する特異的治療の前に開始すべきである．

b．CSRに対する治療

CSRに対する治療として，呼吸中枢刺激作用と強心作用のあるテオフィリンや$PaCO_2$レベルを高めるための二酸化炭素吸入やデッドスペースの付加などが試されたが[14〜16]，不整脈や$PaCO_2$レベルの上昇による交感神経活性の亢進などが懸念され，現在のところ実用に至っていない[17]．アセタゾラミドはおそらく実際の$PaCO_2$レベルと無呼吸閾値の差を大きくすることでCSRを抑制する．男性CHF患者におけるランダム化クロスオーバー試験ではAHIを38％低下させた[18]．しかしながら6日間と短期間での結果であり，長期の効果や心機能への影響，副作用の発生などを考慮した検討が必要である．さらに最近では，経静脈的横隔神経電気刺激によってAHIが減少したという報告がなされているが，こちらも長期的な安全性や心機能への影響については検証されていない[19,20]．

酸素吸入療法に関しては，短期間のランダム化試験で約50％のAHIの低下を認めると報告されている[21〜23]．また，夜間の尿中ノルエピネフリン排泄の軽減[24]，最大酸素摂取量，換気効率の改善効果などもあるとされている[21]．日本からも酸素療法付加群と通常治療群を比較したランダム化試験の結果で3ヵ月および13ヵ月の酸素吸入療法の効果が報告されているが，身体活動能力質問票による活動能力の改善を認めたのみで，左室駆出率（LVEF）の改善や心臓死やCHFの増悪を複合エンドポイントにした心イベント回避に対する効果は認められなかった[25,26]．したがって，酸素吸入療法にて直接的に心機能を改善するというエビデンスはない．しかしながら，簡便で忍容性も高く，良好なアドヒアランスが期待できるため，他の治療が困難である場合は導入を考慮してもよいと考えられる．

前述のようにCSRはCHFに伴う肺うっ血などに起因するため，心臓前負荷を軽減し血行動態を改善しうる持続気道陽圧（CPAP）がCSRを合併するCHFの治療として検討されてきた．CPAPによってCSRが抑制される理由は明らかではないが，前述の心負荷の軽減に加え，気道への陽圧負荷による$PaCO_2$レベルの上昇などによると考えられている．実際にCSR自体の改善が報告されている一方で，CPAPのCSR改善効果に対して否定的な報告もある[3,27]．これらを比べると，CPAPの圧レベルを1週間程度かけて徐々に上げていき10cmH2O前後まで上昇させた場合ではCSRの抑制に対し効果的なようである[3,27]．この方法でCPAPを使用した場合には$PaCO_2$レベルを上昇させ，交感神経活性を低下し[3,27]，ランダム化試験にて3ヵ月間のCPAP治療でLVEFの増加をきたすと報告されている[28]．また，単施設における小規模のランダム化試験では，CHF患者でCSRを合併しない場合，CPAPはLVEF，死亡および心移植を複合エンドポイントとした心イベントの抑制のいずれに対しても効果はなかったが，CSRを合併した場合，CPAPによって3ヵ月後のLVEFは改善し，中央値2.2年間での心イベントの発生が低下する傾向がみられた（$p=0.059$）[29]．特にCPAPコンプライアンスが保たれた患者に限った解析では，有意に心イベントの発生を低下させた（$p=0.017$）[29]．しかしながら，この結果はあくまで単施設の少数例で行われたランダム化試験のサブグループにおける結果であったため，この効果を証明するために多施設の大規模ランダム化試験であるCanadian Continuous Positive Airway Pressure for Treatment of Central Sleep Apnea in Heart Failure（CANPAP）試験が行われた[30]．この試験ではCSRを合併する258例のCHF患者がエントリーされ，対照群130例，CPAP治療群128例における死亡および心移植の複合イベント回避率が比較されたが，2年間の平均観察期間で両群間のイベント回避率に有意な差を認めなかった（図2）．ランダム化後3ヵ月での睡眠ポリグラフ検査でCPAP治療群のCPAP使用下での平均AHIは約20といまだ高いためより詳細な検討が追加された．それまでの報告でCPAPによってCSRの改善が不十分な症例が存在することが知られていたため[2]，CPAP治療群を3ヵ月目のCPAP下でのAHI<15と≧15の2つのサブグループに分けて解析をしたところ，AHI<15の群では対照群と比較して有意にイベント回避率が良好であることが示された（図3）[31]．これらの結果をまとめると，CPAP治療はCSRを合併したすべてのCHF患者において推奨される治療ではないが，CSRがAHI<15に抑制される場合は治療継続するべきと考えられる．

以上よりCSRをより十分に抑制しうる治療法が重要と考えられ，CPAPよりCSRの抑制効果が大きいと報告されている2つのNPPV療法の効果が検証されている．そのひとつは二層性気道陽圧（bilevel PAP）であり，バックアップ換気を付加しないSモードbilevel PAP装置を使用したランダム化試験で，CSRを有意に抑制しLVEFの改善も有意であった[32]．しかしながら，理論上Sモードでは中枢性無呼吸には無効であり，CSRの抑制効果に関して議論の余地がある．S/Tモードでバックアップ換気を付加できる装置によるCSRの抑制とLVEFの改善効果が，日本からの非ランダム化試験の結果にて報告されている[33]．さらにはCPAPでAHI低下が不十分（AHI≧15）であった症例（CPAP non-responder）に対してS/Tモードbilevel PAPを導入することでAHIが十分に低下し，6ヵ月間の継続使用でLVEFや血中BNP濃度の改善

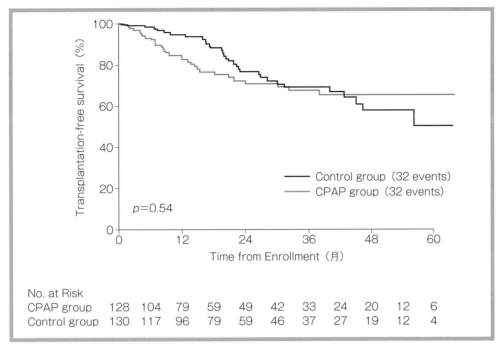

図2　CANPAP試験の結果

　258症例のCSR合併CHF患者を128例のCPAP治療群（CPAP group）と130例の対照群（Control group）に無作為に振り分け平均約2年の長期予後を比較したが，心イベント（死亡と心移植術施行）回避率において両群間に有意差はなかった．
　（文献30より引用）

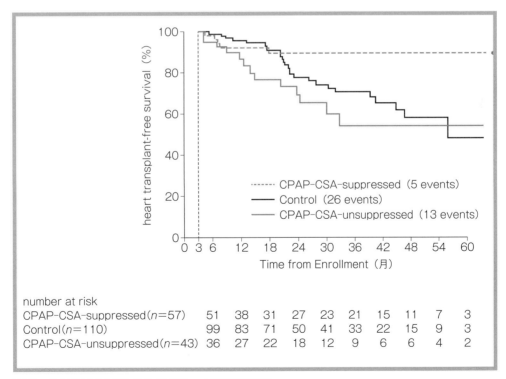

図3　CANPAP試験のサブグループ解析の結果

　CANPAP試験のCPAP治療群を3ヵ月目のCPAP下でのAHI＜15（CPAP-CSA-suppressed，n＝57）とAHI≧15（CPAP-CSA-unsuppressed，n＝43）で2群に分け，サブグループ解析をしたところ，AHI＜15の群では対照群と比較して有意にイベント回避率が良好であることが示された（ハザード比0.35，95％信頼区間0.13〜0.92，$p=0.034$）．
　（文献31より引用）

が得られることが，日本からの別の非ランダム化試験の結果で示されている[34]．しかしながら，常に一定のプレッシャーサポートがかかるため，CSRの過換気の際にむしろ低二酸化炭素状態になってCSRの病態そのものが改善しない可能性や患者の不快感などが懸念され，その後のadaptive (or auto)-servo ventilation (ASV)の普及とともに使用されることが少なくなっている．

もうひとつのNPPV療法としてbilevel PAPのプレッシャーサポートの程度やバックアップ換気を患者の呼吸状態に合わせて変化させるASVがある．CSRの抑制に関しては，酸素吸入療法，CPAP，bilevel PAPと比較して最も効果的であるとされ[35]，CPAPやbilevel PAPでAHIの低下不十分であった症例に対してもより大きなAHI低下効果があることが，海外からおよび日本からも報告されている[36,37]．また，多数の非ランダム化試験でLVEFや運動耐容能の改善効果が示されているが[2,3]，ランダム化試験でも適切な治療設定をしたASV (therapeutic ASV) と不十分な治療設定をしたASV (sub-therapeutic ASV) を比較するとtherapeutic ASV群で1ヵ月後の尿中カテコラミン排泄量の低下や血中BNPレベルの低下が有意に大きいなどの報告がなされている[38]．また，CSRを合併したCHF患者において2ヵ月間のASVと酸素吸入療法を比較したランダム化クロスオーバー試験では，非常に少数例での検討であったことと試験デザインの関係もあり，いずれの群でも心機能の改善効果は認められなかった[39]．一方，同じくCSRを合併したCHF患者においてASVとCPAPの効果を比較したランダム化試験と，日本で行われた閉塞性睡眠時無呼吸とCSRが混在するCHF患者においてASVとCPAPの効果を比較した多施設ランダム化試験のいずれにおいても，LVEFの改善に加え，装置の使用アドヒアランスやQOLの改善がASV群で有意に大きかった[40,41]．一方で，bilevel PAPとASVを比較したランダム化試験では，LVEFの改善に両群間で差はなかったが，群内の前後の比較ではbilevel PAP群でのみ有意な改善を示した[42]．これらの結果を考慮したメタアナリシスが行われ，全体でLVEFは6%の改善とされたが，このメタアナリシスではランダム化試験のみならず非ランダム化試験の結果も含まれており，結果の解釈には注意が必要である[43]．また，日本における別の小規模ランダム化試験において[a]，CPAP non-responderに対しASV装置を使用してCPAPモードで継続した場合とASVモードで継続した場合に無作為に割り付け，3ヵ月後のLVEFの変化などの心機能の改善が比較された．この結果，ASVモード群でのみAHIが有意に低下しLVEFも改善，LVEFの変化に両群間で有意差があった．したがって，CANPAP試験において予後の改善がみられなかったCPAP non-responderに対しても，ASVでAHIを十分に低下させることで心機能の改善に

つながる可能性が示唆された．一方で，より長期（12ヵ月）の効果をASVとCPAPで比較したランダム化試験では，血中BNP濃度の改善はASV群で有意に大きかったが，LVEFの改善や運動能の改善では有意差はなかった[44]．この試験においては左室収縮機能の保たれたCHF症例を含んでいたことが結果に影響したと考えられる．また，ASVと従来治療のみをより多数例（37例と35例）で比較したランダム化試験でも，3ヵ月でのLVEFの改善は両群間に有意差はなく，BNPの改善がASV群で有意に大きかった[b]．この研究では，有意差はないもののASV群のβ遮断薬や利尿薬の内服率が低いことや，観察期間中にASV以外の治療内容に変更があったことなどが結果に影響した可能性がある．いずれにしても，CHF患者の予後に影響を及ぼす血中BNP濃度の改善はASVで有意であり，一定の効果があることを表していると考えられる．現在，CHFに合併したCSRおよびOSAを対象として，死亡率などハードエンドポイントをASVと従来治療で比較した大規模ランダム化試験が2つ行われており[c]，その結果によってはASVの位置づけが大きく変わる可能性がある．現状ではASVによるCSR治療は少なくとも1〜12ヵ月の使用で心機能もしくは肺うっ血の状態を改善する可能性が高い治療オプションであり，CANPAP試験のサブグループ解析や短期間の小規模ランダム化試験の結果を考慮し，さらに日本の保険制度上でのコストの問題を加味して治療選択をすべきと考えられる．

4 実際の治療導入・治療選択

CSRに対する長期の大規模介入試験で明確に利益があるとの結果が出ていないことから，CSRがCHFの状態を反映する単なるマーカーであるのか，それともCHFを改善しうる治療ターゲットなのかはいまだ意見の分かれるところである．また，治療を検討する際の適応基準も議論の余地がある．日中覚醒時のCSRに対する治療に関する検討はなく，これを治療する意義は今のところ明らかではない．

そのような状況ではあるが，これまでの心機能改善など短期効果のエビデンスを加味して提案できる治療ストラテジーを図4に示す．

CHFに夜間睡眠中のCSRを合併した場合には，睡眠ポリグラフに基づくAHI≧5からでも内服薬など心不全治療の適正化を再考する．すでに適正化されている場合にCSRをターゲットとした治療を検討する．これまでの小規模臨床試験における対象患者を考慮するとAHI≧15の中等度以上のCSRを対象とすべきと考えられるが，CPAPを用いる場合は，日本の保険制度上の適応基準を考慮しAHI≧20とする必要がある．治療の第一選択としては，CPAPとASVのコストにおける大きな差を鑑みて

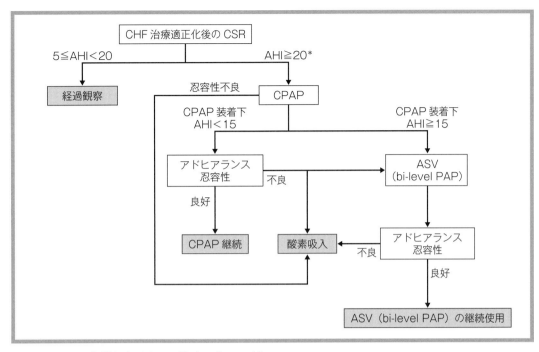

図4 CHFに合併したCSRの治療ストラテジー
　＊：このAHIの基準については，≧15が適切と思われるが，CPAPの保険診療上の適応基準を考慮して≧20とする．

CPAPとする．CPAPは低圧から数日～1週間程度かけて徐々に設定圧を上げていくかたちで開始し，この間は血圧の低下や症状の変化に注意する．CPAP装着下の睡眠ポリグラフ検査を行う場合は，通常の閉塞性睡眠時無呼吸に対するCPAPタイトレーション同様に上気道の閉塞イベントの解除をターゲットにして足りない場合は圧を上げていくが，閉塞性睡眠時無呼吸やCSRが発生しないように注意しながら行う．この際，もしくはその後の3ヵ月間でのCPAP装着下の再検査にてAHI<15であればCPAPを継続，AHI≧15であればASVに切り替えを検討する．このとき，日本の保険制度においては，現在のところASVに特化した基準がなく，通常の在宅用NPPVとしての扱いであることに注意する必要がある．CPAPを継続とした場合でもアドヒアランス不良の場合はASVへの変更を勧めるが，マスクの使用や陽圧換気自体の不具合であれば酸素吸入療法を考慮する．ASVの設定方法に関しては，これまでのほとんどすべてのランダム化試験で行われているように睡眠ポリグラフ下で設定のタイトレーションを行うことが望ましい．この場合は，まず前述のCPAP同様に上気道の閉塞イベントに対して呼気圧（expiratory positive airway pressure：EPAP）を設定したうえで，プレッシャーサポートの範囲を設定する．このようなタイトレーションが困難である場合も，装置からのダウンロードデータで残存する呼吸イベントの確認を行うことが強く推奨される．

文献

1) Yumino D, Bradley TD: Central sleep apnea and Cheyne-Stokes respiration. Proc Am Thorac Soc 2008; 5: 226-236.
2) Momomura S: Treatment of Cheyne-Stokes respiration-central sleep apnea in patients with heart failure. J Cardiol 2012; 59: 110-116.
3) Kasai T: Sleep apnea and heart failure. J Cardiol 2012; 60: 78-85.
4) Javaheri S: Sleep disorders in systolic heart failure: a prospective study of 100 male patients: the final report. Int J Cardiol 2006; 106: 21-28.
5) Yumino D, Wang H, Floras JS, et al: Prevalence and physiological predictors of sleep apnea in patients with heart failure and systolic dysfunction. J Card Fail 2009; 15: 279-285.
6) Mortara A, Sleight P, Pinna GD, et al: Abnormal awake respiratory patterns are common in chronic heart failure and may prevent evaluation of autonomic tone by measures of heart rate variability. Circulation 1997; 96: 246-252.
7) Ponikowski P, Anker SD, Chua TP, et al: Oscillatory breathing patterns during wakefulness in patients with chronic heart failure: clinical implications and role of

augmented peripheral chemosensitivity. Circulation 1999; 100: 2418-2424.
8) Brack T, Thuer I, Clarenbach CF, et al: Daytime Cheyne-Stokes respiration in ambulatory patients with severe congestive heart failure is associated with increased mortality. Chest 2007; 132: 1463-1471.
9) Poletti R, Passino C, Giannoni A, et al: Risk factors and prognostic value of daytime Cheyne-Stokes respiration in chronic heart failure patients. Int J Cardiol 2009; 137: 47-53.
10) Tamura A, Kawano Y, Kadota J: Carvedilol reduces the severity of central sleep apnea in chronic heart failure. Circ J 2009; 73: 295-298.
11) Yamamoto U, Mohri M, Shimada K, et al: Six-month aerobic exercise training ameliorates central sleep apnea in patients with chronic heart failure. J Card Fail 2007; 13: 825-829.
12) Lamba J, Simpson CS, Redfearn DP, et al: Cardiac resynchronization therapy for the treatment of sleep apnoea: a meta-analysis. Europace 2011; 13: 1174-1179.
13) Mansfield DR, Solin P, Roebuck T, et al: The effect of successful heart transplant treatment of heart failure on central sleep apnea. Chest 2003; 124: 1675-1681.
14) Javaheri S, Parker TJ, Wexler L, et al: Effect of theophylline on sleep-disordered breathing in heart failure. N Engl J Med 1996; 335: 562-567.
15) Lorenzi-Filho G, Rankin F, Bies I, et al: Effects of inhaled carbon dioxide and oxygen on cheyne-stokes respiration in patients with heart failure. Am J Respir Crit Care Med 1999; 159: 1490-1498.
16) Khayat RN, Xie A, Patel AK, et al: Cardiorespiratory effects of added dead space in patients with heart failure and central sleep apnea. Chest 2003; 123: 1551-1560.
17) Andreas S, Weidel K, Hagenah G, et al: Treatment of Cheyne-Stokes respiration with nasal oxygen and carbon dioxide. Eur Respir J 1998; 12: 414-419.
18) Javaheri S: Acetazolamide improves central sleep apnea in heart failure: a double-blind, prospective study. Am J Respir Crit Care Med 2006; 173: 234-237.
19) Ponikowski P, Javaheri S, Michalkiewicz D, et al: Transvenous phrenic nerve stimulation for the treatment of central sleep apnoea in heart failure. Eur Heart J 2012; 33: 889-894.
20) Zhang XL, Ding N, Wang H, et al: Transvenous phrenic nerve stimulation in patients with Cheyne-Stokes respiration and congestive heart failure: a safety and proof-of-concept study. Chest 2012; 142: 927-934.
21) Andreas S, Clemens C, Sandholzer H, et al: Improvement of exercise capacity with treatment of Cheyne-Stokes respiration in patients with congestive heart failure. J Am Coll Cardiol 1996; 27: 1486-1490.
22) Hanly PJ, Millar TW, Steljes DG, et al: The effect of oxygen on respiration and sleep in patients with congestive heart failure. Ann Intern Med 1989; 111: 777-782.
23) Krachman SL, D'Alonzo GE, Berger TJ, et al: Comparison of oxygen therapy with nasal continuous positive airway pressure on Cheyne-Stokes respiration during sleep in congestive heart failure. Chest 1999; 116: 1550-1557.
24) Staniforth AD, Kinnear WJ, Starling R, et al: Effect of oxygen on sleep quality, cognitive function and sympathetic activity in patients with chronic heart failure and Cheyne-Stokes respiration. Eur Heart J 1998; 19: 922-928.
25) Sasayama S, Izumi T, Seino Y, et al: Effects of nocturnal oxygen therapy on outcome measures in patients with chronic heart failure and cheyne-stokes respiration. Circ J 2006; 70: 1-7.
26) Sasayama S, Izumi T, Matsuzaki M, et al: Improvement of quality of life with nocturnal oxygen therapy in heart failure patients with central sleep apnea. Circ J 2009; 73: 1255-1262.
27) Arzt M, Bradley TD: Treatment of sleep apnea in heart failure. Am J Respir Crit Care Med 2006; 173: 1300-1308.
28) Naughton MT, Liu PP, Bernard DC, et al: Treatment of congestive heart failure and Cheyne-Stokes respiration during sleep by continuous positive airway pressure. Am J Respir Crit Care Med 1995; 151: 92-97.
29) Sin DD, Logan AG, Fitzgerald FS, et al: Effects of continuous positive airway pressure on cardiovascular outcomes in heart failure patients with and without Cheyne-Stokes respiration. Circulation 2000; 102: 61-66.
30) Bradley TD, Logan AG, Kimoff RJ, et al: Continuous positive airway pressure for central sleep apnea and heart failure. N Engl J Med 2005; 353: 2025-2033.
31) Arzt M, Floras JS, Logan AG, et al: Suppression of central sleep apnea by continuous positive airway pressure and transplant-free survival in heart failure: a post hoc analysis of the Canadian Continuous Positive Airway Pressure for Patients with Central Sleep Apnea and Heart Failure Trial (CANPAP) .Circulation 2007; 115: 3173-3180.
32) Noda A, Izawa H, Asano H, et al: Beneficial effect of bilevel positive airway pressure on left ventricular function in ambulatory patients with idiopathic dilated cardiomyopathy and central sleep apnea-hypopnea: a preliminary study. Chest 2007; 131: 1694-1701.
33) Kasai T, Narui K, Dohi T, et al: Efficacy of nasal bi-level positive airway pressure in congestive heart failure patients with cheyne-stokes respiration and central sleep apnea. Circ J 2005; 69: 913-921.
34) Dohi T, Kasai T, Narui K, et al: Bi-level positive airway pressure ventilation for treating heart failure with central sleep apnea that is unresponsive to continuous positive airway pressure. Circ J 2008; 72: 1100-1105.
35) Teschler H, Dohring J, Wang YM, et al: Adaptive pressure support servo-ventilation: a novel treatment for

Cheyne-Stokes respiration in heart failure. Am J Respir Crit Care Med 2001; 164: 614-619.
36) Kasai T, Narui K, Dohi T, et al: First experience of using new adaptive servo-ventilation device for Cheyne-Stokes respiration with central sleep apnea among Japanese patients with congestive heart failure: report of 4 clinical cases. Circ J 2006; 70: 1148-1154.
37) Arzt M, Wensel R, Montalvan S, et al: Effects of dynamic bilevel positive airway pressure support on central sleep apnea in men with heart failure. Chest 2008; 134: 61-66.
38) Pepperell JC, Maskell NA, Jones DR, et al: A randomized controlled trial of adaptive ventilation for Cheyne-Stokes breathing in heart failure. Am J Respir Crit Care Med 2003; 168: 1109-1114.
39) Campbell AJ, Ferrier K, Neill AM: Effect of oxygen versus adaptive pressure support servo-ventilation in patients with central sleep apnoea-Cheyne Stokes respiration and congestive heart failure. Intern Med J 2012; 42: 1130-1136.
40) Philippe C, Stoica-Herman M, Drouot X, et al: Compliance with and effectiveness of adaptive servoventilation versus continuous positive airway pressure in the treatment of Cheyne-Stokes respiration in heart failure over a six month period. Heart 2006; 92: 337-342.
41) Kasai T, Usui Y, Yoshioka T, et al: Effect of flow-triggered adaptive servo-ventilation compared with continuous positive airway pressure in patients with chronic heart failure with coexisting obstructive sleep apnea and Cheyne-Stokes respiration. Circ Heart Fail 2010; 3: 140-148.
42) Fietze I, Blau A, Glos M, et al: Bi-level positive pressure ventilation and adaptive servo ventilation in patients with heart failure and Cheyne-Stokes respiration. Sleep Med 2008; 9: 652-659.
43) Aurora RN, Chowdhuri S, Ramar K, et al: The treatment of central sleep apnea syndromes in adults: practice parameters with an evidence-based literature review and meta-analyses. Sleep 2012; 35: 17-40.
44) Randerath WJ, Nothofer G, Priegnitz C, et al: Long-term auto servo-ventilation or constant positive pressure in heart failure and co-existing central with obstructive sleep apnea. Chest 2012; 142: 440-447.

【検索期間外文献】

a) Kasai T, Kasagi S, Maeno K, et al: Adaptive servo-ventilation in cardiac function and neurohormonal status in patients with heart failure and central sleep apnea non-responsive to continuous positive airway pressure. JACC Heart Fail 2013; 1: 58-63.
b) Arzt M, Schroll S, Series F, et al: Auto-servo ventilation in heart failure with sleep apnea: a randomized controlled trial. Eur Respir J 2013; 42: 1244-1254.
c) Cowie MR, Woehrle H, Wegscheider K, et al: Rationale and design of the SERVE-HF study: treatment of sleep-disordered breathing with predominant central sleep apnoea with adaptive servo-ventilation in patients with chronic heart failure. Eur J Heart Fail 2013; 15: 937-943.

各論B：慢性呼吸不全

肥満低換気症候群

CQ 19 肥満低換気症候群に対して，CPAPとbilevel PAPのいずれを第一選択とすべきか？

回答：肥満低換気症候群は，高度肥満（BMI≧30kg/m²）・高二酸化炭素血症（$PaCO_2$≧45mmHg）を伴う重症のOSAS（AHI≧30）例が多く，ガス交換障害が高度であるため循環系合併症を惹起しやすく，予後不良の病態である．前向きのコホート研究でCPAP単独でも有効性が期待できることが示唆され，ランダム化比較試験でbilevel PAPのCPAPに対する優位な治療効果が示されていないことから，減量と同時にnasal CPAPが治療の第一選択と考えられる．しかし，通常のOSAS患者に比し高圧のCPAPが必要なことが多く，その不快感のため治療の継続が難しかったり，CPAPだけでは睡眠中の低呼吸やdesaturationを是正できない場合は，bilevel PAPによる治療が必要となる．

CQ19推奨：
①肥満低換気症候群に対し，第一選択としてCPAPを使用する．【エビデンスレベルⅢ，推奨度B】
②CPAPの治療効果が不十分であれば，bilevel PAPを使用する．【エビデンスレベルⅢ，推奨度C1】

1 はじめに

肥満低換気症候群（obesity-hypoventilation syndrome：OHS）は，著しい肥満と日中の肺胞低換気を示す病態であり，過去にPickwick症候群[1]と呼ばれていたものに相当する．現在では，OHSは閉塞型睡眠時無呼吸症候群（obstructive sleep apnea syndrome：OSAS）の最重症型と考えられている．OHSに関して，これまで明確な定義はなかったが，近年，厚生省研究班（栗山班）[2]が表1のような定義を発表しており，診断と治療のための指針も公表されている．しかし，この定義は日本独自のものであり，AASM（American Academy of Sleep Medicine）[3]では，特にOHSを分類せず，sleep hypoventilation syndromeのなかに含め，BMI（body mass index）>35kg/m²を危険因子としている．しかし，最近発表されたいくつかのレビュー[4～6]ではOHSという言葉が用いられており，BMI>30kg/m²と日中の肺胞低換気（$PaCO_2$>45mmHgおよびPaO_2<70mmHg）に睡眠呼吸障害（sleep-disordered breathing：SDB）を伴う病態と定義されている．近年注目されている最大の理由は，罹患率の高さと予後の悪さであり，有病率は全SDB患者の10～20％に過ぎないのに死亡率は高く，図1[4]に示すように明らかな予後不良が示されている．したがって，OHSに対しては早期の適切な診断と有効な治療が望まれる．

2 治療法の選択

a. 減 量

OHSは高度の肥満（BMI>30kg/m²）を伴っているため，減量は常に考慮されるべき治療法である．OSASに対する減量の効果は大規模研究で明らかにされており，

表1 肥満低換気症候群（OHS）の診断基準

①高度の肥満（BMI≧30kg/m²）を呈する．
②日中における高度の傾眠を呈する．
③慢性の高二酸化炭素血症（$PaCO_2$>45mmHg）を呈する．
④睡眠時呼吸障害の重症度が重症以上（つまり，無呼吸低呼吸指数≧30，SaO_2最低値≦75％，SaO_2<90％の時間が45分以上または全睡眠時間の10％以上，SaO_2<80％の時間が10分以上，などを目安にして総合的に判定する）であること．
診断の基準：上記①～④のすべてを満たす場合

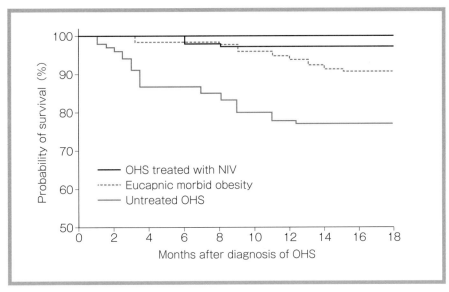

図1　OHS患者の死亡率
（詳細は本文参照）

10％の減量が無呼吸低呼吸指数（AHI）を26％低下させると報告されている[7]．しかし，実際には，減量だけで睡眠時の呼吸障害を取り除くのは極めて困難で，特にOHSのように肥満が著しい例では他の治療との併用が必要である レベルIV．

近年，減量のための外科手術が試みられている．OSAS患者に対する手術の効果を検討した最近のメタアナリシス[8]によれば，12の論文で342人の患者の結果をみると，術前のAHIは55から手術後には16にまで減少し71％の減少をみた．しかし，完全にAHI<5となったのは38％に過ぎず，残りの62％には中等度のSAS（AHI>15）が残存した．また，6～8年後には7％が体重の増加がみられた．OHS患者を対象とした報告[9]は1つだけであるが，31例で手術後1年には，PaO_2は53 mmHgから73 mmHgへと増加し，$PaCO_2$は53 mmHgから44 mmHgに低下した．しかし，5年後を追跡できた12例では，PaO_2は68 mmHgへ，$PaCO_2$は47 mmHgへと増悪していた．さらにこの間にBMIは38から40へと増加し，これがSDBの増悪をもたらし肺胞低換気を再燃させたと考えられる．

減量手術にはかなりの危険が伴うことが報告されており，手術時の死亡率は0.5～1.5％とされている[10]．対象がOSASやOHSの場合には，この値がさらに増大すると考えられており，手術の施行には十分な考慮が必要と考えられている レベルI．

b. nasal CPAP

OHSの多くは重症のOSASを伴っているため，その治療の第一選択はnasal CPAP[11]である．OSAS治療における適正圧の設定（CPAP titration）は，治療効果を左右する重要な行為でいわば薬物療法における処方に相当する．実際には，睡眠検査（polysomnography：PSG）下に無呼吸を認めたら，徐々に圧を上げていき，全睡眠経過を通じて，いびき，無呼吸が完全に消失し，酸素飽和度（SaO_2）が90％以下に低下しないように圧を設定するmanual titrationを原則とすべきである．通常は，このtitration studyで至適圧を決定できるが，肥満が高度の場合，ときにSaO_2の低下（desaturation）を十分に是正できないことがある．nasal CPAPのOSASに対する有効性は多くのRCTで証明されている．日中の過眠[12]，QOL（quality of life）[12,13]，高血圧[14]に対して明らかな効果が認められており，生命予後に対しても，近年の比較的大規模な研究で，重症OSAS患者の致命的心血管イベントを有意に抑制し予後を向上させることが報告されている[15] レベルIV．

これらの報告は，重症のOSASを対象としたものであり，OHSに対するnasal CPAPの有効性を検討したRCTは見当たらないが，いくつかのnon-RCTでは有効性が示されている．最近のOHSを対象とした前向き研究[16]では，57％の患者がCPAP単独でtitrationが可能であり，その平均圧は13.9 cmH_2Oであった．残りの43％はtitrationが不十分で圧を十分に上げても25以上のAHIが残存しSpO_2も90％以下が睡眠時間の20％を占めていた．これらのCPAPが不能の群のBMIは成功群に比し有意に高値（61.6 vs. 56.5）であった．この結果は約6割の患者はCPAP単独で十分な有効性が得られるが，残りの4割は，CPAP単独では難しいことを表しており，特に肥満が重

度な患者に対してはbilevel PAPなどの他のオプションを考慮する必要がある.

治療の安定には1～3ヵ月ほどかかる場合もあり,最初の3ヵ月は特にきめ細かい指導が必要である.また,CPAP治療はあくまで対症療法であり根治的治療ではないため,治療を継続し,かつ十分な使用時間を維持(アドヒアランス)することが極めて重要である.75例の安定したOHS患者の治療1ヵ月後の血液ガスの検討[17]では,毎晩1時間しか使用しない群では,PaO_2は3mmHg増加し,$PaCO_2$は1.8mmHg低下したのに対し,毎晩4.5時間以上使用した群ではPaO_2は7.5mmHg増加し,$PaCO_2$は9.2mmHg低下したと報告されている.したがって,1～2ヵ月ごとに定期的にフォローアップして適切な治療の継続を指導していく必要がある.現在では,毎回の使用状況を内蔵のカードで記録できるものがほとんどであり,治療のアドヒアランスを高めるうえで有用である.OHSは,日中覚醒時に高二酸化炭素血症と低酸素血症を伴うのが特徴であるが,CPAP治療を続けていると,これらの血液ガス異常が改善されることがしばしばみられる.その理由はいまだ明らかではないが,nasal CPAP治療により肺胞換気量が増加し[18],また換気/血流不均等が是正されるためと考えられている.また,CPAP治療を続けながら減量を指導すると,比較的容易に減量が可能となることがしばしば経験され,肥満の改善も血液ガス異常の改善に貢献している可能性も考えられる.OHSに対しては,まず,nasal CPAPを行うことが第一選択である レベルⅢ .

c. nasal bilevel PAP

前述したようにOHS患者の約4割はnasal CPAPでは完全に睡眠時の低呼吸やdesaturationを是正できず,また高圧のため患者が受容できない.特に肥満度が重度のケースでは,しばしば15cmH₂O以上の高圧が必要となる.このような場合には,吸気と呼気時に別々に圧を負荷するnasal bilevel PAPが有効であることが報告され[19],bilevel PAP治療の嚆矢となった.bilevel PAPシステムは,CPAPに比し,低圧で上気道閉塞をコントロールできるため,高圧のCPAPより患者に与える不快感が少なく,毎晩の使用に耐えられることが多い.ACCP(American Collage of Chest Physician)のコンセンサスレポート[20]では,bilevel PAPの適応として,CPAPでは圧が高過ぎて使用に耐えられない場合,エアリークが多くて適正な圧が得られない場合,OSASに慢性の閉塞性あるいは拘束性換気障害の合併のため,CPAPでコントロールできない場合をあげている.しかし,CPAPとbilevel PAPの効果を比較した最近の前向き研究[21]では,治療3ヵ月後において,アドヒアランス,自覚症状,低酸素状態の改善などに有意な差は認められず,bilevel PAPが必ずしもCPAPより優れているとはいえないとしている.したがって,現時点では,OHSに対する治療の第一選択はnasal CPAPであり,CPAPが高圧(>15cmH₂O)であったり,低呼吸や低酸素血症を是正できないときにbilevel PAPを考慮すべきであろう.図1に示すように,OHSの予後は極めて不良であるが,CPAPとbilevel PAP治療により明らかに向上する.bilevel PAPのtitrationは簡単ではないが,吸気圧(IPAP)は呼気圧(EPAP)より少なくとも8から10cmH₂O大きくする必要がある.CPAP治療を3ヵ月以上継続しても$PaCO_2$が低下しないときにはbilevel PAPへの変更を考慮すべきである レベルⅢ .

d. auto CPAP

近年登場したauto CPAP[22]は,CPAP器機が内蔵のコンピュータにより自動的に上気道の狭窄・閉塞を感知し,圧をかけて上気道閉塞を防ぐ装置である.したがって,上気道の開存が保たれているときには圧はかからないため,患者の不快感は通常のCPAP器機に比し軽減される.10cmH₂O以上の高圧が必要なOSASにおいては,auto CPAPのほうが固定圧CPAPより患者の使用時間が増加し,不快感も少ないことがRCTで報告されている[23].しかし,OHS症例では,マニュアルによるtitrationを行ってもしばしば圧を固定することが難しく,autoCPAP機器でも適正圧の設定が困難な場合も多い.したがって,OHS症例では必ずしもauto CPAPが優れているとは限らず,個々の患者に応じて慎重にモードや圧の設定を行う必要がある レベルⅥ .

文献

1) Bickelmann AG, Burwell CS, Robin ED, et al: Extreme obesity associated with alveolar hypoventilation: a Pickwick syndrome. Am J Med 1956; 21: 811-818.
2) 栗山喬之:総括報告.厚生省特定疾患呼吸不全調査研究班平成8年度研究 報告書, 1997: p1-11.
3) American Academy of Sleep Medicine Task Force: Sleep-related breathing disorders in adults: recommendations for syndrome definition and measurement techniques in clinical research. Sleep 1999; 22: 667-689.
4) Mokhlesi B, Kryger MH, Grunstein RR: Assessment nd management of patients with obesity hypoventilation syndrome. Proc Am Thorac Soc 2008: 5: 218-225.
5) Chau EHL, Lam B, Wong J, et al: Obestiy hypoventilation syndrome: a review of epidemiology, pathophysiolgy, and perioperative consideration. Anesthesiology 2012; 117: 188-205.
6) Borel JC, Borel AL, Monneret D, et al: Obesity hypoventilation syndrome: from sleep-disordered breathing to systemic comorbidities and the need to offer combined treatment strategies. Respirology 2012; 17: 601-610.
7) Peppard PE, Young T, Palta M, et al: Longitudinal study

of moderate weight change and sleep-disordered breathing. JAMA 2000; 284: 3015-3021.
8) Greenburg DL, Lettieri CJ, Elliasson AH: Effects of surgical weight loss on measures of obstructive sleep apnea: a meta-analysis. Am J Med 2009; 122: 535-542.
9) Sugerman HJ, Fairman RP, Sood RK, et al: Long-term effects of gastric surgery for treating respiratory insufficiency of obesity. Am J Clin Nutr 1992; 55 (2 Suppl): 597S-601S.
10) Buchwald H, Avidor Y, Braunwald E, et al: Bariatric surgery: a systematic review and meta-analysis. JAMA 2004; 292: 1724-1737.
11) Sullivan CE, Issa FG, Barthon-Jones M, et al: Reversal of obstructive sleep apnoea by continuous positive airway pressure applied through the nares. Lancet 1981; 1: 862-865.
12) Jenkinson C, Davis RJ, Mullins R, et al: Comparison of therapeutic a subtherapeutic nasal continuous positive airway pressure for obstructive sleep apnoea: a randomized prospective parallel trial. Lancet 1999; 356: 2100-2105.
13) Monasterio C, Vidal S, Duran J, et al: Effectiveness of continuous positive airway pressure in mild sleep-apnea-hypopnea syndrome. Am J Respir Crit Care Med 2001; 164: 939-943.
14) Pepperell JCT, Ramdassingh-Dow S, Crosthwaite N, et al: Ambulatory blood pressure after therapeutic and subtherapeutic nasal continuous positive airway pressure for obstructive sleep apnoea: a randomized parallel trial. Lancet 2002; 359: 204-210.
15) Marin JM, Carrizo SJ, Vicente E, et al: Long-term cardiovascular outcomes in men with obstructive sleep apnoea-hypopnoea with and without treatment with continuous positive airway pressure: an observation study. Lancet 2005; 365: 1046-1053.
16) Banerjee D, Yee BJ, Piper Aj, et al: Obesity hypoventilation syndrome: hypoxemia during continous positive airway pressure. Chest 2007; 131: 1678-1684.
17) Mokhlesi B, Tulaimat A, Evans AT, et al: Impact of adherence with positive airway pressure therapy on hypercapnia in obstructive sleep apnea. J Clin Sleep Med 2006; 2: 57-62.
18) Borthon-Jones M, Sullivan CE: Time course of change in ventilatory response to CO_2 with long-term CPAP therapy for obstructive sleep apnea. Am Rev Respir Dis 1987; 135: 144-147.
19) Sanders MH, Kern N: Obstructive sleep apnea treated by independently adjusted inspiratory and expiratory positive airway pressures via nasal mask. Chest 1990; 98: 317-324.
20) Loube DI, Gay PC, Strohl KS, et al: Indications for positive airway pressure treatment of adult obstructive sleep apnea patients: a consensus statement. Chest 1999; 115: 863-866.
21) Piper Aj, Wang D, Yee BJ, et al: Randomised trial of CPAP vs bilevel support in the treatment of obesity hypoventilation syndrome without severe nocturnal desaturation. Thorax 2008; 63: 395-401.
22) Meurice JC, Marc I, Series F: Efficacy of Auto-CPAP in the treatment of obstructive sleep apnea/hypopnea syndrome. Am J Respir Crit Care Med 1996; 153: 794-798.
23) Massie CA, McArdle N, Hart RW, et al: Comparison between automatic and fixed positive airway pressure therapy in the home. Am J Respir Crit Care Med 2003; 167: 20-23.

各論B：慢性呼吸不全

5 神経筋疾患

CQ 20 神経筋疾患による慢性呼吸不全の呼吸管理にNPPVを使用すべきか？

回答：近年，複数の神経筋疾患の国際ガイドラインが公表されており，換気補助の第一選択としてNPPVが推奨されている．デュシェンヌ型筋ジストロフィーをモデルとして，あらゆる神経筋疾患に対して，NPPVと咳介助の活用により，窒息や気管切開の回避，生命予後・QOLを改善する効果が期待できる．NPPVは睡眠時の使用だけでなく，覚醒時にも追加して終日使用することも可能である．咽頭や喉頭の機能低下が著しく，器械による咳介助によっても気道確保が困難な場合は，NPPVや咳介助による生命予後改善の効果が限界となる．

CQ20 推奨：
①神経筋疾患による慢性呼吸不全に対し，第一選択としてNPPVを使用すべきである．【エビデンスレベルⅡ，推奨度B】
②咽喉頭の機能低下が著しく，気道確保が困難な場合，NPPVは使用すべきでない．【エビデンスレベルⅡ，推奨度D】

1 NPPV適応となる神経筋疾患

a. 筋力低下が主体の神経筋疾患とそれ以外の病態が混在した"神経・筋疾患"

国際分類に基づく神経筋疾患（neuromuscular disease）の病変部位は，運動ニューロン（脊髄前角細胞や脳神経の運動神経核），脊髄神経根，脳神経，末梢神経，神経筋接合部，筋肉である．

神経筋疾患とは別に，日本には，"神経・筋疾患"という枠組みがある．これは，神経筋疾患に加え，運動機能障害の主因が中枢神経障害である疾患や病態を含む．神経筋疾患が筋力低下を主体とする病態であるのに対し，神経・筋疾患では，筋緊張，不随意運動や硬直，声帯麻痺，筋力低下などの複雑な病態が混在して，運動機能を障害する．最近の欧米におけるNPPVを用いる呼吸ケアのスタンダードは，神経筋疾患における取り組みをもとに作成されている．汎用モデルは，デュシェンヌ型筋ジストロフィー（Duchenne muscular dystrophy：DMD）である[1]．本人の意思確認ができない場合にも，神経筋疾患の長期NPPV導入の適応を家族との検討で行うことが欧米のガイドラインで示され，日本でも，個々に適応を検討する[2]．意思確認が困難な神経・筋疾患においても，長期NPPV適応の判断を家族と行うことについては，効果や副作用に未知な部分が多く，欧米でもガイドラインは示されていないので，個々に慎重に検討する．

b. 長期NPPVの適応になる疾患

長期NPPVの適応になる主な神経筋疾患を示す[3〜5]（表1）．呼吸筋力低下を特徴とする．

c. 近年の国際ガイドライン

米国胸部医学会（ATS）[6]と米国胸部医師学会（ACCP）[7]のコンセンサスを骨子とした「DMDケアの国際ガイドライン」は，米国の疾病予防管理センター（CDC）が作成を推進した[1]（表2）．TREAT-NMD（欧米の神経筋疾患患者会）のホームページからダウンロードできる．患者家族版も各国語に訳され，ダウンロードできる．窒息や気管挿管・気管切開を避け，NPPVや徒手や器械による咳介助が勧められている[1]．

表1 長期NPPVが適応になる主な神経筋疾患

筋ジストロフィー：デュシェンヌ型，ベッカー型，肢帯型，顔面肩甲上腕型，エメリ・ドレフュス型 先天性（福山型，ウルリッヒ型，強直性脊椎型など）
先天性ミオパチー：先天性筋線維不均等症，ミオチュブラーミオパチー，ネマリンミオパチー，ミニコア病，セントラルコア病
代謝性ミオパチー
筋強直性ジストロフィー
ミトコンドリア脳筋症
ニューロパチー：シャルコー・マリー・トゥース病
ライソゾーム病：ポンペ病，ムコ多糖症
両側性の横隔膜麻痺
多発性硬化症
脊髄性筋萎縮症（spinal muscular atrophy：SMA）
筋萎縮性側索硬化症（amyotrophic lateral sclerosis：ALS）
ポリオ後症候群
重症筋無力症（myasthenia gravis：MG）

表2 近年の神経筋疾患の代表的な呼吸ケアガイドライン

2004年 米国胸部医学会（ATS）による「DMDの呼吸ケアのコンセンサス・ステートメント」[6]
2007年 米国胸部医師学会（ACCP）による「DMDの麻酔・鎮静における呼吸やその他のケアに関するコンセンサス・ステートメント」[7]
2007年 脊髄性筋萎縮症（spinal muscular atrophy：SMA）の国際ガイドライン[8]
2010年 デュシェンヌ型筋ジストロフィー（DMD）のケアの国際ガイドライン[1]
2010年 先天性筋ジストロフィーのケアの国際ガイドライン[2]
2012年 先天性ミオパチーのケアの国際ガイドライン[9]
2012年 イギリス胸部医学会（BTS）による「筋力低下のある小児の呼吸マネジメントガイドライン」[4]

2 神経筋疾患の呼吸機能低下

a．神経筋疾患の呼吸不全の機序

慢性の換気不全は，呼吸筋，特に横隔膜の機能不全，中枢の呼吸ドライブの不全，咽頭や喉頭の機能異常，胸郭の拘束により起こる．これらの換気不全は通常坐位より仰臥位で顕著となり，睡眠時（特にREM睡眠時）にさらに増悪するため，最初に睡眠時の換気不全を生じることが多い．高度の肥満を合併すると，上気道の狭小化と胸郭コンプライアンスが低下し，換気不全が悪化する[4,6,8~10]．胸郭の拘束を悪化する因子として，脊柱側彎，前後彎や胸郭変形や発育障害，便秘，十分にフィットしていない体幹装具や車イス，繰り返す肺炎による肺の健全性の喪失，深呼吸の低下による微小無気肺がある[4,6,10]．繰り返す肺炎による肺の健全性の喪失，深呼吸の低下による微小無気肺は，$\dot{V}_A/\dot{Q}$ミスマッチにも関与する[4,6,10]．

他に呼吸機能障害を助長する因子は，低栄養，心筋症などに伴う心不全，上気道狭窄や変形，などである[4,6,10]．

運動機能障害により運動負荷が少なく，心肺耐容能が低下する．また，呼吸筋が著しく低下すると，呼吸数の変化や呼吸補助筋を使った努力呼吸を認めずに，突然チアノーゼになったり，CO_2ナルコーシスになる[2]．このため，慢性肺胞低換気が見逃されているうちに，風邪や誤嚥から肺炎，無気肺，慢性呼吸不全の増悪，気道分泌物や異物による窒息で，突然呼吸の問題に気づかれることも多い[6]．こうして，急性呼吸不全や手術で挿管人工呼吸を行ったあとに，気管挿管の抜管困難や，人工呼吸器の離脱困難に陥るが，抜管して睡眠時や終日のNPPVに移行することが可能である[11]．

b．神経筋疾患の呼吸機能低下とNPPVの限界

呼吸筋には3つのグループがある[12,a]．吸気筋，咳をするための呼気筋，咽頭と喉頭の筋である．吸気筋と呼気筋は，VCがゼロでもNPPVで完全に補助され，気管切開を回避できる[12,a]．しかし，咽頭と喉頭の筋を非侵襲的に効果的に補助する方法はない[12,a]．気管切開をしなければ生命維持ができなくなる例は，唾液の誤嚥により，酸素飽和度が95％より低下してしまう患者である[12,a]．神経筋疾患のなかで，そのような状態になるのは，ALSのなかでも咽頭と喉頭の機能が著しく低下し，話すことや食べ物の嚥下がまったくできなくなった患者と，SMAⅠ型で周囲のNPPVの医療環境が整っていない場合だけである[12,a]．そのような患者は，不可逆的な上気道の閉塞をきたし，気管切開チューブにより気道確保をすることが延命の手段となるが，適応には考慮を要する[8,13~15]．

3 呼吸機能低下の評価

a．症状

歩行できる患者では，換気を維持する能力が低下すると，労作性呼吸困難を訴える．その後に，朝の頭痛，疲労，睡眠障害，昼間の眠気などが起こる[12,a]．

歩行できない患者では，症状が出現するのは，呼吸器感染のときに不安，入眠困難，呼吸困難を訴えるだけで，普段はほとんど症状が自覚されない．このため，以下の慢性肺胞低換気症状がないかを慎重に問診，観察する[4,12,a]．

慢性肺胞低換気症状は，疲労，息苦しさ，朝または持続性頭痛，朝の倦怠感や疲労感や嘔気や食欲不振，日中のうとうと状態と頻回の眠気，睡眠時に頻回に覚醒，睡眠時の体位交換の増加，嚥下困難，集中力低下，頻回の悪夢，呼吸困難の悪夢，呼吸障害による心不全徴候や症状として発汗や頻脈，下腿浮腫，イライラ感，不安，学習障害，学業成績低下，過度の体重減少，筋肉痛，記憶障害，上気道分泌物の増加，肥満，言葉が途切れがち，補助呼吸，胸腹部の呼吸パターンの異常，頸部前屈の弱化，移動時や食事中のチアノーゼ，性欲低下などである[1,2,4,12,a]．

表3 呼吸機能検査
①肺活量（vital capacity：VC）
②咳のピークフロー（cough peak flow：CPF，または，peak cough flow：PCF）：低下時に介助によるCPF測定
③最大強制吸気量（maximum insufflation capacity：MIC）：VC低下時に必要に応じて測定
④酸素飽和度（SpO_2）と経皮または呼気終末二酸化炭素分圧（$TcCO_2$または$EtCO_2$）：覚醒時と必要に応じて睡眠時（症状出現時やVC低下時など）：非侵襲的モニターが不備の場合は覚醒時に動脈血ガス分析

b．呼吸機能検査

年1回以上と，症状出現時に以下の呼吸機能検査（表3）を適宜行う[1,2,4]．

4 NPPVの効果維持のために

a．気道クリアランス維持

自力の咳では気道分泌物や異物が排出できない場合（12歳以上の指標ではCPF＜270L/分）[16,17]，徒手による咳介助を行う．肺活量が低下している場合には，深吸気を得てから，声門を開くと同時に腹部か胸部に圧迫を加える[1,18]．介助咳のCPF＜270L/分の場合は，上気道炎時，誤嚥時，NPPVによってもSpO_2低下時，排痰困難時に，器械による咳介助（mechanical insufflation-exsufflation：MI-E）を行う[1,4,19]．できれば，呼気時にタイミングを合わせて胸部や腹部の圧迫を行う徒手介助併用の器械による咳介助（mechanically assisted coughing：MAC）を行う[12]．

b．深吸気

神経筋疾患では，原疾患の進行や加齢に伴い，窒息や気管切開を回避して，QOLを維持しやすいNPPVを有効に使用できるように，肺と胸郭の可動性と弾力を維持し，肺の病的状態を予防することが大事である[20]．深呼吸が自力では弱い場合，胸腔への送気による最大強制吸気量（maximum insufflation capacity：MIC）は，舌咽頭呼吸（カエル呼吸），救急蘇生バッグによるエアスタック，間欠的陽圧換気（VCVモード）の一回換気量を2〜3回エアスタック，器械による咳介助の陽圧を用いて行う[2,20,21]．MICは，肺気量を増やし，CPFをより有効な強さに高め，気道クリアランスを保つ[20,21]．

5 NPPVの機器

a．終日NPPV用インターフェイス

覚醒時のNPPVインターフェイスとして，鼻プラグ，マウスピース，睡眠時とは異なる形状の鼻マスクなどを選択する[22,23,b]．視野の広さ，食事，会話，褥瘡予防を考慮する．

マウスピースによる換気は，従量式人工呼吸器で行う[4,24,a]．DMDで，睡眠時の鼻マスクによるNPPVと，覚醒時のマウスピースによるNPPVを組み合わせると，気管切開で人工呼吸に比べてより効果的な長期的な換気補助ができることが示された[24]．

電動車イス使用者には，NPPV機器を搭載して自在に移動できるようにすることで，QOLが維持できるようにする[25]．

b．人工呼吸器の条件

人工呼吸器は，あらゆるものが使用可能で，呼気弁のないものとあるもの，従量式か従圧式かを進行度や病態に応じて選択する[22,23]．

エアスタックが可能な神経筋疾患では，従量式のメリットが高い[4,24,a]．特に，覚醒時の使用が必要になると，食事，会話がしやすい[4,24,a]．従圧式（bilevel PAP含む）は，リーク代償機能があり，食道へのエアの流入が少ない．小児，咽頭や喉頭の機能低下がある例（ALSなど），閉塞型睡眠呼吸障害が著明な例では，bilevel PAPが選択されやすい[26]．従量式と従圧式の切り替えができる人工呼吸器を用いて，覚醒時は従量式，睡眠時は従圧式を選択する場合もある．

人工呼吸器は，肺や胸郭が十分拡張する十分な気道内圧と回数（バックアップ回数）を設定する[4,15]．気道内圧の吸気時と呼気時の差を$10cmH_2O$以上にする[27]．

呼気弁のない回路を使用するbilevel PAP機器では，CO_2の再呼吸を防止するためEPAPをかける必要があるが，神経筋疾患では通常EPAPを最低値に設定する．ただし，その最低値でも呼気が妨げられる患者もいる[15,22]．

呼気弁のある回路を使用する人工呼吸器では，通常の神経筋疾患では，呼気終末陽圧（positive end-expiratory pressure：PEEP）を必要としない病態であるため，PEEPはゼロにする．覚醒時の使用が必要な場合は，会話や食事の際にPEEPがゼロの利点が高い．重症心不全を合併する場合は，PEEPを高くする場合がある．

神経筋疾患の患者は，呼吸筋の弱さと少ない一回換気量により，自発呼吸による人工呼吸器の吸気トリガーや呼気トリガーはうまく作動しないことがある[4]．実際，トリガーが設定されていても，睡眠時にはバックアップ換気のみで換気されていることが多い[4]．このため，十分なバックアップ換気回数を設定する[4]．

酸素付加したNPPVを実施している際には，必要に応じて血液ガスの測定やCO_2モニター（経皮CO_2モニターが第一選択）を行う[7]．酸素付加したNPPVを実施している際には，SpO_2が正常でも，低換気や気道分泌物，肺炎，無気肺が進行している可能性がある[7]．

6 NPPVの効果

肺活量が50％以下で覚醒時の動脈血ガスが正常の神経筋疾患に対する睡眠時NPPVのRCTでは，2年間の観察期間で覚醒時の高二酸化炭素血症や症状の進行を緩やかにする効果があった[28]．

神経筋疾患における長期のNPPV使用によりガス交換の改善，症状の軽減，生存期間の延長，治療費の削減が可能であった[28,29]．DMDでは，呼吸負荷を軽減し[30]，NPPVと電動車イスなどの必要な機器と介助により，高い健康関連QOLが維持できる[25]．DMDでは，MI-Eと組み合わせることで，歴史的比較ではあるが気管切開人工呼吸より，延命効果が高かった[31]．長期の小児神経筋疾患では，胸郭の変形を予防しうる[32]．NPPVとMI-E開始後に感染による抗菌薬投与，外来受診，入院を減らすことができた[33]．

NPPVや咳介助や深吸気を組み合わせた専門的な呼吸リハビリテーションにより，DMDの心筋症の悪化予防になった[34]．

7 NPPVの適応

NPPVは，換気補助の第一選択である[1,2,4,12,a]（表4）．しかし，呼吸不全の症状よりNPPV使用が不快と感じる患者は，NPPVを中止して，3ヵ月か6ヵ月後に再評価する[12]．

NPPVの不適応は，協力の得られない患者，喉咽頭機能低下により，徒手や器械による咳介助によっても気道クリアランスが困難な患者，コントロールできない痙攣の患者，NPPVによる呼吸管理を望まない患者である[1,2,4,12]．

神経筋疾患において，気管切開を回避して終末期ケアを行う終日NPPVの国際コンセンサスが示された[b]．その選択肢により生命とQOLを維持するためには，終日のNPPVに適したインターフェイスや人工呼吸器条件を備えた機器を含め，快適な使用の環境整備を要する[4,14]．

8 気管切開への移行の必要性

気管切開が適応になるのは，ALSの喉咽頭機能低下によりNPPVとMACでもSpO₂が94％以上に保てない例，SMA I型の非侵襲的マネジメントで生命維持できる環境が不安定な例など，咽頭と喉頭機能低下が高度の例である[1,2,12,14,15,a]．

9 ALSの最近の動向

ALSにおいても，NPPVは，生命とQOLの維持に効果があることが示された[1,5,35〜39]．介護者のQOLの低下

表4 NPPVの適応

睡眠時のNPPVの適応
○慢性肺胞低換気（肺活量が60％以下の場合はハイリスク）
○昼間に酸素飽和度低下（94％以下）または高二酸化炭素血症（45mmHg以上）
○睡眠時 SpO₂ モニターで，apnea-hypopnea index（AHI）が10/時間以上，SpO₂が92％未満になることが4回以上か，全睡眠時間の4％以上

睡眠時に加えて覚醒時のNPPVの適応
○呼吸困難に起因する嚥下困難
○ひと息に長い文章を話せない
○慢性肺胞低換気症状を認め，昼間に酸素飽和度低下（94％以下）または高二酸化炭素血症（45mmHg以上）

（文献 1, 2, 4, 12, a より改変）

もない[40]．ただし，ALSのうちでも，咽頭と喉頭の機能低下が著明な群では，睡眠呼吸障害の症状を改善するが，生命予後を著しく改善するには至らなかった[5]．しかし，ALSにもNPPVとMI-Eが推奨され，気管切開を回避，または選択しないということが欧米先進国の動向となっている[13,14,41]．発展途上国では，ALSを含めた神経筋疾患で，NPPVは保険でカバーするが，気管切開は主に経済的理由でカバーできていない．

最近の欧米の医学専門誌複数に，欧米では，ALSで気管切開人工呼吸を選択する割合は10％以下で，日本だけが30％と高いことが指摘された[13,42]．日本では，気管切開人工呼吸そのものは，保険診療でカバーされるが，ケア体制はさまざまである．欧米先進国でも，24時間の在宅看護や介護は保険でカバーされず，気管切開人工呼吸をして"閉じ込め状態"に陥らないようにQOLを維持することが容易ではないと判断されることが多いとされる[13,14]．欧米では，呼吸不全になる前のインフォームド・コンセントで気管挿管から気管切開になることを望まない場合は，慢性呼吸不全の増悪時に気管挿管をしない[13]．ただし，四肢の症状が軽微で，ALSと診断される前に呼吸不全をきたす例では，まれにALS診断前にICUで気管挿管になることがある[13]．そのような場合は，なるべく，抜管し（NPPVを用いてでも），長期気管切開の適応を考慮する時間をつくるよう努力している[13]．また，気管切開を選択しない場合においても，低換気に対する治療として，NPPVとMI-Eで呼吸苦の改善を図る努力が重要で[14,41]，酸素投与とオピオイドのみで終末期とするべきではないとしている[13]．終末期ケアとして国際コンセンサスに示されているような終日NPPVの選択をした場合に，より快適に過ごすことを可能にするチーム医療の工夫を要する[b]．

付記　小児期発症の神経筋疾患のケアシステムの課題

フランスなど欧州で，1960年代から1980年代まで，DMDを診断時の幼児期早期から専門施設に入所療養としてきた．それに呼応して，日本でも，昭和39年から，DMDなど多くの小児神経筋疾患が，旧国立療養所筋萎縮症病棟に入院して，医学管理と養護学校通学などを行ってきた[43]．

その後，フランスでは，1980年代にNPPVが導入となり，10年間でNPPVを活用する筋ジストロフィーの専門在宅医療システムを構築した[26,44]．しかし，日本では，フランスのように明確な筋ジストロフィーの在宅専門医療へのシフト対策が図られていない．また，特定疾患（いわゆる難病助成対象疾患）ではない（2013年4月現在）．このような日本の歴史と現状を踏まえて，今後，NPPVを使用する子どもの環境評価と環境づくりに取り組む必要がある[43]．

NPPVで50％平均生存年齢が39.6歳になったという報告[31]が日本からされた同じ年に，カナダから50％平均生存年齢が27歳という延命効果の報告がなされた[45]．カナダでは，国内に限られた専門クリニックでも，ATSやCDCのガイドラインどおりに呼吸ケアが行われていないと報告された[c]．ロンドンでもNPPVの新環境順応を要するとしている[46]．米国のDMDで，呼吸ケアを含む緩和ケアは筋ジストロフィーのQOLに効果があるが，アクセスできているのは68％で，患者家族だけでなく，医療そのもの，医療システムに課題があるとされる[47]．

筋ジストロフィーの白人女性と黒人女性で死亡年齢に12歳の差があった[48]．男性でも同様に，黒人より白人のほうが死亡年齢が引き上げられている率が高い[48]．このような生命やQOLに違いをもたらすような専門医療のレベルの差を是正していくためには，米国各地の筋ジストロフィー専門クリニックで，DMDのアウトカムを報告し，対策を立てていく必要があるとしている[d]．

小児期発症の神経筋疾患では，延命に伴い，小児科から内科への医療の移行が緊急の課題とされる[49,e]．また，DMDが"大人"になるための社会環境整備も課題とされる[50]．本人や親のうつや心理的負担を防ぐために，医学会と患者会での対話を増やし，生涯にわたるサポート体制を構築し直す試みも米国では始まっている[51]．日本の神経筋疾患の医療の経緯を踏まえて，欧米でも問題点が指摘されだした小児期から成人までの長期NPPVを活用する専門医療環境整備[52]が，日本でも進められる必要がある．

文献

1) Bushby K, Finkel R, Birnkrant DJ, et al; For the DMD Care Considerations Working Group: Diagnosis and management of Duchenne muscular dystrophy, part 2: implementation of multidisciplinary care. Lancet Neurol 2009; 9: 177-189.
2) Wang CH, Bonnemann CG, Rutkowski A, et al: Consensus statement on standard of care for congenital muscular dystrophies. J Child Neurol 2010; 25: 1559-1581.
3) Cupler EJ, Berger KI, Leshner RT, et al: Consensus treatment recommendations for late-onset Pompe disease. Muscle Nerve 2012; 45: 319-333.
4) Hull J, Aniapravan R, Chan E, et al: British Thoracic Society guideline for respiratory management of children with neuromuscular weakness. Thorax 2012; 67: i1-i40.
5) Bourke SC, Tomlinson M, Williams TL, et al: Effects of non-invasive ventilation on survival and quality of life in patients with amyotrophic lateral sclerosis: a randomised controlled trial. Lancet Neurol 2006; 5: 140-147.
6) AmericanThoracic Society Board of Directors: Respiratory care of the patient with Duchenne muscular dystrophy: ATS Consensus Statement. Am J Respir Crit Care Med 2004; 170: 456-465.
7) Birnkrant DJ, Panitch HB, Benditt JO, et al: American College of Chest Physicians Consensus Statement on the Respiratory and Related Management of Patients with Duchenne Muscular Dystrophy Undergoing Anesthesia or Sedation. Chest 2007; 132: 1977-1986.
8) Wang CH, Finkel RS, Bertini ES, et al: Consensus statement for standard of care in spinal muscular atrophy. J Child Neurol 2007; 22: 1027-1049.
9) Wang CH, Dowling JJ, North K, et al: Consensus Statement on standard of care for congenital myopathies. J Child Neurol 2012; 27: 363-382.
10) Panitch HB: The pathophysiology of respiratory impairment in pediatric neuromuscular diseases. Pediatrics 2009; 123: S215-S218.
11) Bach JR, Gonçalves MR, Hamdani I, et al: Extubation of patients with neuromuscular weakness: a new management paradigm. Chest 2010; 137: 1033-1039.
12) Bach JR: Respiratory muscle aids to avert respiratory failure and tracheostomy: new patient management paradigms. Journal of Canadian Society of Respiratory Therapy 2010; 46: 24-32.
13) Rafig MK, Proctor AR, McDermott CJ, et al: Respiratory management of motor neuron disease: a review of current practice and new developments. Pract Neurol 2012; 12: 166-176.
14) Gruis KL, Lechtzin N: Respiratory therapies for amyotrophic lateral sclerosis: a primer. Muscle Nerve 2012; 46: 313-331.
15) Schroth M: Special considerations in the respiratory

management of spinal muscular atrophy. Pediatrics 2009; 123: S245-S249.

16) Bach JR, Saporito LR: Criteria for extubation and tracheostomy tube removal for patients with ventilatory failure: a different approach to weaning. Chest 1996; 110: 1566-1571.

17) Bianchi C, Baiardi P, Khirani S, et al: Cough peak flow as a predictor of pulmonary morbidity in patients with dysphagia. Am J Phys Med Rehabil 2012; 9: 783-788.

18) Ishikawa Y, Bach JR, Komaroff E, et al: Cough augmentation in Duchenne muscular dystrophy. Am J Phys Med Rehabil 2008; 87: 726-730.

19) Bach JR, Ishikawa Y, Kim H: Prevention of Pulmonary morbidity for patients with Duchenne muscular dystrophy. Chest 1997; 112: 1024-1028.

20) Chen AC, Bach JR: Prevention of pulmonary morbidity for patients with neuromuscular disease. Chest 2000; 118: 1390-1396.

21) Kang S-W, Bach JR: Maximum insufflation capacity. Chest 2000; 118: 61-65.

22) Hess DR: Noninvasive ventilation in neuromuscular disease: equipment and application. Respir Care 2006; 51: 896-912.

23) Boitano LJ: Equipment options for cough augmentation, ventilation, and noninvasive interfaces in neuromuscular respiratory management. Pediatrics 2009; 123: S226-S230.

24) Toussaint M, Steens M, Wasteels G, et al: Diurnal ventilation via mouthpiece: survival in end-stage Duchenne patients. Eur Respir J 2006; 28: 549-555.

25) Kohler M, Clarenbach CF, Böni L, et al: Quality of life, physical disability, and respiratory impairment in Duchenne muscular dystrophy. Am J Respir Crit Care Med 2005; 172: 1032-1036.

26) Fauroux B, Boffa C, Desguerre I, et al: Long-term noninvasive mechanical ventilation for children at home: a national survey. Pediatr Pulmonol 2003; 35: 119-125.

27) Bach JR, Baird JS, Plosky D, et al: Spinal muscular atrophy type 1: management and outcomes. Pediatr Pulmonol 2002; 34: 16-22.

28) Ward S, Chatwin M, Heather S, et al: Randomised controlled trial of non-invasive ventilation (NIV) for nocturnal hypoventilation in neuromuscular and chest wall disease patients with daytime normocapnia. Thorax 2005; 60: 1019-1024.

29) Young HK, Lowe A, Fitzgerald DA, et al: Outcome of noninvasive ventilation in children with neuromuscular disease. Neurology 2007; 68: 198-201.

30) Toussaint M, Soudon P, Kinnear W: Effect of non-invasive ventilation on respiratory muscle loading and endurance in patients with Duchenne muscular dystrophy. Thorax 2008; 63: 430-434.

31) Ishikawa Y, Miura T, Ishikawa Y, et al: Duchenne muscular dystrophy: survival by cardio-respiratory interventions. Neuromuscul Disord 2011; 21: 47-51.

32) Lissioni A, Aliverti A, Tzeng A, et al: Kinematic analysis of patients with spinal muscular atrophy during spontaneous breathing and mechanical ventilation. Am J Phys Med Rehabil 1998; 77: 188-192.

33) Dohna-Schwake C, Podlewski P, Voit T, et al: Non-Invasive ventilation reduces respiratory tract infections in children with neuromuscular disorders. Pediatr Pulmonol 2008; 43: 67-71.

34) Kwon SW, Kang S-W, Kim J-Y, et al: Outcomes of cardiac involvement in patients with late-stage Duchenne muscular dystrophy under management in the pulmonary rehabilitation center of tertiary referral hospital. Cardiology 2011; 121: 186-193.

35) Bach JR: Amyotrophic lateral sclerosis: prolongation of life by noninvasive respiratory aids. Chest 2002; 122: 92-98.

36) Bourke SC, Bullock RE, Williams TL, et al: Noninvasive ventilation in ALS: indications and effect on quality of life. Neurology 2003; 61: 171-177.

37) Butz M, Wollinsky KH, Wiedemuth-Catrinescu U, et al: Longitudinal effects of noninvasive positive-pressure ventilation in patients with amyotrophic lateral sclerosis. Am J Phys Med Rehabil 2003; 82: 597-604.

38) Farrero E, Prats E, Povedano M, et al: Survival in amyotrophic lateral sclerosis with home mechanical ventilation: the impact of systematic respiratory assessment and bulbar involvement. Chest 2005; 127: 2132-2138.

39) Kleopa KA, Sherman M, Bettie N, et al: BiPAP improves survival and rate of pulmonary function decline in patients with ALS. J Neurol Sci 1999; 164: 82-88.

40) Mustfa N, Walsh E, Bryant V, et al: The effect of noninvasive ventilation on ALS patients and their caregivers. Neurology 2006; 66: 1211-1217.

41) Mahajan KR, Bach JR, Saporito L, et al: Diaphragm pacing and noninvasive respiratory management of amyotrophic lateral sclerosis/motor neuron disease. Muscle Nerve 2012; 46; 851-855.

42) Blackhall LJ: Amyotrophic lateral sclerosis and palliative care: where we are, and the road ahead. Muscle Nerve 2012; 45: 311-318.

43) Liu M, Mineo K, Hanayama K, et al: Practical problems and management of seating through the clinical stages of Duchenne's muscular dystrophy. Arch Phys Med Rehabil 2003; 84: 818-824.

44) Lloyd-Owen SJ, Donaldson GC, Ambrosino N, et al: Patterns of home mechanical ventilation use in Europe: results from the Eurovent survey. Eur Respir J 2005; 25: 1025-1031.

45) Gordon KE, Dooley JM, Sheppard KM, et al: Impact of bisphosphonates on survival for patients with Duchenne muscular dystrophy. Pediatrics 2011; 127: e353-e358.

46) Chatwin M, Bush A, Simonds AK: Outcome of goal-directed non-invasive ventilation and mechanical insufflation/exsufflation in spinal muscular atrophy type 1. Arch Dis Child 2011; 96: 426-432.
47) Arias R, Andrews J, Pandya S, et al: Palliative care services in families of males with Duchenne muscular dystrophy. Muscle Nerve 2011; 44: 93-101.
48) Kenneson A, Vatave A, Finkel R, et al: Widening gap in age at muscular dystrophy-associated death between blacks and whites, 1986-2005. Neurology 2010; 75: 982-989.
49) Birnkrant DJ: New challenges in the management of prolonged survivors of pediatric neuromuscular diseases: a pulmonologist's perspective. Pediatr Pulmonol 2006; 41: 1113-1117.
50) Abbott D, Carpenter J, Bushby K: Transition to adulthood for young men with Duchenne muscular dystrophy: research from the UK. Neuromuscul Disord 2012; 22: 445-446.
51) Poysky J, Kinnett K: Facilitationg family adjustment to a diagnosis of Duchenne muscular dystrophy: April 24-25, 2008, Miami, Florida. Neuromuscul Disord 2009; 19; 733-738.
52) McKim DA, Road J, Avendano M, et al: Home mechanical ventilation: a Canadian Thoracic Society clinical practice guideline. Can Respir J 2011; 18: 197-215.

【検索期間外文献】

a) Bach JR: Noninvasive respiratory management and diaphragm and electrophrenic pacing in neuromuscular disease and spinal cord injury. Muscle Nerve 2013; 47: 297-305.
b) Bach JR, Goncalves MR, Hon A, et al: Changing trends in the management of end-stage neuromuscular repiratory muscle failure: recommendations of an international consensus. Am J Phys Med Rehabil 2013; 92: 267-277.
c) Katz SL, McKim D, Hoey L, et al: Respiratory management strategies for Duchenne muscular dystrophy: practice variation amongst Canadian sub-specialists. Pediatr Pulmonol 2013; 48: 59-66.
d) Scully MA, Cwik VA, Marshall BC, et al: Can outcomes in Duchenne muscular dystrophy be improved by public reporting of data? Neurology 2013; 80: 583-589.
e) Schrans DGM, Abbott D, Peay HL, et al: Transition in Duchenne muscular dystrophy: an expert meeting report and description of transition needs in an emergent patient population (parent project muscular dystrophy transition expert meeting 17-18 June 2011, Amsterdam, the Nether lands). Neuromuscul Disord 2013; 23: 283-286.

各論B：慢性呼吸不全

6 小児

CQ 21　小児の慢性呼吸障害の管理に，NPPVを使用すべきか？
CQ 22　乳幼児の呼吸障害に対してNPPVを使用時に，インターフェイスで注意すべき点は？

回答：小児の長期NPPVの適応疾患で多いものは，神経筋疾患，閉塞性睡眠呼吸障害，頭蓋顔面形成異常，膵嚢胞線維症，先天性中枢性低換気，脊柱側彎などである．特に神経筋疾患については，低換気・睡眠呼吸障害の改善，自覚症状の軽減，入院頻度の低下，QOLの維持などに有効であることがコホート研究により示唆され，国際ガイドラインでも小児神経疾患の呼吸不全に対してはNPPVが第一選択とされている．NPPVの使用報告が少ない疾患や，原疾患が不明な小児の慢性呼吸不全に対しては，より慎重にNPPVの適応を判断する．また日本では，長期NPPV下の小児に対して，増悪時の対応を含めたケアシステムが不十分であることを考慮に入れる必要がある．

乳幼児のインターフェイスは種類が少ないが，マスクの圧迫による皮膚障害や変形，成長障害を防ぐために，違うタイプのマスクを交代して使用するのが望ましい．

CQ21 推奨：
①小児の神経筋疾患の慢性呼吸障害の管理に有効である．【エビデンスレベルⅣ，推奨度C1】
②神経筋疾患以外の小児の慢性呼吸障害に対しては，慎重に適応する．【エビデンスレベルⅤ，推奨度C1】
CQ22 推奨：乳幼児のインターフェイスは，顔面の変形を防ぐため複数を使い分ける．【エビデンスレベルⅤ，推奨度C1】

1 小児の長期NPPVの適応疾患

小児の慢性呼吸不全に対する長期NPPVの主な適応疾患や病態を，表1に示す[1]．

フランスの2003年の報告で，102人の小児在宅NPPVのうち，神経筋疾患34％，閉塞型睡眠呼吸障害および頭蓋顔面形成異常30％，膵嚢胞線維症17％，先天性低換気9％，脊柱側彎8％，その他2％であった[2]．

2 NPPV適応を考慮する慢性呼吸不全の症状

小児の慢性呼吸不全として最初に現れやすい睡眠呼吸障害の症状は，非特異的で，数週間から数ヵ月かけて進行するため，本人や両親にも気づかれないことがある[2,3]．

表1　小児の長期NPPVの適応疾患と病態

●通常の適応
○神経筋疾患（脊髄性筋萎縮症，先天性筋ジストロフィー，先天性ミオパチー，デュシェンヌ型筋ジストロフィーなど）
○閉塞型睡眠時無呼吸および低換気
○頭蓋顔面症候群
○先天性中枢性肺低換気症候群
○肥満低換気
○代謝性疾患（ムコ多糖症など）
○脳性麻痺
○脊柱後側彎，胸郭変形
○横隔神経麻痺
◎適応の可能性
○膵嚢胞線維症
○移植までの待機中
○気道軟化
○声帯麻痺
○中枢性低換気
○ダウン症候群
○髄膜瘤（Arnold Chiari typeⅡ）
○気管支形成，肺低形成
○先天性心疾患，心筋症などの慢性心不全
○脊髄損傷（C3より上位）
○二次性の換気障害（外傷，腫瘍，手術，出血，放射線照射など）

表2 筋力低下のある小児の睡眠呼吸モニターの適応

閉塞型睡眠無呼吸や低換気の症状	備考
○ VC < 60% ○ 筋力低下の所見 ○ 胸郭の可動域低下 ○ 覚醒時のSpO$_2$ < 95%や経皮, 呼気終末またはPaCO$_2$ > 45mmHg	○ VC測定には6歳以上の理解度を要する. ○ 特に乳児期発症や歩行不能例に著明

閉塞型睡眠時無呼吸でも,吸気の低下した患者ではいびきが聞かれないこともある.早期の症状としては,寝つきが悪い,夜間の寝返りが増える,早朝に目がさめ疲労している,不機嫌,情緒障害,日中の集中力低下,学業成績低下,昼間の眠気がある[3].より進行すると,起床時の頭痛,吐き気,補助筋を使った呼吸,頻呼吸,寝ることを怖がる,悪夢をみる,睡眠時の頻脈や発汗などがある[3].繰り返す呼吸器感染,嚥下困難,誤嚥,体重増加不良,体重減少も認める[2,3].

2歳以下の筋力低下のある小児では,典型的な呼吸苦の発見はさらに慎重な観察を要する[4].頻呼吸と陥没呼吸を認めないからといって呼吸機能に問題がないとはいえない[4].体重減少や体重増加不良(成長障害)に加え,泣き声が弱い,効果的な咳ができない,食べ物や唾液が喉につまる,咽喉部のゴロゴロした音などの徴候が特徴となる[4].このような症状と繰り返す気道感染症,気道の過敏性,奇異呼吸などが最初に現れる徴候になりやすい[4].

3 NPPV適応に関連する呼吸機能検査

原疾患に呼吸機能障害を合併する可能性がある場合,年1回は呼吸機能検査を行う[4,5].患者がスパイロメトリーができる状態であれば,肺活量(坐位とできれば臥位も),咳のピークフロー(cough peak flow:CPF)[6],昼間のSpO$_2$および経皮または呼気終末CO$_2$(またはPaCO$_2$)を測定する[4,5].睡眠モニターの適応がある患者には,SpO$_2$および経皮または呼気終末CO$_2$(またはPaCO$_2$),場合により睡眠ポリグラフを行う[3](表2).

年齢的にまたは発達遅延のために通常のスパイロメトリーができない患者には,鼻口マスクをあて,回路内にスパイロメトリーを組み込んで啼泣時の肺活量を測定する[4].2歳以下や非常に虚弱な患者で泣かない場合は,一回換気量を測定する[4].

4 長期NPPVの適応

NPPVの目的は,睡眠時や覚醒時の低換気症状の改善,気道感染による入院を減らす,胸郭の変形を予防し長期予後を改善する,生命の延長である[3].

NPPVを在宅で使用する通常の適応は,低換気(症状や肺活量低下),パルスオキシメーターによる酸素飽和度(SpO$_2$)低下,経皮または呼気終末(あるいは動脈血)CO$_2$分圧上昇,閉塞型睡眠時無呼吸である[7].これに加えて,小児神経筋疾患に特異的な適応は,ウイルス性呼吸器感染,繰り返す肺炎と無気肺,術後ケア(抜管困難の抜管の促進,再挿管予防など),胸郭の変形,脊髄性筋萎縮症(spinal muscular atrophy:SMA)I型と診断されて家族が非侵襲的呼吸サポートに関心がある場合,である[7].

詳しい適応については,神経筋疾患の章に記載されている適応[8]を,他の疾患でも参考にする.

近年のいくつかの小児神経筋疾患のケアの国際ガイドラインで,神経疾患の呼吸不全に対してはNPPVが第一選択とされている[4,5,8,9].症状,所見,検査,本人と家族との話し合い,環境評価により,NPPV導入を試みる.効果が不十分であったり,副作用などにより継続困難な場合は,再評価を行う.また,軽快してNPPVが不要になった場合は,中断して経過をフォローする.

5 昼間のNPPV

昼間の換気補助の開始時期について明瞭な定義はまだないが,過去の報告では次の時期に開始されている[3].①夜間のNPPVを最大に使用していても日中の高二酸化炭素血症が進行するとき,②日中の呼吸不全を疑う症状:頭痛,嘔気,呼吸困難感,頻脈,発汗,末梢血管収縮や拡張,疲労,不機嫌,③適切な咳介助を行っていても感染が増える場合.

6 長期NPPVの効果

小児の神経筋疾患患者で,換気不全や症状のある睡眠呼吸障害に対して睡眠時のNPPVを行うと,睡眠時と覚醒時のSpO$_2$と経皮CO$_2$が正常化する[10].小児の神経筋疾患患者の呼吸不全に対して,NPPVは症状を軽減し,入院を減らし,コストを軽減し,QOLを低下させない[11].また,感染による抗菌薬投与,外来通院,入院を減らす[12].SMA I型では,器械による咳介助(mechanical insufflation-exsufflation:MI-E),徒手介助併用の器械による咳介助(mechanically assisted coughing:MAC)を併用し,

表3 小児におけるNPPVの合併症の特徴

合併症	小児に特徴的な要因
○胃内容物の誤嚥 ○胃食道逆流の悪化 ○上気道閉塞の増加 ○解剖学的な喉頭部閉塞状態 ○啼泣による呼吸不全悪化 ○顔面や頭蓋の成長障害	○気道維持のための反射の未熟性 ○胃食道逆流防止機能の未発達 ○鼻をかむことがうまくできない ○喉頭軟化 ○説明の理解困難，感情コントロール困難，酸素消費量増大，ファイティング，涙や鼻汁による上気道閉塞 ○骨の成長時期

気管切開を回避して生命予後を改善し[13]，声を失わず会話の発達，人工呼吸の離脱時間を確保しやすくする[14]．

小児の肺囊胞線維症に対しては，肺機能の安定化に有用である[15]．

7 インターフェイス

小児においては，"鼻マスク"によるNPPVの効果に影響を及ぼす上気道閉塞の要因がある[16]．①成人に比べて全体の呼吸システムの抵抗に対する鼻の抵抗が高い，②上気道炎時に分泌物により急速な鼻咽頭の閉塞が起こる，③アデノイドや扁桃が相対的に大きく，気道感染時に肥大する，④上顎の低形成を伴う先天奇形が鼻咽頭のエアウェイにおいて骨格的な狭窄になる，⑤咽頭が比較的前方にあり，咽頭浮腫になりやすい，⑥鼻咽頭の閉塞の代償として，口呼吸の傾向がある．一方で，小児においても，鼻マスクを選ぶ患者が半数以上を占める[2]．

乳幼児に対するNPPVの上手な活用を妨げる最も大きな問題は，適切なインターフェイスが見つかりにくいことである[7]．マスクの鼻や顔の圧迫による皮膚障害や変形，成長障害を防ぐために，違うタイプのマスクを交代して使用する[16〜18]．数少ない市販の乳児用マスク[7]，CPAPキットを高い圧に耐えられるように補強[19]．カスタムメイドのマスクも使われる[2]．

季節性のアレルギー性鼻炎や上気道感染による鼻閉に対応するために鼻口タイプのマスクの使用も考慮する[20]．しかし，入手可能な小児患者用のマスクは限られている．そのため，入手できる大人用鼻マスクの小さいサイズを，ヘッドギアを修正して小児に提供する[20]．

8 NPPVの人工呼吸器条件

フランスの2003年の報告で，102人の小児在宅NPPVのうち，従量式人工呼吸器を好む傾向があるのは，拘束性肺障害（神経筋疾患，脊柱側彎など）56％，中枢性低換気56％であった[2]．PSVが好まれていたのは，膵囊胞線維症71％であった[2]．閉塞型睡眠呼吸障害および頭蓋顔面形成異常は，CPAP（45％）かbilevel PAP（52％）を使用していた[2,21,22]．Pompe病のコンセンサスでは，睡眠時の低換気に対して，CPAPでは不十分でbilevel PAPを用いるとされている[23]．bilevel PAPの高い圧に耐えられないか不適な患者に従量式の条件を活用することができるが，従圧式のようにリークを代償することはできない[20,24]．

神経筋疾患の患者は，呼吸筋の弱さと少ない一回換気量により，自発呼吸による人工呼吸器の吸気トリガーをうまく使えないかもしれない[3,25]．また，神経筋疾患の小児に対して，現在の携帯型人工呼吸器では呼気トリガーはうまく設定できない[3]．実際，トリガーが設定されていても，睡眠時にはバックアップ換気のみで換気されていることが多い[3]．このため，十分な回数のバックアップ換気が推奨される[3]．IPAPは，子どもの換気を十分行える程度に高く設定するとしている[14]．また，筋力低下がある小児では，EPAPを最低値（または呼気弁のある人工呼吸器ではゼロ）に設定し，少ない一回換気量でも，受動的に呼気を促進できるようにする[7]．

9 小児に特有のNPPV合併症

NPPVの合併症（表3）の管理において，特に本人が訴えたり対処することができない低年齢や発達遅滞の例では，両親や介助者の熟練した観察とケアを要する[16]．

10 NPPVの禁忌

慢性期におけるNPPVの相対的禁忌（絶対的禁忌ではない）は，気道確保が困難な場合である．すなわち，咳が不十分で，徒手や器械による咳介助を用いても，気道クリアランスを維持できない場合である．特に，誤嚥の可能性が高い例では，気道に流入した食物や唾液を，咳介助で排出することができず，SpO_2 94％以下が続く場合は，誤嚥性肺炎や窒息の危険があり，適応するべきではない．また，患者・家族が，NPPVの理解が不十分で非協力的な場合も，適応できない．

長期NPPV使用中には，疾患の進行や加齢，さまざまなエピソードが起こり，その際にNPPVの継続かどうか

の判断をする．その際には，急性期と同じく，NPPVの相対的禁忌は，心肺停止，高度意識障害，上部消化管出血，不安定な循環動態，コントロールされていない気胸，コントロールされていない痙攣，顔面の熱傷・外傷・変形，最近の顔面・上気道の手術歴などである[25]．免疫不全や挿管拒否例でなければ，インフォームド・コンセントのうえ，気管挿管する．

11 気管切開の回避

SMA I 型の小児のうち，気道確保が不安定で，気管切開人工呼吸にメリットがあると考えられる症例がある[7]．しかし，気管切開人工呼吸を行うと，人工呼吸の離脱時間がゼロになり，発声や会話はできなくなる[7,14]．このため，近年の SMA の国際ガイドラインでは，SMA I 型には，NPPV を推奨し，気管切開人工呼吸は適応しないと記載されている[9]．同様な記載は，欧州の神経筋疾患の患者会（TREAT-NMD）のホームページ（http://www.treat-nmd.eu/）に，SMA ケアの患者家族版としても公表されている．

小児の多くの疾患や病態で，気管切開を抜管する方向が示されている[26]．

12 気管切開から NPPV へ，病院から在宅へのシフト

日本では，1996 年に，気管切開人工呼吸の小児 434 人（20 歳未満）を，病院で 86％，在宅で 14％ケアしていた[27]．同じ時期に，英国では，小児在宅人工呼吸のガイドラインが公表され[28]，小児 141 人（15 歳未満）中 NPPV 52％，気管切開人工呼吸 48％で，病院 32％，在宅 68％であった[28]．疾患の内訳は，神経筋疾患 44％，中枢性低換気 24％，気道や肺機能障害 11％，他 8％であった[29]．日本に比べて NPPV がすでに主体で，在宅も多かった．2008 年の英国では，小児 933 人（17 歳未満）中 NPPV 77％，気管切開人工呼吸 23％で，病院 7％，在宅 91％，不明 2％であった[30]．疾患の内訳は，神経筋疾患 43％，中枢性低換気 18％，気道や肺機能障害 37％であった[30]．在宅人工呼吸の小児が増加し，PICU のベッドの必要数が増加している[31]．

同じ国でも地域差があるが[32,33]，日本は一般に，気管切開から NPPV へ，病院から在宅へのパラダイムシフトが欧米より遅い．また，在宅人工呼吸のガイドラインは小児用も成人用も公表されたことがなく，小児の在宅 NPPV の医療環境は，欧米に比べて不十分な可能性が高い．

13 長期 NPPV ケアの配慮点

フランスの 2003 年の報告で，102 人の小児在宅 NPPV は，15 のセンターでフォローされ，そのうち 84％は 4 つのセンターでケアされていた[2]．最初の導入は専門センターで行うことが望ましく，その後，近くの医療機関との連携で長期フォローを行う[2]．原疾患が希少疾患の場合，経験ある多職種によるマネジメントが重要なため，専門病院への受診を支援するシステムが求められる[34]．

理解度や四肢の運動機能低下のため，言語で訴えたり，ナースコールで異常を知らせたり，NPPV 自己管理をできる例は少ない．両親が在宅ケアのエキスパートになるほど，責任感の増大，不安，孤独に悩まされる[35]．家族全体への多様なサポート，レスパイト入院などを充実する必要がある[35]．

文献

1) Hammer J: Home mechanical ventilation in children: indications and practical aspects. Schweiz Med Wochenschr 2000; 130: 1894-1902.
2) Fauroux B, Boffa C, Desguerre I, et al: Long-term noninvasive mechanical ventilation for children at home: a national survey. Pediatr Pulmonol 2003; 35: 119-125.
3) Hull J, Aniapravan R, Chan E, et al: British Thoracic Society guideline for respiratory management of children with neuromuscular weakness: Thorax 2012; 67: i1-i40.
4) Wang CH, Bonnemann CG, Rutkowski A, et al: Consensus statement on standard of care for congenital muscular dystrophies. J Child Neurol 2010; 25: 1559-1581.
5) Wang CH, Dowling JJ, North K, et al: Consensus Statement on standard of care for congenital myopathies. J Child Neurol 2012; 27: 363-382.
6) Bianchi C, Baiardi P: Cough peak flows: standard values for children and adolescents. Am J Phys Med Rehabil 2008; 87: 461-467.
7) Schroth M: Special considerations in the respiratory management of spinal muscular atrophy. Pediatrics 2009; 123: S245-S249.
8) Bushby K, Finkel R, Birnkrant DJ, et al: Diagnosis and management of Duchenne muscular dystrophy, part 2: implementation of multidisciplinary care. Lancet Neurol 2009; 9: 177-189.
9) Wang CH, Finkel RS, Bertini ES, et al: Consensus statement for standard of care in spinal muscular atrophy. J Child Neurol 2007; 22: 1027-1049.
10) Mellies U, Ragette R, Dohna-Schwake C, et al: Long-term noninvasive ventilation in children and adolescents with neuromuscular disorders. Eur Respir J 2003; 22: 631-636.
11) Young HK, Lowe A, Fitzgerald DA, et al: Outcome of

11) noninvasive ventilation in children with neuromuscular disease. Neurology 2007; 68: 198-201.
12) Dohna-Schwake C, Podlewski P, Voit T, et al: Non-Invasive ventilation reduces respiratory tract infections in children with neuromuscular disorders. Pediatr Pulmonol 2008; 43: 67-71.
13) Oskoui M, Levy G, Garland CJ, et al: The changing natural history of spinal muscular atrophy type 1. Neurology 2007; 69: 1931-1936.
14) Bach JR, Baird JS, Plosky D, et al: Spinal muscular atrophy type 1: management and outcomes. Pediatr Pulmonol 2002; 34: 16-22.
15) Fauroux B, Le Roux E, Ravilly S, et al: Long-term noninvasive ventilation in patients with cystic fibrosis. Respiration 2008; 76: 168-174.
16) Teague WG, Lang DM: Application of noninvasive positive pressure ventilation in children. Noninvasive Positive Pressure Ventilation: Principles and Applications, Hill NS (ed), Futura Publishing, New York, 2001: p169-185.
17) Villa MP, Pagani J, Ambrosio R, et al: Mid-face hypoplasia after long-term nasal ventilation. Am J Resp Crit Care Med 2002; 166: 1142.
18) Nørregaard O: noninvasive ventilation in children. Eur Respir J 2002; 20: 1332-1342.
19) Bach JR, Niranjan V, Weaver B: Spinal muscular atrophy type 1: a noninvasive respiratory management approach. Chest 2000; 117: 1100-1105.
20) Boitano LJ: Equipment options for cough augmentation, ventilation, and noninvasive interfaces in neuromuscular respiratory management. Pediatrics 2009; 123: S226-S230.
21) Section on pediatric pulmonology, subcommittee on obstructive sleep apnea syndrome: Clinical practice guideline: diagnosis and management of childhood obstructive sleep apnea syndrome. Pediatrics 2002; 109: 704-712.
22) Muhlebach MS, Wooten W, Muenzer J: Respiratory manifestations in mucopolysaccharidoses. Paediatr Respir Rev 2011; 12: 133-138.
23) Cupler EJ, Berger KI, Leshner RT, et al: Consensus treatment recommendations for late-onset Pompe disease. Muscle Nerve 2012; 45; 319-333.
24) Benditt, JO: Initiation noninvasive management of respiratory insufficiency in neuromuscular disease. Pediatrics 2009; 123: S236-S238.
25) Teague WG, Fortenberry JD: Noninvasive ventilator support in pediatric respiratory failure. Respiratory Care 1995; 40: 86-96.
26) Al-Samri M, Mitchell I, Drummmond DS, et al: Tracheostomy in children: a population-based experience over 17 years. Pediatr Pulmonol 2010; 45; 487-498.
27) Sakakihara Y, Yamanaka T, Kajii M, et al: Long-term ventilator-assisted children in Japan: a national survey. Acta Paediatrica Japonica 1996; 38: 137-142.
28) Jardine E, Wallis C: Core guidelines for the discharge home of the child on long-term assisted ventilation in the United Kingdom. UK working party on paediatric long term ventilation. Thorax 1998; 53: 762-767.
29) Jardine E, O'Toole M, Paton JY, et al: Current status of long term ventilation of children in the United Kingdom: questionnaire survey. Br Med J 1999; 318: 295-299.
30) Wallis C, Paton JY, Beaton S, et al: Children on long-term ventilatory support: 10 years of progress. Arch Dis Child 2011; 96: 998-1002.
31) Paulides FM, Plötz FB, Verweij-van den Oudenrijn LP, et al: Thirty years of home mechanical ventilation in children: escalating need for pediatric intensive care beds. Intensive Care Med 2012; 38: 847-852.
32) Racca F, Berta G, Sequi M, et al: Long-term home ventilation of children in Italy: a national survey. Pediatr Pulmonol 2011; 46: 566-572.
33) Chatwin M, Bush A, Simonds AK: Outcome of goal-directed non-invasive ventilation and mechanical insufflation/exsufflation in spinal muscular atrophy type 1. Arch Dis Child 2011; 96: 426-432.
34) Liben S, Papadatou D, Wolfe J, et al: Pediatric palliative care: challenges and emerging ideas. Lancet 2008; 371: 852-864.
35) Mah JK, Thannhauser JE, McNeil DA, et al: Being the lifeline: The parent experience of caring for a child with neuromuscular disease on home mechanical ventilation. Neuromusc Disord 2008; 18: 983-988.

各論B：慢性呼吸不全

7 リハビリテーション

CQ 23　運動中の換気補助として，NPPVは有用か？
CQ 24　夜間のNPPVと運動リハビリテーションの組み合わせは有用か？

回答：NPPVの呼吸リハビリテーションへの応用として，①運動中の換気補助，②夜間のNPPVによる呼吸筋の休息と昼間の運動リハビリテーションの組み合わせ，が試みられている．
　運動中のNPPVによる換気補助は，特に高度の呼吸機能障害例において，より高強度の運動がより長時間可能になることが示されている．4〜8週間の運動トレーニングにおいても，特に重症COPD患者に対して，有用性が明らかになってきている．
　夜間のNPPVによる呼吸筋の休息と昼間の運動リハビリテーションの組み合わせについては，少数ながらランダム化比較試験が存在し，運動耐容能の改善などの有効性は明らかと思われる．ただし，主たる対象が高二酸化炭素血症を呈する長期NPPVの適応症例あるいはその予備軍と考えられるため，軽症例に対する適応は今後の検討課題である．

CQ23推奨：運動中のNPPVは，特に高度の呼吸機能障害例において，運動強度・運動時間を向上させる．【エビデンスレベルⅡ，推奨度B】
CQ24推奨：夜間のNPPVと運動リハビリテーションの組み合わせは，高度の呼吸機能障害例の運動耐容能改善に有用である．【エビデンスレベルⅡ，推奨度B】

1 運動中のNPPVが有効となる根拠

COPDの運動制限因子は呼吸困難感と下肢筋の疲労が主なものである．COPDが運動中に呼吸困難感を生じる生理学的背景には以下のものが考えられている．

① 運動時に動的過膨張（dynamic hyperinflation：DHI）を生じ呼気終末肺気量（EELV）が増し内因性呼気終末陽圧（intrinsic positive end-epiratory pressure：PEEPi）が発生する．このため，吸気努力開始直後から実際に吸気流が開始するまでに吸気筋にかかる負担（inspiratory threshold load：ITL）が大きくなる．
② 吸気流開始後も過膨張域（高肺気量域）で吸気を続けるため吸気筋にさらに負担がかかる．
③ 呼気終末でも過膨張のため横隔膜が平低化しており横隔膜が収縮しても吸気量が増大しにくい．
④ 吸気量の制限がある（inspiratory capacityが小さい）ので一回換気量（tidal volume：VT）を十分に増やせない．この状態を機能的拘束性換気障害とも呼ぶ．

以上よりCOPD患者は，運動中には否応なく速く浅い呼吸をすることになる．

一方，COPDにおける下肢筋の疲労は運動制限因子のみならず生命予後を決定することが知られている．したがって，下肢筋の筋量を増やし維持することが重要となる．下肢筋量増加に関しては，ステロイドや成長因子といったホルモン療法およびサプリメントを用いた栄養療法が試みられたが一定の効果は認められていない．下肢筋量増加には，現在のところ，下肢筋の運動トレーニングが最も有効と考えられている．

トレーニング効果を得るためにはある程度の強度の運動が必要とされている．運動トレーニングによりミトコンドリア内の好気的代謝酵素の誘導・増加，骨格筋周囲

の毛細管の増加，その結果として嫌気的代謝で生じる乳酸の減少，および循環器系の能力向上が得られるとされている．

なお，COPD以外の疾患でも運動トレーニング中にNPPVによる換気補助で呼吸筋の負担が軽減できれば，トレーニング効果が期待できる強度の運動が可能になると考えられる．

2 運動中の換気補助としてのNPPVの急性効果

単回の運動負荷試験で運動中の換気補助としてのNPPVの急性効果が検証されている．COPDを中心に研究がなされ，CPAP（EPAP）がITLを軽減し，サポート圧が吸気筋の補助となり同時に換気量を増加し，その結果として運動耐容能が増えることが示されている．

a．COPDに関する研究

1) CPAP レベルⅡ

CPAP（continuous positive airway pressure）はcounter PEEPとして働き，ITLを軽減することが期待される．

重症のCOPDを対象に，4～5 cmH$_2$OのCPAP下に定常負荷テストを行い，肺の過膨張を増強することなく運動持続時間を増加させ呼吸困難感を軽減し呼吸数を減少させたとする報告がある[1]．一方，同様のことを健常者に試みたところ逆に呼吸困難感が増強した[2]．これは，健常者ではDHIを生じないため，CPAPが吸気の助けにあまりならず，息が吐きにくくなったためと考えられる．こうした現象は健常者と同様に重症COPDでも認められている．やや高めの7.5～10 cmH$_2$OのCPAP下で運動負荷テストを行った研究では，COPD症例でも吸気筋は休息したものの呼気筋の負担は増加した[3]．

2) NPPV（bilevel positive airway pressure：bilevel PAP，proportional assist ventilation：PAVなど） レベルⅡ

運動中の換気不全患者に，吸気中にNPPVなどで圧補助することで吸気筋の負担が軽減できればCPAP以上に運動耐容能の改善が期待できる．

予想どおり，重症のCOPD患者を対象に，サポート圧12～15 cmH$_2$OのNPPV，6 cmH$_2$OのCPAP，酸素吸入下での運動耐容能を比較したところ，NPPV下で最も歩行距離が延び呼吸困難感も軽減した[4]．

吸気筋の負担をとるためにはある程度の圧補助が必要と考えられる．重症COPD患者を対象に運動負荷テストを，自発呼吸，PS（pressure support）5 cmH$_2$O，PS 10 cmH$_2$Oの3とおりで行ったところ，運動持続時間は自発呼吸とPS 5 cmH$_2$Oでは差がなかったが，PS 10 cmH$_2$Oでは延長した[5]．

運動耐容能の改善には，無酸素運動の結果生じる乳酸値の上昇が抑制されることが必要と考えられている．重症のCOPD患者で自発呼吸下とNPPV下で歩行テストを行い，前後で乳酸値を測定したところ，自発呼吸下よりNPPV下で乳酸値の上昇速度が抑えられることが判明した[6]．

呼吸筋疲労の指標として横隔膜の最大弛緩速度が低下することが知られているが，著しく重症のCOPDを対象に，自発呼吸下とNPPV下での歩行テストをしたところ，NPPV時に横隔膜の最大弛緩速度の低下が緩和されており，NPPVが吸気筋の負担を軽減することが示された[7]．また，同程度の重症度のCOPD患者を対象に歩行中の食道内圧や胃内圧を測定した研究で，自発呼吸では吸気筋の負担は運動早期に最大値に達し，呼気筋の負担は運動が進むにつれ，ほぼ直線的に上昇していた．これは，COPD患者では運動時に吸気筋を最大限使用しても十分にVtを増やせないため，呼気筋を動員して換気量を増やしていることを示している．一方，NPPV下では，吸気筋・呼気筋の負担は運動中にほとんど上昇せず，NPPVが吸気筋だけでなく呼気筋の負担も軽減することが示された[8]．

NPPVによる換気補助下の運動中に，下肢筋の酸素化が改善することも示されている．中等症のCOPD患者を対象に，自発呼吸下とNPPV下に運動負荷テストを行い，NPPV下で下肢筋の血流量と酸素化が改善し，呼吸困難感と下肢筋の疲労感が低下し，運動持続時間が延長した．NPPVによる呼吸筋の負担軽減により血流が呼吸筋から下肢筋にシフトしたことが示された[9]．

COPDに運動中に換気補助としてPAV（proportional assist ventilation）を用いた研究が多い．高二酸化炭素血症を伴う重症COPDを対象に，sham（1.0 cmH$_2$O CPAP），CPAP（6.0 cmH$_2$O），PS（12～16 cmH$_2$O，EPAP 1.0 cmH$_2$O），PAV（EPAP 1.0 cmH$_2$O）で高強度の運動負荷テストを行い，PSとPAVで同程度に吸気流速が増加し，呼吸困難感も軽減し，運動持続時間が延長した[10]．また，重症のCOPD患者を対象に，自発呼吸，PAV，CPAP（5.0 cmH$_2$O），PAV＋CPAPの条件下に運動負荷テストを行い，PAV＋CPAPが運動持続時間を最も延長した．圧サポートだけではなくiPEEPに対応するためのCPAP（EPAP）の重要性が示唆された．

特異な研究としてNPPVと酸素とヘリウムの混合ガスであるHelioxを比較した研究がある．Helioxの長期効果は否定的であるが[12]，生理学的指標を測定した研究があり，重症COPD患者を対象にHelioxとNPPVをDHIの観点から評価している．30％酸素吸入，Heliox，NPPV（PS，EPAP 0 cmH$_2$O）の条件下に高強度の運動負荷テストを行った．NPPV下で運動中の過膨張が緩和されたが，Helioxがより運動中の過膨張を緩和した．しか

し，NPPV で吸気時終末により肺を膨らませることができたため，運動終了時の V_T は両者でほぼ同様であった．呼吸筋仕事量，呼吸ドライブ，肺抵抗，呼吸困難感，下肢筋の疲労感は Heliox と NPPV で同等であったが，運動持続時間は NPPV 下で最も延長した[13] Heliox より NPPV が優れていることが示された．

20 年前の人工呼吸器は 15〜20 kg もあったが，近年になりその軽量化がなされたため，長期 NPPV 患者が日常生活に近い形で車イスに酸素と人工呼吸器を積んで押して歩く研究が可能となった．重症 COPD 患者を対象に，酸素のみ，酸素＋NPPV で 6 分間歩行テスト（6MD）を行った．酸素＋NPPV 群が PaO_2 を高く保て呼吸困難感も低く歩行距離も長かった．車イスに酸素ボンベと人工呼吸器を載せての日常の歩行の可能性が広がった[14]．一方，長期 NPPV 患者が背中に酸素と人工呼吸器を担いで歩く研究もなされている．日常処方されている通常の吸入酸素量，通常の 2 倍の吸入酸素量，NPPV＋通常の吸入酸素量で，12 分間歩行試験（12MD）を重症 COPD 患者に試した．NPPV＋O_2 は機器が重くて背負えない患者が多かった．日常生活で酸素供給装置と人工呼吸器を背負って移動するには現在の装置では重過ぎて困難であることが示された[15]．

b. 拘束性胸郭疾患（restrictive thoracic disease：RTD）に関する研究

1) CPAP 研究なし レベルⅥ
2) NPPV（bilevel PAP など） レベルⅡ

初期の研究として，約 25 年前に，重症の RTD 患者を対象に，室内気自発呼吸，室内気 NPPV（control mode），通常より多い酸素吸入下の 3 条件で，廊下にて 12MD を行ったものがある．NPPV 下に歩行距離が最も短くなった．歩行といった日常動作で使用できるほど感度がよく軽量な人工呼吸器が当時なかったことが大きな要因と考えられる[16]．同様な症例を対象に，室内気自発呼吸，室内気 NPPV（control mode），35％酸素吸入下，35％以下の酸素＋NPPV（control mode）下，でエルゴメーターによる運動負荷テストを行った研究がある．NPPV により呼吸困難感は有意に軽減し，運動中の PaO_2 の低下や $PaCO_2$ の上昇も緩和された．運動持続時間は酸素＋NPPV が最もよかった（図 1）．すべてのテストを通して，呼吸困難感の軽減と運動持続時間の延長が有意に相関していた[17]．一方，RTD 患者で NPPV の換気補助が有効でなかったとする報告もある．後側彎症患者を対象に，マウスピースを用いて 3 種類の人工呼吸器を用いた

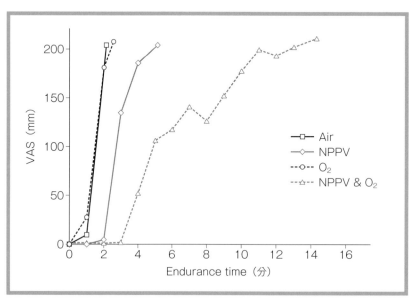

図 1 各施設における運動負荷テスト中の運動持続時間と呼吸困難感の推移の比較

重症の RTD 患者を対象に，室内気自発呼吸，室内気 NPPV，酸素吸入下，酸素＋NPPV 下，でエルゴメーターによる運動負荷テストを行った．NPPV により運動持続時間が延長し，呼吸困難感は有意に軽減した．酸素＋NPPV が最もそれらの効果が優れていた．
（文献 17 より改変引用）

運動負荷テストが行われたがNPPVの運動改善効果は認められなかった．おそらく，マウスピースを用いる実験系に問題があったと考えられる[18]．上記2つの報告を受けて，RTDに対するNPPVの換気補助の有効性をランダム化した試験で明らかにしようと研究がなされた．エルゴメーターによる運動負荷テストをNPPV (PS)下と自発呼吸下で行った．半数の患者はNPPVで運動持続時間が大幅に改善したが，他の半数の患者では改善がなかった．NPPVが有効な症例はより重症の拘束性換気障害を有していた[19]．

重度の脊椎後側弯症患者に対して，自発呼吸，sham (4 cmH$_2$OのCPAP)，PS 10 cmH$_2$O (EPAP 4 cmH$_2$O)，PS 20 cmH$_2$O (EPAP 4 cmH$_2$O)，の4とおりの運動負荷テストが行われた．PS 20 cmH$_2$O (EPAP 4 cmH$_2$O)で呼吸数と呼吸困難感が減少しSpO$_2$も上昇し運動持続時間が延長した．重症の後側弯症では高いIPAPが必要と考えられた[20]．

c．その他の疾患に関する研究

1) CPAP レベルⅢ

COPDと同様に閉塞性換気障害を有するcystic fibrosisを対象に5 cmH$_2$OのCPAP下での運動を自発呼吸下と比較した研究がある．エルゴメーターを用いた高強度の定常負荷テストを行い，より重症な症例ほど酸素消費量，吸気筋の負担，呼吸困難感，運動持続時間が改善した[21]．

2) NPPV (bilevel PAPなど)

BMI 34.8の肥満患者を対象に，NPPV (PAV)を用いてエルゴメーターによる高強度の運動負荷テストを行い，一部の患者でのみわずかに呼吸困難感と運動持続時間が改善した[22] レベルⅡ．

肺線維症患者を対象にエルゴメーターによる運動負荷テストを，自発呼吸下，CPAP下，NPPV (PAV)下に行った．NPPV下で，呼吸困難感も運動中の換気も改善し，運動持続時間も延長した[23] レベルⅡ．

d．特殊なケースでの研究

上肢の運動中の換気補助としてNPPVを用いた研究がある．重症のCOPD患者を対象に，自発呼吸下，NPPV (PS)下，NPPV (PAV)下で，上肢エルゴメーターを用いた運動負荷テストを行った．吸気筋仕事量で評価して，PSで-54%，PAVで-44%の負担軽減が認められた[24] レベルⅡ．

慢性呼吸不全の増悪時の早期のリハビリテーションにNPPVを用いた研究もある．増悪入院してきたCOPDを含む慢性呼吸不全患者を対象に，入院4日後から，自発呼吸下とNPPV (PS 10 cmH$_2$O)下で6MDと上肢の運動を行っている．NPPV下で運動中の呼吸困難感やSpO$_2$が改善し歩行距離も増加した．上肢の運動持続時間も改善し腕の疲れも軽減した[25]．同様な状況下で，重症のCOPD患者を対象にエルゴメーターを用いた運動負荷テストが行われ運動持続時間が改善した．しかし，COPD増悪時に早期のリハビリテーションを勧めたところ，高齢のこともありほとんどの症例で同意が得られなかった[26] レベルⅡ．

3 運動中の換気補助としてのNPPVの長期効果

単回の運動負荷試験でNPPVによる換気補助がCOPD，RTDを含むほとんどの疾患で有効であることは確認されたが，実際の呼吸リハビリテーションでの有効性が証明されたわけではない．近年になって，長期リハビリテーションにおけるNPPVの役割を検証する研究が多く報告されるようになっている．その結果，NPPVによる換気補助下での運動トレーニングは，さまざまな生理学的指標で評価され，ほとんどの研究で有効と判定されている．

とはいえ，運動トレーニングの種類や期間が各研究で異なっており，またリハビリ効果を評価する指標も異なっているため，科学的根拠としては更なる大規模研究が必要と考えられる．

a．COPD レベルⅡ

運動中の換気補助としてNPPVを用いて長期リハビリテーションを行った研究が数多くある．

慢性呼吸不全に至っていない高二酸化炭素血症のないCOPD患者をNPPV (PAV)下のトレーニングと自発呼吸 (SB)下のトレーニングの2群に割り付けて週3回6週間の外来リハビリテーションを行った．両群ともにリハビリテーションにより，エルゴメーターによる運動負荷テストと6MDで評価して，運動耐容能・呼吸困難感・下肢の疲労は有意に改善したが，両群間に差はなかった．ATS基準でStage Ⅲの患者ではNPPV群で運動耐容能がより改善したが，Stage Ⅰ/Ⅱの患者では改善に差が認められなかった[27]．軽症のCOPD患者における運動時のNPPV換気補助はリハビリテーション効果を高めないことが示唆された．

重症のCOPD患者をNPPV (PAV)群とコントロール群に割り付け，6週間外来で高強度の運動トレーニングを行った．前後で運動負荷テストを行った．6週後のトレーニング強度はNPPV群で高く，同一負荷での心拍数は低下した[28]．

重症のCOPD患者を自発呼吸群・Heliox群・NPPV群に割り付け，6週間の運動トレーニングを行った．前後で自発呼吸下・Heliox吸入下・NPPV下での運動負荷

テストを行った．NPPV群は6週間のトレーニング後に運動持続時間の増加率が自発呼吸群より有意に優れていた．一方，Helioxの長期効果は認められなかった[12]．

換気が運動制限因子になっている重症COPD患者を対象に，NPPV群とコントロール群に割り付け，週2回45分ごとの運動トレーニングを2月間行った．自発呼吸下での運動負荷テストでNPPV群が有意に高い運動強度まで運動できるようになった．NPPV群では，酸素消費量，無酸素運動閾値，一心拍あたりの酸素供給量が改善し，運動中の換気も改善した[29]．

換気が運動制限因子になっている重症COPD患者をNPPV群（PS −10 cmH$_2$O）とシャム群（PS −5 cmH$_2$O）に割り付け，8週間外来で運動トレーニングを行った．shuttle walk test（SWT）とエルゴメーターによる定常負荷テストで評価した．NPPV群で有意にSWT，定常負荷テストともに改善し，運動中の分時換気量が低下していた[30]．

中等症から重症のCOPD患者をNPPV（PS）群とコントロール群に割り付け，週3回，1日30分間，12週間外来で運動トレーニングを行った．前後で心拍数，血圧，SpO$_2$，呼吸困難感，乳酸，呼吸筋力，酸素消費量，二酸化炭素産生量を測定した．歩行距離の延長や呼吸困難感の軽減は両群で認められたが，心拍数，収縮期血圧，酸素消費量はNPPV群でのみ有意に改善し，同一負荷下の乳酸値はNPPV群がコントロール群より有意に低かった．NPPV下のトレーニングで筋肉の酸素化能力が改善したと考えられる[31]．

中等症から重症のCOPD患者をNPPV（PS）群，酸素吸入群に割り付け，週3回，一日30分間，6週間外来で高強度の運動トレーニングを行った．前後で漸増負荷テストと生理学的指標（呼吸困難感，乳酸増加率，酸素消費量），6MD，下肢の疲労度，吸気筋力，QOLを測定した．乳酸/速度比，最大吸気筋力，6MD距離，下肢の疲労が有意にNPPV群で改善していた．NPPV群で生理学的適応が酸素吸入群より有意に促進されることが示された[32]．

換気が運動制限因子になっている重症COPD患者を対象にNPPV群とコントロール群で，週3回30分ごとの運動トレーニングを8週間行った．前後で漸増負荷運動テストと高強度の定常負荷テストを行った．最大酸素消費量の上昇と最大分時換気量の減少がNPPV群のほうが有意に優れていた．しかし定常負荷テストでは持続時間の増加，同一負荷での乳酸値の減少が両群ともに認められたが有意差はなかった[33]．

b．RTDを対象とするもの レベルⅡ

RTDを対象に，NPPV群とコントロール群に割り付け，週3回30分ごとの運動トレーニングを8週間家庭で行った．前後で漸増負荷運動テスト，定常負荷運動テスト，6MD，QOL聴取を行った．両群ともにリハビリテーションの効果はあったが，両群に差はなかった．ただし，NPPVで高強度の運動が可能となり，定常負荷で長時間運動できた症例では，有意に6MDとQOLが改善した．数回のNPPV下の運動テストで自発呼吸下より改善する症例にはNPPVを用いた長期トレーニングが有効と考えられた[34]．

4 夜間NPPVによる呼吸筋の休息と昼間の運動リハビリテーション

Ⅱ型慢性呼吸不全患者，特にRTD症例においては，夜間のNPPVはそれ単独で呼吸状態を改善させることが知られている．このため，呼吸状態・全身状態の改善に伴い運動耐容能が改善していくことも日常臨床ではよく経験されるところである．一方，呼吸リハビリテーションも重症の慢性呼吸不全患者にとって負荷が強過ぎると呼吸状態の増悪を招くこともある．そのため，リハビリ中に夜間のNPPVで呼吸状態を改善・維持することは，リハビリを継続するうえでも有効であろうことは十分予想できる．

これらの日常臨床で当たり前と考えられることが，特に重症例を中心に研究され，その有効性が実証されている．

a．呼吸リハビリテーションなしの夜間のNPPVのみ（RTD：レベルⅡ，COPD：レベルⅡ）

RTDを対象に前向きケースコントロール研究として，3月間夜間のNPPVを施行し特別なリハビリテーションなしで，血液ガスの改善のみならず，自然に昼間の活動度が増加したためか，吸気筋耐容能や自転車エルゴメーターおよびSWTで評価した運動耐容能が著しく改善した[35]．

COPDおよびRTD症例を対象の前向き研究として，2ヵ月間，特別なリハビリテーションなしで夜間のNPPVを施行した．血液ガスが改善し，6MDおよびSWTで評価した運動耐容能が著しく改善したが，大腿四頭筋筋力の改善は認められなかった[36]．

COPDおよびRTD患者を対象とした前向き研究として，COPDおよびRTD患者に，3月間，特別なリハビリテーションなしで夜間のNPPVを施行した．RTDは運動耐容能が増加したが，COPDは運動耐容能に改善が認められなかった[37]．

b．夜間のNPPVに昼間の運動トレーニングを組み合わせた研究

1）COPD（レベルⅡ）

重症COPD患者を対象として，夜間のNPPV＋運動リ

ハビリテーション群と運動リハビリテーションのみ群に割り付けたランダム化前向き比較試験がある．8週間後にSWT，Chronic Respiratory Disease Questionnaire（CDRQ），RDQ，血液ガスすべて夜間のNPPV＋運動リハビリテーション群で有意に改善していた[38]．

高二酸化炭素血症のある入院しているCOPD患者を対象に，夜間のNPPV＋運動リハビリテーション群と運動リハビリテーションのみ群に割り付けたランダム化前向き比較試験がある．3ヵ月間の運動リハビリテーションで，歩数（ADL）・Maugeri Respiratory Failure Questionnaire・血液ガスは夜間のNPPV＋運動リハビリテーション群で有意に改善していた．VC・FEV_1，6MDやSWT運動負荷テスト，運動後の呼吸困難感，最大酸素消費量には有意差がなかった[39]．

上記研究に参加したCOPD患者が，在宅リハビリテーション（週2回＋在宅自主トレーニング）を2年間継続した．NPPV＋運動リハビリテーション群はMaugeri Respiratory Failure Questionnaire・GARS（Groningen Activity and Restriction scale）・HAD（Hospital Anxiety and Depression scale）・MRCによる呼吸困難度・血液ガス・FEV_1・6MDにおいてリハビリテーションのみ群と比べ有意に改善が優れていた[40]．

重症COPD（Gold stage Ⅳ）を対象にした，夜間のNPPV＋運動リハビリテーション群と運動リハビリテーションのみ群に割り付けたランダム化前向き観察研究がある．夜間のNPPV＋運動リハビリテーション群で6MD，休まずに歩ける最長距離，FEV_1，肺過膨張（RV/TLC），血液ガスが運動リハビリテーションのみ群より有意に改善し，SF36のより多くのドメインで改善が認められた[41]．

文献

1) O'Donnell DE, Sanii R, Younes M: Improvement in exercise endurance in patients with chronic airflow limitation using continuous positive airway pressure. Am Rev Respir Dis 1988; 138: 1510-1514.
2) O'Donnell DE, Sanii R, Giesbrecht G, et al: Effect of continuous positive airway pressure on respiratory sensation in patients with chronic obstructive pulmonary disease during submaximal exercise. Am Rev Respir Dis 1988; 138: 1185-1191.
3) Petrof BJ, Calderini E, Gottfried SB: Effect of CPAP on respiratory effort and dyspnea during exercise in severe COPD. J Appl Physiol 1990; 69: 179-188.
4) Keilty SE, Ponte J, Fleming TA, et al: Effect of inspiratory pressure support on exercise tolerance and breathlessness in patients with severe stable chronic obstructive pulmonary disease. Thorax 1994; 49: 990-994.
5) van 't Hul A, Gosselink R, Hollander P, et al: Acute effects of inspiratory pressure support during exercise in patients with COPD. Eur Respir J 2004; 23: 34-40.
6) Polkey MI, Hawkins P, Kyroussis D, et al: Inspiratory pressure support prolongs exercise induced lactataemia in severe COPD. Thorax 2000; 55: 547-549.
7) Polkey MI, Kyroussis D, Mills GH, et al: Inspiratory pressure support reduces slowing of inspiratory muscle relaxation rate during exhaustive treadmill walking in severe COPD. Am J Respir Crit Care Med 1996; 154: 1146-1150.
8) Kyroussis D, Polkey MI, Hamnegård CH, et al: Respiratory muscle activity in patients with COPD walking to exhaustion with and without pressure support. Eur Respir J 2000; 15: 649-655.
9) Borghi-Silva A, Oliveira CC, Carrascosa C, et al: Respiratory muscle unloading improves leg muscle oxygenation during exercise in patients with COPD. Thorax 2008; 63: 910-915.
10) Bianchi L, Foglio K, Pagani M, et al: Effects of proportional assist ventilation on exercise tolerance in COPD patients with chronic hypercapnia. Eur Respir J 1998; 11: 422-427.
11) Dolmage TE, Goldstein RS: Proportional assist ventilation and exercise tolerance in subjects with COPD. Chest 1997; 111: 948-954.
12) Johnson JE, Gavin DJ, Adams-Dramiga S: Effects of training with heliox and noninvasive positive pressure ventilation on exercise ability in patients with severe COPD. Chest 2002; 122: 464-472.
13) Hussain O, Collins EG, Adiguzel N, et al: Contrasting pressure-support ventilation and helium-oxygen during exercise in severe COPD. Respir Med 2011; 105: 494-505.
14) Dreher M, Storre JH, Windisch W: Noninvasive ventilation during walking in patients with severe COPD: a randomised cross-over trial. Eur Respir J 2007; 29: 930-936.
15) Dreher M, Doncheva E, Schwoerer A, et al: Preserving oxygenation during walking in severe chronic obstructive pulmonary disease: noninvasive ventilation versus oxygen therapy. Respiration 2009; 78: 154-160.
16) 坪井知正，大井元晴，陳 和夫，ほか：胸郭性拘束性換気不全症例に対する12分間歩行テストにおける，酸素投与および換気補助（NIPPV）の有用性の検討．日本呼吸管理学会誌 1995; 4: 160-163.
17) Tsuboi T, Ohi M, Chin K, et al: Ventilatory support during exercise in patients with pulmonary tuberculosis sequelae. Chest 1997; 112: 1000-1007.
18) Highcock MP, Smith IE, Shneerson JM: The effect of noninvasive intermittent positive-pressure ventilation during exercise in severe scoliosis. Chest 2002; 121: 1555-1560.
19) Bo rel JC, Wuyam B, Chouri-Pontarollo N, et al: During exercise non-invasive ventilation in chronic restrictive

20) Menadue C, Alison JA, Piper AJ, et al: High- and low-level pressure support during walking in people with severe kyphoscoliosis. Eur Respir J 2010; 36: 370-378.
21) Henke KG, Regnis JA, Bye PT: Benefits of continuous positive airway pressure during exercise in cystic fibrosis and relationship to disease severity. Am Rev Respir Dis 1993; 148: 1272-1276.
22) Dreher M, Kabitz HJ, Burgardt V, et al: Proportional assist ventilation improves exercise capacity in patients with obesity. Respiration 2010; 80: 106-111.
23) Moderno EV, Yamaguti WP, Schettino GP, et al: Effects of proportional assisted ventilation on exercise performance in idiopathic pulmonary fibrosis patients. Respir Med 2010; 104: 134-141.
24) Poggi R, Appendini L, Polese G, et al: Noninvasive proportional assist ventilation and pressure support ventilation during arm elevation in patients with chronic respiratory failure: a preliminary, physiologic study. Respir Med 2006; 100: 972-979.
25) Menadue C, Alison JA, Piper AJ, et al: Bilevel ventilation during exercise in acute on chronic respiratory failure: a preliminary study. Respir Med 2010; 104: 219-227.
26) Dyer F, Flude L, Bazari F, et al: Non-invasive ventilation (NIV) as an aid to rehabilitation in acute respiratory disease. BMC Pulm Med 2011; 11: 58-65.
27) Bianchi L, Foglio K, Porta R, et al: Lack of additional effect of adjunct of assisted ventilation to pulmonary rehabilitation in mild COPD patients. Respir Med 2002; 96: 359-367.
28) Hawkins P, Johnson LC, Nikoletou D, et al: Proportional assist ventilation as an aid to exercise training in severe chronic obstructive pulmonary disease. Thorax 2002; 57: 853-859.
29) Reuveny R, Ben-Dov I, Gaides M, et al: Ventilatory support during training improves training benefit in severe chronic airway obstruction. Isr Med Assoc J 2005; 7: 151-155.
30) van 't Hul A, Gosselink R, Hollander P, et al: Training with inspiratory pressure support in patients with severe COPD. Eur Respir J 2006; 27: 65-72.
31) Toledo A, Borghi-Silva A, Sampaio LM, et al: The impact of noninvasive ventilation during the physical training in patients with moderate-to-severe chronic obstructive pulmonary disease (COPD). Clinics (Sao Paulo) 2007; 62: 113-120.
32) Borghi-Silva A, Mendes RG, Toledo AC, et al: Adjuncts to physical training of patients with severe COPD: oxygen or noninvasive ventilation? Respir Care 2010; 55: 885-894.
33) Costes F, Agresti A, Court-Fortune I, et al: Noninvasive ventilation during exercise training improves exercise tolerance in patients with chronic obstructive pulmonary disease. J Cardiopulm Rehabil 2003; 23: 307-313.
34) Borel JC, Verges S, Pepin JL, et al: Home exercise training with non-invasive ventilation in thoracic restrictive respiratory disorders: a randomised study. Respir Physiol Neurobiol 2009; 167: 168-173.
35) Schonhofer B, Wallstein S, Wiese C, et al: Noninvasive ventilation improves endurance performance in patients with chronic respiratory failure due to thoracic restriction. Chest 2001; 119: 1371-1378.
36) Schönhofer B, Zimmermann C, Abramek P, et al: Non-invasive mechanical ventilation improves walking distance but not quadriceps strength in chronic respiratory failure. Respir Med 2003; 97: 818-824.
37) Schonhofer B, Dellweg D, Suchi S, et al: Exercise endurance before and after long-term noninvasive ventilation in patients with chronic respiratory failure. Respiration 2008; 75: 296-303.
38) Garrod R, Mikelsons C, Paul EA, et al: Randomized controlled trial of domiciliary noninvasive positive pressure ventilation and physical training in severe chronic obstructive pulmonary disease. Am J Respir Crit Care Med 2000; 162: 1335-1341.
39) Duiverman ML, Wempe JB, Bladder G, et al: Nocturnal non-invasive ventilation in addition to rehabilitation in hypercapnic patients with COPD. Thorax 2008; 63: 1052-1057.
40) Duiverman ML, Wempe JB, Bladder G, et al: Two-year home-based nocturnal noninvasive ventilation added to rehabilitation in chronic obstructive pulmonary disease patients: a randomized controlled trial. Respir Res 2011; 12: 112.
41) Köhnlein T, Schönheit-Kenn U, Winterkamp S, et al: Noninvasive ventilation in pulmonary rehabilitation of COPD patients. Respir Med 2009; 103: 1329-1336.

索 引

欧文索引

A
AIP（acute interstitial pneumonia） 72
ALS（amyotrophic lateral sclerosis） 139
APACHE Ⅱ（acute physiology and chronic health evaluation Ⅱ） 4
ARDS（acute respiratory distress syndrome） 98
ASV（adaptive servo ventilation） 6, 15

B
bilevel PAP（bilevel positive airway pressure） 11, 78

C
Cheyne-Stokes 呼吸 6
CHF（chronic heart failure） 124
COPD（chronic obstructive pulmonary disease） 58, 120
CPAP（continuous positive airway pressure） 2, 6, 11, 77
CSR（Cheyne-Stokes respiration） 124

D
DAD（diffuse alveolar damage） 98
DMD（Duchenne muscular dystrophy） 136
DNI（do not intubate） 105

E
EPAP 13

G
GOLD（Global Initiative for Chronic Obstructive Lung Disease） 58

I
intentional leak 31
IPAP 13

M
MAC（mechanically assisted coughing） 138
MI-E（mechanical insufflation-exsufflation） 13, 138
mode 21

N
neuromuscular disease 136
NIV（noninvasive ventilation） 2
NPPV（noninvasive positive pressure ventilation） 2

O
OHS（obesity-hypoventilation syndrome） 132

P
PAV（proportional assist ventilation） 14
pressure support 13
pressure-relief 15
PSG（polysomnography） 7

R
RST（respiratory-care support team） 55
RTD（restrictive thoracic disease） 69, 114

S
SAPS Ⅱ（simplified acute physiological score Ⅱ） 4

U
unintentional leak 31

V
VALI（ventilator-associated lung injury） 99
VAP（ventilator-associated pneumonia） 72, 86
VAPS（volume assured pressure support） 14

和文索引

あ
悪性腫瘍 106

い
医療安全 36
インフォームド・コンセント 37

え
栄養サポート 52

索 引

か
開心手術 92
加湿器 30
換気回数 13
間質性肺炎 72
患者モニタリング 17
感染対策 48

き
気道内圧 21
吸気時間 14
急性間質性肺炎 72
急性呼吸窮迫症候群 98
急性呼吸不全 2, 16
胸郭損傷 82
胸部手術 92

く
口漏れ 31

け
経皮二酸化炭素分圧連続モニター 24

こ
拘束性換気障害 114
拘束性胸郭疾患 69, 114
高齢者 105
呼吸筋負荷 6
呼吸ケアサポートチーム 55
呼吸調節 6

さ
災害時 41
在宅NPPV 53, 122

し
従圧式人工呼吸器 11
周術期 91
重症肺炎 101
終末期 106
従量式人工呼吸器 11
上気道抵抗 31
小児 108, 143
神経筋疾患 136
心原性肺水腫 77
人工呼吸器 11
人工呼吸器関連肺炎 72, 86
人工呼吸器関連肺損傷 99
人工呼吸離脱 86

す
睡眠呼吸障害 7

せ
喘息 64
せん妄 51

た
大血管手術 92

ち
チェーン・ストーク呼吸 124
鎮静薬 27

て
デュシェンヌ型筋ジストロフィー 136

と
トリガー感度 14

に
Ⅱ型呼吸不全 6, 16
二相式気道陽圧 11

は
肺結核後遺症 114
肺高血圧 115
排痰ケア用装置 12
肺胞低換気 6
パルスオキシメトリー 24

ひ
非侵襲的陽圧換気療法 2
皮膚ケア 52
びまん性肺胞傷害 98
肥満低換気症候群 132

ふ
腹部手術 91

へ
併用酸素吸入方法 23

ほ
ポリソムノグラフィー 7

ま
マスクの選択 22
マスクの装着 23

慢性呼吸不全　19
慢性心不全　124
慢性閉塞性肺疾患　58

め
免疫不全　94
免疫抑制下　94
メンタルケア　51

や
夜間睡眠時低換気　115

ら
ライズタイム　14

り
リハビリテーション　148

日本呼吸器学会 NPPV ガイドライン作成委員会（初版）

■ 委員長

大井　元晴　　大阪回生病院睡眠医療センター

■ 委　員（五十音順）

赤柴　恒人	日本大学医学部呼吸器内科
石川　悠加	国立病院機構八雲病院小児科
石原　英樹	大阪府立呼吸器・アレルギー医療センター呼吸器内科・集中治療科
落合　亮一	東邦大学医療センター大森病院麻酔科
小山田吉孝	国立病院機構東京医療センター呼吸器科
金子　泰之	太田綜合病院睡眠医療センター
木村謙太郎	富田林市ケアセンター
近藤　康博	公立陶生病院呼吸器・アレルギー内科
神野　　進	国立病院機構刀根山病院
鈴川　正之	自治医科大学救急医学
髙﨑　雄司	太田綜合病院睡眠医療センター
竹田　晋浩	日本医科大学麻酔科・集中治療室
谷口　博之	公立陶生病院呼吸器・アレルギー内科
陳　　和夫	京都大学医学部附属病院理学療法部
坪井　知正	国立病院機構南京都病院呼吸器科
成井　浩司	虎の門病院呼吸器センター
長谷川伸之	自治医科大学救急医学
町田　和子	国立病院機構東京病院呼吸器科

（所属は初版発行当時のもの）

NPPV（非侵襲的陽圧換気療法）ガイドライン（改訂第2版）

2006年 6 月15日 　第 1 版第 1 刷発行	編集者　日本呼吸器学会
2011年 4 月20日 　第 1 版第 5 刷発行	NPPV ガイドライン作成委員会
2015年 2 月10日 　第 2 版第 1 刷発行	発行者　小立鉦彦
2016年 3 月20日 　第 2 版第 2 刷発行	発行所　株式会社 南 江 堂

〒113-8410 東京都文京区本郷三丁目42番 6 号
☎（出版）03-3811-7236　（営業）03-3811-7239
ホームページ http://www.nankodo.co.jp/
印刷・製本　日経印刷
装丁　Ladybird（太田公士）

Guideline for Noninvasive Positive Pressure Ventilation（NPPV）, 2nd Edition
Ⓒ The Japanese Respiratory Society, 2015

定価は表紙に表示してあります．　　　　　　　　　　　Printed and Bound in Japan
落丁・乱丁の場合はお取り替えいたします．　　　　　　ISBN978-4-524-26775-0

本書の無断複写を禁じます．
JCOPY 〈（社）出版者著作権管理機構　委託出版物〉

本書の無断複写は，著作権法上での例外を除き禁じられています．複写される場合は，そのつど事前に，（社）出版者著作権管理機構（電話 03-3513-6969，FAX 03-3513-6979，e-mail: info@jcopy.or.jp）の許諾を得てください．

本書をスキャン，デジタルデータ化するなどの複製を無許諾で行う行為は，著作権法上での限られた例外（「私的使用のための複製」など）を除き禁じられています．大学，病院，企業などにおいて，内部的に業務上使用する目的で上記の行為を行うことは私的使用には該当せず違法です．また私的使用のためであっても，代行業者等の第三者に依頼して上記の行為を行うことは違法です．